Huiles essentielles : Maîtrisez leurs pouvoirs !

Cécile Mahé

Huiles essentielles

Maîtrisez leurs pouvoirs !

Plante essentielle

Editions
Plante Essentielle

ISBN : 978-29564547-1-7

11 rue des Arts et Métiers
Lot. Dillon stade
97200 Fort-de-France

plante-essentielle.com

HUILES ESSENTIELLES: MAÎTRISEZ LEURS POUVOIRS

IMPORTANT: ce livre est accompagné de compléments en vidéo pour faciliter la mise en pratique. Vous trouverez les liens correspondants dans le texte au fur et à mesure de votre lecture sous la forme de raccourcis commençant par "ples.ovh". Avec cette formation vidéo, vous avez un accès gratuit à aromalearning, première plate-forme francophone de formation 100% dédiée à l'apprentissage des huiles essentielles. Votre prénom et votre email vous sera demandé pour créer un compte. Aucun paiement supplémentaire n'est nécessaire et votre email ne sera jamais revendu ou cédé à un tiers. Votre vie privée est importante à mes yeux!

Pour accéder à la formation vidéo immédiatement, voici le lien privé d'accès: ples.ovh/acces-ebook

AVERTISSEMENT

Les propriétés, indications et modes d'utilisation mentionnés dans cet ouvrage sont issus des livres de référence cités dans la bibliographie. L'auteure, Cécile Mahé, n'est ni médecin, ni pharmacien : ces informations sont données à titre informatif. Elles ne sauraient en aucun cas constituer une information médicale, ni engager sa responsabilité ou celle de Plante Essentielle quant à votre utilisation des huiles essentielles sur vous même ou une autre personne. Gardez à l'esprit que ce qui fonctionne pour une personne ne fonctionnera pas forcément pour vous ou peut ne pas être adapté à votre situation. Pensez à consulter votre médecin traitant pour tout usage thérapeutique. Lui seul peut établir le diagnostic et vous proposer un traitement adapté (dosage, fréquence, forme galénique, etc...) tenant compte de votre situation particulière et des contre-indications qui s'y appliquent éventuellement.

Avant-Propos

Maîtrisez les pouvoirs des huiles essentielles.... quelle drôle d'idée, non ?

La maîtrise est souvent associée à une notion de contrôle, de domination... pas de quoi faire rêver, à moins de vouloir conquérir le monde et avoir les plantes à sa botte, façon grand méchant de film hollywoodien...

Hum, je crois que vous regardez un peu trop la télé ;)

Il s'agit de **maîtriser une discipline, un art**, à la manière des maîtres en arts martiaux (des champions du self-control!) ou d'un maître artisan, qu'il soit chocolatier, pâtissier, boulanger...

La maîtrise, c'est l'idée de savoir mettre en œuvre des techniques, des méthodes avec précision, efficacité et un brin de créativité.

C'est important quand on parle d'huile essentielle. Ces concentrés de bienfaits sont puissants, et le pendant de leur efficacité, c'est de présenter **des effets indésirables lorsqu'elles sont mal utilisées**, maniées sans les précautions et le savoir-faire indispensable.

Un grand pouvoir implique une grande responsabilité...ce n'est pas moi qui le dit!

Les huiles essentielles sont obtenues par distillation à la vapeur d'eau de feuilles, fleurs, racines, branches... de plantes aromatiques. Ainsi, on récupère ces composés odorants qui font leur parfum pour les mettre en bouteille. C'est un procédé qui permet de ne garder que les molécules les plus légères. Il s'agit d'**un assemblage unique, une composition riche** comme seule la nature en est capable.

Une sensibilité à cette diversité est nécessaire pour comprendre que les méthodes et techniques doivent être appliquées avec discernement, en fonction de la personne qui reçoit le soin, de son état de santé, bien sûr, mais aussi de ses affinités avec telle ou telle odeur. C'est là que la créativité intervient, la touche de l'artiste, la patte du maître.

Introduction

Imaginez que vos huiles essentielles sont des super-héros. Elles ont des pouvoirs, des énormes qualités, mais également les effets pervers et la face sombre liée à ces capacités hors norme. Il y a les méchants, qui vont les contrer, diminuer leurs capacités, leurs pouvoirs... et il y a vous. Vous qui êtes la tête pensante derrière ces gouttes ultra-puissantes : qui allez-vous mettre en première ligne ? Quels pouvoirs allez-vous privilégier ? Quel est votre plan de bataille ?

Ce livre, volontairement traité sur le ton de l'humour ne propose pas de recettes toutes faites à faire préparer en pharmacie. Non, le but de cet ouvrage est de se hisser avec ses petits bras musclés aux côtés des plus grands mais en apportant un regard plus léger, amusé et j'espère amusant car si la science n'est pas au service de tout un chacun et dans un langage intélligible, à quoi sert-elle je vous le demande ?

C'est un ouvrage qui permettra à chacun d'acquérir l'autonomie et l'esprit critique nécessaire pour choisir et utiliser les huiles essentielles avec prudence et efficacité, mais aussi au maximum de leur potentiel. L'approche choisie est celle d'une aromathérapie scientifique, basée sur la notion de chémotype et de famille biochimique. Pour autant, c'est à la portée de tout un chacun : il faut en découdre avec le jargon inutile et expliciter toutes ces notions qui méritent d'être largment partagées pour une utilisation des huiles essentielles sans danger au quotidien.

Les lecteurs assidus du blog y retrouveront également toutes les fiches sur les huiles essentielles qui ont fait le succès du blog Plante Essentielle.

CHAPITRE 1

L'origine des super pouvoirs des huiles essentielles

Que font les plantes avec leurs essences?

C'est vrai, ça, car avant d'arriver dans le petit flacon sur l'étagère de votre vendeur d'huile essentielle préféré, les huiles essentielles se trouvent dans les plantes. Ou plutôt, **ce sont les essences que l'on trouve dans les plantes**. Petite subtilité linguistique, certes, mais qui a son importance. C'est ce terme d'essence qui est utilisé pour parler du produit à l'intérieur de la plante, avant qu'il ne soit extrait par la main de l'homme et prenne le nom d'huile essentielle. Nous verrons un peu plus loin en quoi consiste le process qui permet grâce au savoir-faire du distillateur de l'extraire de la plante.

Pour le moment concentrons-nous sur **ces plantes à essences qu'on appelle aromatiques ou à parfum**. Moi j'aime bien les appeler « plante essentielle ». C'est une catégorie de plantes particulière car toutes les plantes ne donnent pas des huiles essentielles. Regardez, un pommier a beau donner des beaux fruits, il ne donnera jamais une essence de pomme comme un oranger donne une essence d'orange ! Eh non, l'alcool tiré des fruits que l'on trouve en Normandie ne compte pas. C'était bien essayé.

Ces plantes douées pour les odeurs, on a cherché à comprendre **pourquoi elles synthétisaient des essences**. Ce sont des pistes, des hypothèses, car on est loin d'avoir percé tous les secrets d'intimité de nos voisines végétales. Ces essences leur servent à **se défendre contre les maladies et les prédateurs, à se soigner, à attirer les pollinisateurs** ou les insectes auxiliaires qui vont combattre pour elles les indésirables... A titre d'exemple, certains composés de la famille des sesquiterpènes sont soupçonnés d'avoir une action semblable aux phéromones. Vous savez, ces délicates émissions imperceptibles à l'homme mais qui permettent aux papillons de se donner des rendez-vous amoureux.

Et puis, il semble que cette production de molécules aromatiques soit **une manière de faire des réserves**. Se la jouant plutôt fourmi que cigale, la plante pourra faire appel à **cette réserve d'énergie, véritable concentré solaire** si le temps se gâte façon crachin breton et que les rayons du soleil se font trop rare.

Oh et elles ne sont pas toutes innocentes. On pourrait croire à les observer sagement immobiles. Mais la compétition parfois féroce pour les éléments nutritifs du sol ou les rayons du soleil les poussent à utiliser des méthodes digne d'une grande firme pharmaceutique : l'essence produite par certaines plantes serait anti-germinative (comme certains herbicides du commerce!).

Il est donc évident que ces substances, synthétisées par les plantes grâce à l'énergie solaire pour leurs propres besoins de communication, de nutrition, de protection sont **une ressource précieuse pour notre propre bien-être, notre santé, notre quotidien**. Précieuse et puissante.

Il n'est pas toujours nécessaire d'acheter des flacons pour profiter des bienfaits des essences. Une main passée dans un buisson de sarriette, **une balade en forêt, un bouquet de lavande sèche dans l'armoire** : ce sont les essences qui embaument, sans intermédiaire. Elles entrent par nos voies respiratoires, à l'occasion d'une inspiration, le temps d'un souffle elles laissent leur empreinte en nous, leurs bienfaits. Si bien que se balader en forêt, offre davantage de bienfaits qu'une simple pratique sportive ou qu'une oxygénation à l'extérieur de nos maisons chargées de polluants (peinture, colle des meubles etc).

Des essences aux huiles essentielles

Mais les concentrer a du bon. Pour les utiliser, pour les transporter, pour les vendre aussi. On a donc inventé un procédé qui permet d'**emprisonner toute cette volatilité, de saisir l'insaisissable : les odeurs**. Ce procédé, c'est la distillation. Et de la même manière que l'on récupère les composés solubles dans l'eau de la tisane, que l'on récupère ceux qui sont solubles dans l'alcool en faisant une teinture, on va **récupérer les composés aromatiques volatils** par la distillation.

La distillation : la plante, l'eau et le feu

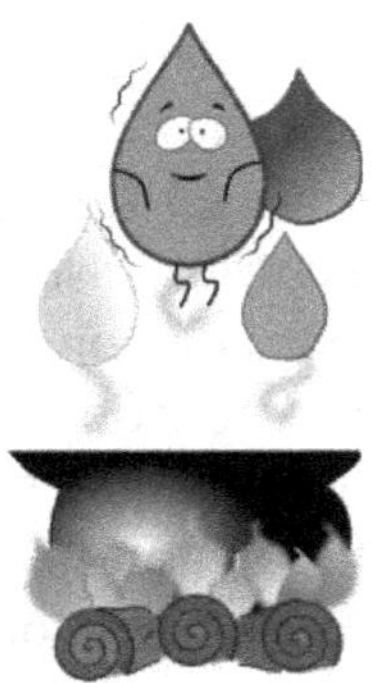

On met dans une cuve les plantes à distiller (4): feuilles, fleurs, racines, branches, écorce, rhizomes.... On fait chauffer l'eau juste en-dessous (2), si bien que la vapeur d'eau (3) va passer dans les plantes, encore et encore, pendant parfois plusieurs heures. La vapeur monte (5), **entraînant avec elle tous les composés assez légers pour se laisser emporter**. Cette vapeur passe dans un tuyau ou elle va se refroidir (6), se changeant à nouveau en eau (7).

Mais cette eau contient toujours les composés volatils ! En tombant dans le vase où l'on récupère le produit de la distillation, la distinction se fait tout naturellement : l'huile essentielle flotte au-dessus de cette eau (8). C'est d'ailleurs pour cette raison qu'on lui a donné le nom d' « huile », souvent trompeur car elle n'a rien à voir avec une huile. Et l'eau ? On ne la jette surtout pas ! Car elle contient une infime partie de l'huile essentielle qui ne s'est pas séparée, ce qui la rend doucement parfumée. C'est ce qu'on appelle l'hydrolat ou eau florale (9).

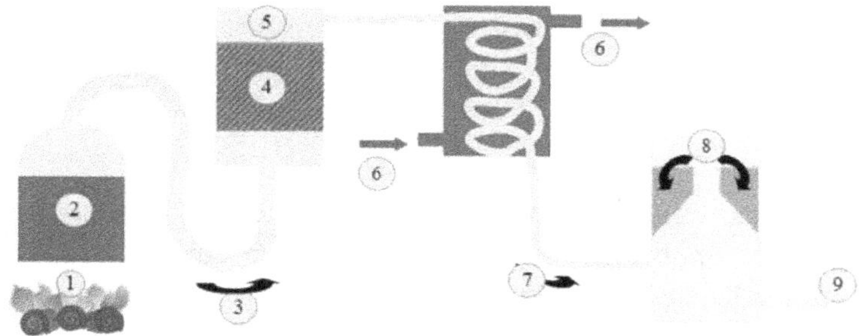

1. Le feu
2. Eau
3. Vapeur d'eau
4. Matériel végétal (fleurs, feuilles, racines...)
5. Vapeur d'eau chargée en huile essentielle
6. Circuit de refroidissement (entrée d'eau froide en continu, sortie de l'eau réchauffée)
7. Eau (vapeur d'eau condensée) et huile essentielle
8. Huile essentielle
9. Hydolat ou eau florale

Pour donner une idée des quantités de matière végétale nécessaires, voici quelques **ordres de grandeur pour obtenir un seul litre d'huile essentielle** :

- 10kg de girofle
- 50kg de lavandin
- 150kg de lavande
- 5 tonnes de mélisse

Comme on s'en doute **plus le rendement est faible** (c'est à dire une quantité importante de végétaux est nécessaire), **plus le coût de l'huile essentielle obtenue sera élevé**.

Il est facilement compréhensible qu'au vu du travail de transformation et de la quantité de matière première nécessaires, sans compter les coûts de flaconnage, d'analyse en laboratoire et de transport qui s'ajoutent derrière, il soit tout simplement impossible d'avoir des huiles essentielles à bas coût.

Plus que le prix, qui selon la plante et sa provenance peut aller de 4 à 50€ le flacon, c'est le **caractère précieux de ce liquide** qu'il est important de reconnaître. Les quantités nécessaires à le produire ne peuvent que nous inciter à ne pas le gaspiller exagérément. Au-delà de la visée thérapeutique, comme on le verra plus loin, c'est aussi une excellente raison pour **toujours utiliser les huiles essentielles en dilution** : on en utilisera moins !

► ples.ovh/1distillation

La distillation : une transformation

Ce que l'on obtient à la fin de la distillation n'est pas l'essence de la plante. Car **des transformations se sont opérées pendant le procédé** d'extraction. Evidemment, on retrouve des composés initialement présents, mais la violence du process, la chaleur, la pression... conduit à des réarrangements moléculaires : des liaisons se cassent, des molécules se regroupent, des phénomènes d'oxydo-réduction surviennent.

Ainsi, le chamazulène, un sesquiterpène présent dans l'huile essentielle de Camomille allemande ou la Tanaisie et ayant une grande valeur thérapeutique (il est anti-allergique notamment) **n'existe pas à l'état naturel dans la plante. Il est le résultat d'une réaction chimique provoquée par la distillation**.

Dès lors, nous sommes en droit de nous interroger : s'agit-il d'un produit naturel ? Ou d'un produit chimique obtenu à partir d'une matière première végétale ?

Sur ce point, les Anciens pensaient récupérer par ce procédé ce qui constituait l'âme des plantes, leur fraction la plus noble.

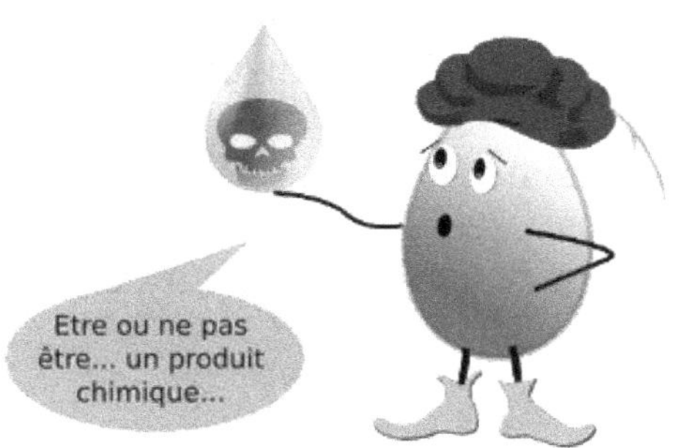

Pour certains auteurs, **le feu de la distillation symbolise la puissance de transformation**. C'est grâce à lui que l'on peut extraire (avec l'eau comme vecteur) l'huile essentielle (air), émanation de la matière (le végétal, la terre), principe vital de la plante selon Paracelse, célèbre médecin du XVIème siècle.

C'est le fait que la distillation obéisse à **la loi des quatre éléments** qui conférerait à l'huile essentielle sa puissance thérapeutique.

Comme on le reverra un peu plus loin, les classifications des huiles essentielles, basées sur les quatre éléments existent... et rejoignent les hypothèses avancées par la science récemment. A moins que ce ne soit l'inverse, on n'est jamais très sûr de qui a commencé, n'est ce pas ?

UN TERROIR, UNE CUEILLETTE, UN SAVOIR-FAIRE : UN PRODUIT UNIQUE

Mais avant même la distillation, bien avant de récupérer l'huile essentielle, il y a **d'autres facteurs qui vont intervenir sur la composition chimique** de notre précieux liquide et donc sur ses super-pouvoirs. Des choix sont effectués, la main de l'homme est déjà passée par là. Où va être cultivée la plante (ou cueillie)? Comment va-t-elle être cultivée ? Quels produits vont être utilisés ? A quel moment va-t-elle être cueillie ? De quelle manière? Va-t-elle être séchée ou préfanée avant d'entrer dans l'alambic ? Et combien de temps va-t-elle rester dans l'alambic ? A quelle température ?

Il y a **un savoir-faire exceptionnel qui intervient à chaque étape**, en fonction de chaque plante. Une sensibilité, un respect de la plante du champ jusqu'au moment où l'huile essentielle est introduite dans le flacon est nécessaire. La qualité finale en dépend. Enormément. Et le résultat est unique. Comme un bon vin : qui pourrait croire possible de retrouver le même cru d'année en année ? Ou d'un vignoble à l'autre ? Aucun amateur de bons vins bien sûr, et c'est ce qui en fait le charme.

Quand on travaille avec le vivant, **le résultat est la conjonction du savoir-faire de l'homme et de la bonté de la nature**. A-t-elle été généreuse en pluie et en soleil cette année ? A-t-elle donné du verglas ? C'est bien à l'homme de s'adapter et non l'inverse. Et c'est bien l'homme avec l'aide de la nature qui va conférer un maximum de pouvoirs à votre huile essentielle.

La cueillette sauvage

La cueillette sauvage, c'est très bien du moment qu'elle s'effectue **dans le respect et la préservation de l'environnement.** Il ne s'agit pas de dépouiller tout le maquis de son thym sauvage ! On comprendra aisément que dans ce cas là, il est difficile d'appliquer une labellisation bio. Néanmoins, il est important que ces plantes ne soient pas cueillies aux abords des champs arrosés de pesticides ou au bord des routes, absorbant les hydrocarbures qui ruissellent du bitume vers le bas-côté.

Lorsqu'elle est bien faite, la cueillette sauvage offre des plantes de grande qualité, ces plantes ayant développé toute l'ingéniosité nécessaire pour survivre sur des terrains parfois difficiles sans l'intervention de la main de l'homme. Ainsi, je suis toujours émerveillée de trouver **parmi les huiles essentielles les plus puissantes, celles de plantes qui vivent dans des conditions extrêmes de sécheresse**, de chaleur ou de froid. Il semblerait que les stress de toutes natures, les amènent à développer leurs réserves, leurs moyens de défenses, leur résistance et donc leurs essences, sans doute davantage que les plantes cultivées que l'on pourrait qualifier gentiment d'"assistées".

La culture sans pesticide (et autres méthodes culturales)

Au niveau des plantes cultivées, une distinction doit s'opérer entre celles qui sont cultivées de manière conventionnelle, avec des itinéraires techniques où entrent en jeu les pesticides et autres produits de protection des cultures d'origine pétrochimique. Il est toujours **préférable d'avoir recours à des produits issus de l'agriculture biologique**, bien que celle-ci n'exclue pas l'utilisation de certaines substances, d'origine naturelle, pour traiter les végétaux.

Il est aussi important de rappeler que **la certification a un coût** et que ce coût n'est pas porté par la filière mais par le seul agriculteur. Pour certains, notamment dans des pays comme Madagascar, ce coût équivaut à un équivalent temps plein à l'année. Maintien des emplois ou label à apposer sur le flacon... il faut parfois choisir, quelles que soient les pratiques vertueuses mises en place.

La période de récolte

La période de récolte influe grandement sur la qualité de l'huile essentielle. **Selon la saison, le moment de la journée même, la teneur en certains composés chimiques peut varier** et donc la qualité de l'huile essentielle. Par exemple, la rose doit être cueillie au petit matin, avant les grosses chaleur de midi pour une qualité optimale. La Menthe poivrée, elle, s'enrichit en cétones toxiques après la floraison, il faut donc la récolter avant. Les connaissances acquises par le producteur sont la clé.

La partie distillée

Le soin apporté à cueillir la plante et à distiller uniquement la partie concernée joue grandement sur la qualité du produit final. Ainsi la Rose est triée à la main, pour enlever la tête et libérer les pétales.

Pour certaines huiles essentielles, on va distiller le matériel végétal le plus frais possible (ex : les fragiles fleurs d'Ylang-Ylang doivent être distillées sans délai !) tandis que si l'on emploie une version sèche, **la qualité de l'huile essentielle s'en trouvera altérée**. A l'inverse pour certaines huiles essentielles, comme le Vetiver on préférera attendre que la racine sèche pour maximiser la qualité du produit final. C'est aussi le cas du Clou de Girofle. Mais d'autres plantes ont besoin d'une opération de « préfanage » visant à éliminer l'humidité en excès avant de passer par la cuve de l'alambic. Là encore, seul un distillateur expérimenté sait ce qui doit être fait.

Le choix de l'alambic

C'est un vaste débat, dans lequel je n'entrerai pas, à savoir quel est le meilleur type d'appareil. Les grands alambics en cuivre, un peu vieillots sont passés de mode et on les accuse de former des oxydes, responsables d'une coloration anormale des végétaux. **Au-delà du matériau, la forme de l'alambic influe également** sur le produit final, contribuant à son originalité au même titre que la plante, la récolte et le savoir-faire du distillateur. D'un point de vue écologique, dans une optique de préservation des ressources, et d'une moindre consommation de bois, il est toujours préférable que le foyer soit fermé et non pas laissé ouvert aux quatre vents.

La conduite de la distillation

C'est là qu'intervient le savoir-faire du distillateur, qui peut ne pas être le récoltant. C'est le cas de certaines distilleries artisanales, qui s'approvisionnent en plantes auprès de producteurs locaux, mais réalisent elles-mêmes la distillation. **La durée de la distillation, la puissance du feu, la quantité de matériel végétal**... la maîtrise de l'ensemble de ces paramètres va conduire à l'obtention d'une huile essentielle unique. Trop chaud, et les molécules seront dénaturées. Trop rapide, et certains composés chimiques parmi les plus lourds n'auront pas le temps d'être emportés. C'est un véritable art. Et seule la distillation artisanale, à petite échelle, comme défendue dans le cahier des charges du syndicat des S.I.M.P.L.E.S. est capable de produire une huile essentielle de qualité.

La distillation industrielle, avec des cuves immenses ne peut pas conduire à l'obtention d'une huile essentielle thérapeutique : comment la vapeur d'eau pourrait-elle traverser convenablement une telle quantité de végétaux ?

Tout cela sous-entend que nous vivons dans le monde d'Alice au pays des merveilles. Evidemment, on aimerait tous prendre le thé avec le lapin blanc, mais pour une vision plus réaliste des choses, je vous renvoie au Chapitre 5 qui conte quelques histoires affreuses propres à vous remettre sur le chemin de la réalité.

6 raisons d'acheter aux petits-producteurs:

1. Savoir d'où viennent les plantes
2. Savoir comment les plantes sont cultivées
3. Savoir comment les plantes sont distillées
4. Favoriser les circuits courts
5. Maintenir des emplois locaux
6. Profiter d'une meilleure qualité pour un même prix

Un tel soin apporté à la production d'une huile essentielle ne se trouve pas sur les rayons des productions industrielles à grande échelle. La bonne nouvelle, c'est qu'acheter de la qualité ne revient pas plus cher, la plupart du temps, ou si peu au regard du bénéfice.

► ples.ovh/2marque

D'autres façons de piéger les odeurs

Il existe d'autres façons de piéger les odeurs que la distillation à la vapeur d'eau. L'enfleurage, les méthodes par solvant, le pressage... Elles conduisent à des produits considérés comme de moindre qualité et **ne présentent pas les mêmes propriétés que les huiles essentielles** des mêmes plantes. Attention notamment à l'absolue de rose, à l'odeur plus sucrée, plus séduisante et vendue pour de l'huile essentielle !

Ceci dit, les absolues sont extrêmement intéressantes en parfumerie où elles sont mêmes souvent préférées. Mais ces extraits ne peuvent être considérés comme thérapeutique pour la simple raison que **le procédé d'obtention fait intervenir des solvants**, qui restent à l'état de traces dans le produit final, et sont potentiellement toxiques. On retrouve notamment très souvent dans le rayon aromathérapie des absolues de vanille, de frangipanier, d'iris, de jasmin, de rose, de tubéreuse. C'est idéal pour réaliser des parfums (Chapitre 12) mais pas en aromathérapie. De la même manière, on utilise une distillation fractionnée pour certaines huiles essentielles utiles en parfumerie comme l'Ylang-Ylang. On sélectionne ainsi une odeur, une transparence intéressantes pour le parfumeur mais bien moins utiles en aromathérapie où **on préfère une distillation complète qui permettra d'avoir l'ensemble des composés chimiques utiles**.

CHAPITRE 2

Les pouvoirs des huiles essentielles (propriétés)

Les 3 pouvoirs des huiles essentielles

De part leurs provenances, leurs compositions et leurs caractéristiques, les huiles essentielles agissent sur nous à trois niveaux présentés ici du plus concret au plus abstrait. C'est ce que j'appelle les trois pouvoirs des huiles essentielles et qui est désigné sous **le terme de ternaire aromatique** par d'autres auteurs comme Franchomme.

ACTION SUR LE CORPS PHYSIQUE : LA MATIÈRE PARLE À LA MATIÈRE

Le premier niveau d'action est le physique. Les huiles essentielles passent la barrière de la peau ou les poumons et **les composés chimiques passent dans le sang pour rejoindre les organes cibles**. Selon les propriétés mises en évidences pour ces composés chimiques (voir 14 familles de super héros), les effets seront observés sur le corps, à l'oeil nu ou via la réalisation d'analyses : antibactérienne, antifongique, immunostimulante, etc.

Action sur notre énergie : des vecteurs d'énergie

Le deuxième niveau est le psychique. Grâce à leur capacité à **influer sur notre système nerveux et hormonal,** elles sont capables de modifier jusqu'à nos pensées, notre façon de percevoir la réalité. Pour certaines, cela va jusqu'à **un effet sédatif ou psychotrope selon les doses employées.** Mais ce n'est pas tout. Les huiles essentielles sont porteuses d'énergie. Et des échanges peuvent avoir lieu avec notre propre corps. Ainsi, on a mis en évidence que les huiles essentielles présentaient une activité électrique (Voir § sur la classification électrique), avec une capacité à donner des électrons ou à en fixer. Cette propriété leur confère un pouvoir négativant ou positivant, c'est à dire calmant ou tonique en termes plus clairs.

Action sur les émotions : des messagers olfactifs

Le troisième niveau est le niveau émotionnel et informationnel. Je le différencie du niveau psychique, rattaché aux caractéristiques des composés chimiques, car il est moins palpable. L e **message olfactif transmis à notre cerveau** est capable de modifier nos émotions, de transcender un état de tristesse, d'angoisse, d'apporter un réconfort sans qu'une action physique soit engagée. Ce troisième niveau de pouvoir nous parle d'une dimension plus subtile qui ne peut être cautionnée par la science mais dont en même temps, on ne peut nier l'importance et l'impact. Ici, l'huile essentielle est considérée dans son intégralité pour le message, l'information qu'elle nous délivre via l'odorat.

C'est en raison de ces trois pouvoirs que **le massage avec des huiles essentielles (dans une huile végétale) est le mode d'utilisation le plus intéressant car c'est le seul qui permet de bénéficier, simultanément des trois** : pénétration dans l'organisme via la barrière cutanée, diffusion de l'information dans le corps, via l'odeur qui est perçue par le bénéficiaire du massage et les échanges d'énergie réalisés grâce à la surface massée, d'autant plus vaste que les échanges seront importants.

La notion de chémotype : papiers s'il vous plaît !

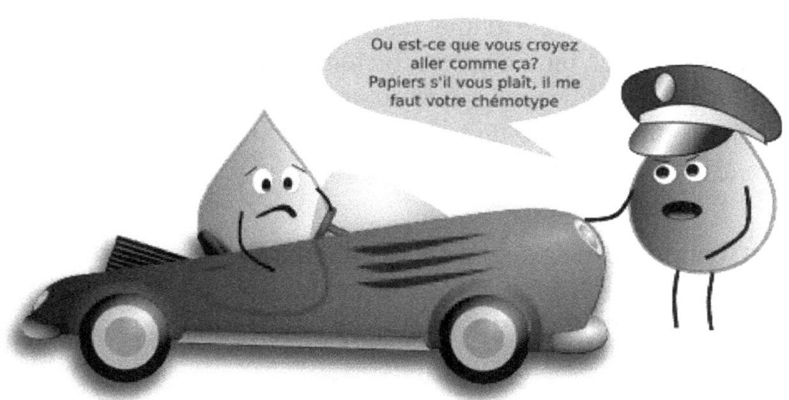
Ou est-ce que vous croyez
aller comme ça?
Papiers s'il vous plaît, il me
faut votre chémotype

La notion de chémotype est essentielle quand on aborde le monde de l'aromathérapie. Pourtant, trop de gens l'ignorent et passent à côté d'une **information indispensable à une utilisation des huiles essentielles plus sûre et plus autonome**. Car ce sont bien les composés chimiques qui confèrent leurs super-pouvoirs aux huiles essentielles. Ce sont eux les héros de l'ombre finalement. Une huile essentielle contient de nombreux composés chimiques (jusqu'à 3000 pour la Lavande fine!!!) qui vont combiner leur action. D'ailleurs, on sait que cette combinaison est plus puissante que la somme des effets de l'ensemble des composés pris individuellement.

Ce chémotype ou chimiotype désigne tout simplement le « type chimique » de l'huile essentielle. Pourquoi a-t-on besoin d'un type chimique lorsque l'on sait déjà de quelle plante elle est extraite ? Cela devrait être amplement suffisant, non ? Et ça le serait **dans un monde uniforme où toutes les plantes d'une**

même espèce, peu importe leur provenance et leur histoire personnelle (galères, généalogie, lieu de résidence, voisinage), **synthétiseraient exactement les mêmes essences et donc les mêmes composés chimiques en quantités équivalentes**.

Vous en conviendrez, c'est peu probable au regard de ce que ces plantes font de leurs essences (voir Chapitre 1). La présence d'un ennemi, la rareté d'une ressource comme l'eau de pluie, la qualité du sol et tant d'autres facteurs de stress vont l'amener à synthétiser des substances différentes ! L'huile essentielle extraite sera donc différente, d'une région à une autre, d'une année à une autre, d'un type de culture à un autre.

Certaines espèces sont très emblématiques de cet état de fait. Ainsi, entre un Romarin cueilli au Maroc, en Provence ou en Corse, on a autant de différences qu'entre une pâquerette et une orchidée !

Le Romarin officinal cueilli **au Maroc donnera une huile essentielle riche en eucalyptole** (1,8-cinéole), ce qui le rapprochera davantage d'un eucalyptus dans son usage contre la toux, tandis que celui cueilli **en Corse sera riche en verbénone**, un composé chimique qui va stimuler le foie. Enfin, notre **Romarin de Provence, lui sera riche en camphre** et intéressera essentiellement les sportifs !

Dès lors, il y a de quoi s'arracher les cheveux (et c'est ce que le milieu médical fait d'ailleurs!) : comment pourrait-on soigner avec des huiles essentielles dont on ne connaît pas la composition et surtout la proportion des différents composés chimiques qui nous intéressent ? C'est vrai ça, si j'essaye de soigner une toux avec un Romarin à camphre, ça risque de durer longtemps, et d'avoir des conséquences désastreuses en plus ! C'est comme si j'essayais de soulager un rhume avec des médocs pour une tendinite. Euh...c'est le charme d'un produit naturel dirons nous...

Mais comme la science ne se satisfait pas de ce genre de réponses, **les lots d'huiles essentielles, du moins en France, doivent être analysés** avant de se retrouver en vente. Elles subissent ce qu'on appelle une chromatographie, qui va permettre d'**établir une véritable carte d'identité d'un lot entier d'huiles essentielles**. Mieux encore, une empreinte unique, où les différents pics représentent les composés chimiques détectés. Ainsi, on est capable d'indiquer sur le flacon les deux ou trois composés chimiques présents en majorité. C'est ce qu'on appelle le chémotype ou type chimique.

Votre nez peut le faire !

Nous ne disposons pas à domicile de ce type d'outil fort coûteux. Mais nous avons un outil ultra-performant : j'ai nommé, votre nez. Il est important de s'entraîner à respirer les huiles essentielles, à reconnaître l'odeur des composés chimiques. Votre nez est votre meilleur outil pour apprécier la qualité d'une huile essentielle. La bonne nouvelle, c'est que ça se travaille. Entraînez-vous!

La plupart du temps, vous trouvez le **chémotype à côté du nom de la plante, entre parenthèse** ou sur le côté du flacon. Mais pour les huiles essentielles présentant des différences importantes, comme dans le cas du Romarin, c'est écrit avec le nom : Romarin à camphre, Romarin à verbénone, Romarin à cinéole.

On trouve également **cette autre façon de l'écrire, à la suite du nom latin** en rajoutant des « iferum » et des « ifera » en veux-tu en voilà : Rosmarinus officinalis camphoriferum, Rosmarinus officinalis verbenoniferum, Rosmarinus officinalis cineoliferum.

Donc la prochaine fois que vous verrez un conseil incomplet au détour d'un groupe facebook où l'on propose à quelqu'un d'appliquer une goutte de Romarin, j'espère que vous interviendrez en disant : « oui mais lequel ?» et ceci afin d'éviter le drame consistant à utiliser une cétone neurotoxique dangereuse (le camphre) sur une femme enceinte ou un jeune enfant.

► ples.ovh/12chemotype

Au fait, petite précision : on ne trouvera jamais dans les résultats de ces analyses **des vitamines ou des minéraux pour la bonne et simple raison qu'il n'y en a pas dans les huiles essentielles**. J'en profite donc pour interpeller ceux qui troquent leur jus de citron du matin pour une goutte d'essence de citron sous la langue pour plus de commodité : vous perdez au change !

14 familles de super-héros : les composés chimiques

Les Acides : Anti-inflammatoires précieux

Ils sont présents en quantités limitées (mais ce n'est pas pour autant qu'ils n'agissent pas puissamment!).

Principaux représentants : Baume du Pérou, Baume de Tolu, Benjoin (styrax), Bois de Santal (61)

Comment les reconnaître ?

Ils se terminent en -ique : acide cinnamique, acide salicylique, acide benzoïque, acide citronnelique, acide myrténique

Signe distinctif : bien tolérés au niveau cutané

Super-pouvoir physique : les plus anti-inflammatoires, antalgiques

Super-pouvoir psychique : lâcher-prise, détente

LES ALDÉHYDES TERPÉNIQUES : AIDE CONTRE LES DOULEURS

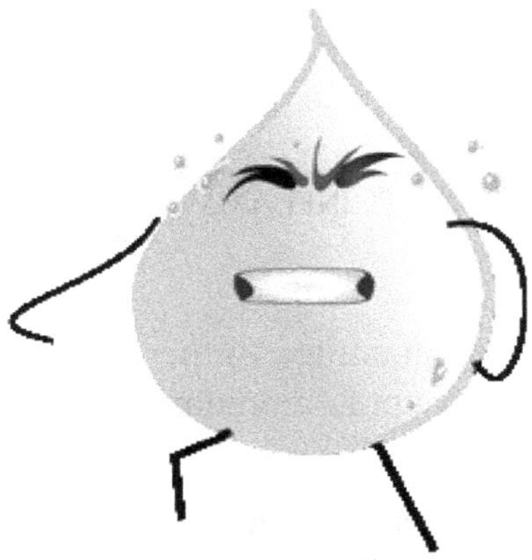

Dans la famille des Aldéhydes, nous avons **les aldéhydes aromatiques** que l'on trouve dans la Cannelle (cinnamaldéhyde) et qui ont des propriétés proches des phénols que nous verront un peu plus loin.

Et nous avons **les aldéhydes terpéniques.**

Principaux représentants : les huiles essentielles ayant une odeur citronnée comme le Citron zeste (2), la Citronnelle (5), l'Eucalyptus citronné (60), la Mélisse, la Verveine citronnée (40), la Myrte citronnée

Comment les reconnaître ?

Ils se terminent en -al : citronnellal, citral (néral, géranial), myrténal

Super-pouvoir physique : anti-inflammatoire, antalgique

Super-pouvoir psychique : anxiolytique, calmant lorsque l'huile essentielle est fortement diluée

Botte secrète : litholytique (dissolution des cristaux, calculs)

LES CÉTONES : AU CERVEAU NOUS SOMMES

Dans la famille des cétones, nous avons les **cétones monoterpéniques** et les **cétones sesquiterpéniques**. Elles se distinguent essentiellement sur le plan de la rapidité d'action et de la toxicité, leurs propriétés étant similaires.

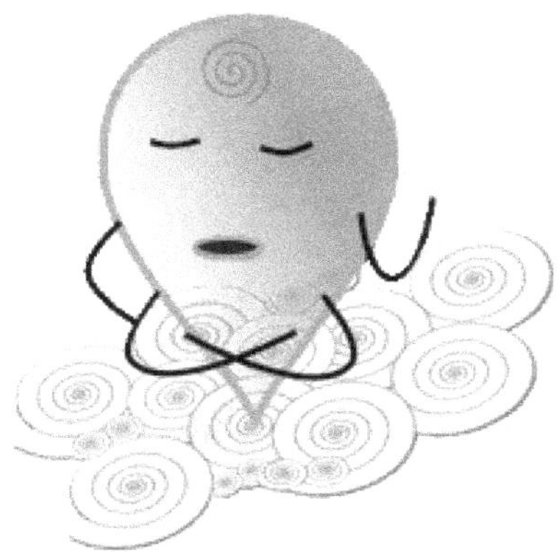

Principaux représentants : Hysope, Immortelle (37), Lavande stoechas, Menthe poivrée (21), Romarin à verbenone (11), Romarin à camphre (59), Sauge officinale, Thuya

Comment les reconnaître ?

Elles se terminent en -one : verbénone, camphre (= bornéone), cryptone, fenchone, thujone, carvone, pinocarvone, pinocamphone, pipéritone, menthone, bêta-dione (anti-hématomes!), tagétone, pulégone, vétivone

Signe distinctif : inversion de leurs effets selon la dose

Super-pouvoir physique : mucolytique et anti-infectieuse, cicatrisante

Super-pouvoir psychique : sédative, calmante, clarté spirituelle

Botte secrète : lipolytiques (fonte des graisses)

LES COUMARINES : LA JOIE LES ANIME

On les trouve toujours en petites proportions dans les huiles essentielles, ce qui n'enlève en rien leur capacité à faire valoir leurs super-pouvoirs : petits, mais costauds !

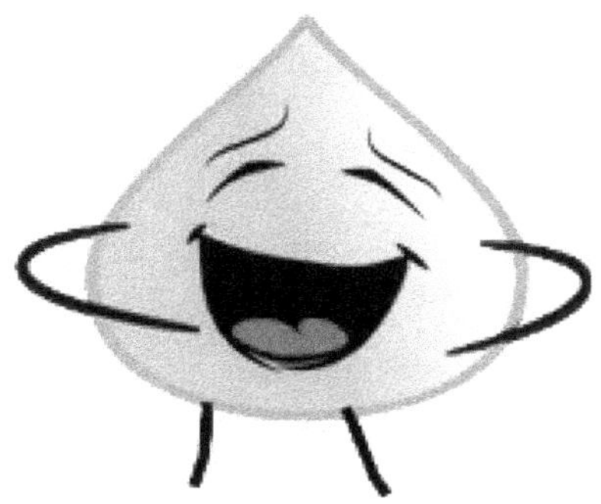

Principaux représentants : Angélique (57), Céleri, Citron (2), Khella, Orange douce (15), Mandarine, Bergamote (41), Pamplemousse (46)

Comment les reconnaître ?

Quelques exemples : angélicine, auraptène, meranzine, ostruthine, osthole, bergaptène, coumarine, limettine, pimpinelline, phelloptérine, psoralène, umbelliprénine, visnadine

Super-pouvoir physique : antispasmodique, hypotensive, anticoagulante

Super-pouvoir psychique : sédative, calmante, joie de vivre, créativité

LES ESTERS : UN SPASME PAS DEUX

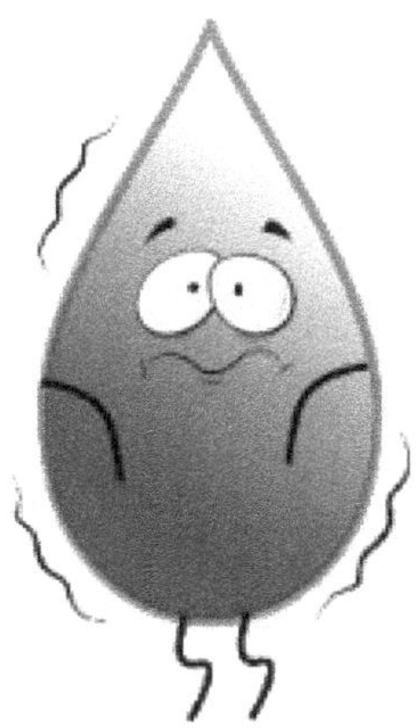

Principaux représentants : Bergamote (41), Gaulthérie (39), Immortelle (37), Lavandin (52), Lavande officinale (6), Camomille noble (31), Sauge sclarée (28), Ylang-Ylang (12)

Comment les reconnaître ?

Ils se terminent en -ate : acétate de linalyle (le plus répandu), acétate de néryle, acétate de terpényle, acétate de myrtényle, acétate de bornyle, propionates, butyrates, méthacrylates, angélate d'isobutyle (le plus puissant), benzoate de benzyle, salicylate de méthyle (comme l'aspirine!), cinnamate de méthyle

Super-pouvoir physique : antispasmodique, spasmolytique

Super-pouvoir psychique : rééquilibrante nerveuse, sédative

ETHERS : ETERNELLEMENT REBELLES

Principaux représentants : Basilic (25), Estragon (34), Anis

Comment les reconnaître ?

Quelques exemples: safrole (antalgique), myristicine (dopant, stupéfiant), carvacrol méthyl-éther, chavicol méthyl-ether (estragole), eugénol méthyl-éther, thymol méthyl-ether, apiole, elémicine

Signe distinctif : loi du tout ou rien

Super-pouvoir physique : antispasmodique, antalgique, anti-infectieux

Super-pouvoir psychique : rééquilibrante nerveuse, émotivité

LES LACTONES : DANS L'OMBRE DES CÉTONES

Confondues avec les cétones, elles possèdent des caractéristiques similaires, si ce n'est la tolérance cutanée. Elles sont présentes en faible proportion dans les huiles essentielles.

Principaux représentants : Artemisia, Inule, Laurier noble (14), Massoïa, Pétasite

Comment les reconnaître ?

Elles se terminent en-one : alantolactone, santalolactone, artémisinine (anti-malarique), alpha-santonine (acaricide, nématicide), massoialactone, xanthatine, népétalactone

Signe distinctif : pouvoir allergisant percutané

Super-pouvoir physique : mucolytique et expectorant le plus puissant, anti-infectieux

Super-pouvoir psychique : ouverture d'esprit, clarté

Botte secrète : anthelminthique (= contre les vers)

LES MONOTERPENES : ILS NE MANQUENT PAS D'AIR

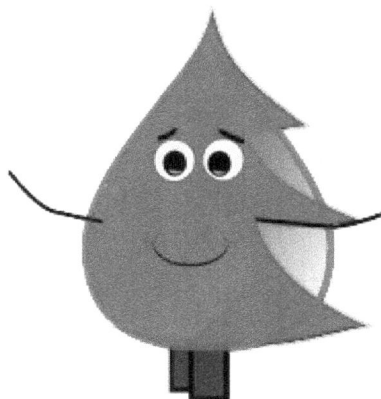

Principaux représentants : les huiles essentielles d'agrumes (2, 15, 41, 46), les huiles essentielles de conifères (13, 17, 32, 43, 48) et bien d'autres !

Comment les reconnaître ?

Ils se terminent en -ène : alpha-pinène, bêta-pinène, camphène, carvène, limonène, terpinène (alpha, bêta), terpinolène, sabinène, paracymène, thuyène, phellandrène

Super-pouvoir physique : décongestionnant respiratoire et lymphatique, antiseptique aérien, immuno-stimulante, anti-bactérien

Super-pouvoir psychique : confiance, force, courage

Botte secrète : les pinènes sont cortison-like et le paracymène (Sarriette des montagnes, Thym vulgaire ct parcymène et Ajowan) est un antalgique percutané

LES MONOTERPÉNOLS : A FLEUR DE PEAU

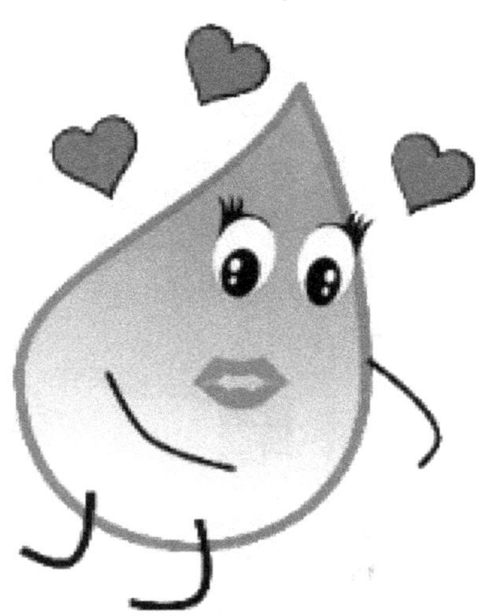

Les principaux représentants : Bois de rose (18), Géranium rosat (3), Rose (1), Palmarosa (30), Thym à linalol (4), Thym à bornéol

Comment les reconnaître ?

Ils se terminent en -ol : géraniol, linalol, thujanol, menthol, bornéol, alpha-terpinéol, terpinène-1-4-ol

Super-pouvoir physique : anti-infectieux doux (anti-bactérien, anti-viral, anti-fongique pour traitement longue durée), immuno-stimulant

Super-pouvoir psychique : harmonisant du système nerveux, équilibre et sérénité

Botte secrète : ils sont très doux, bien tolérés par la peau ce qui en fait les amis de la cosmétique

Les oxydes : Défense des opprimés

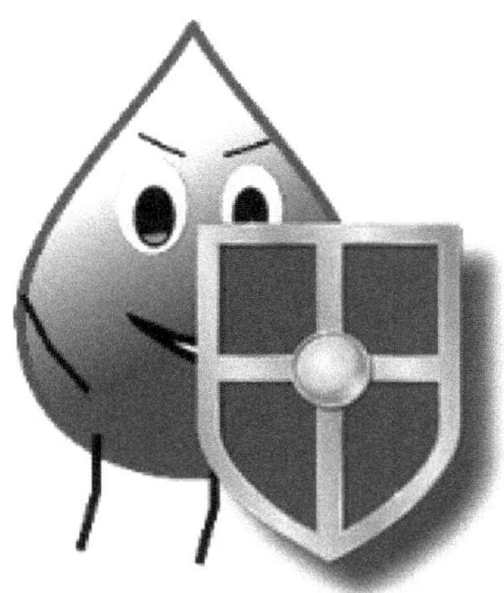

Les principaux représentants : Eucalyptus radiata (7), Laurier noble (14), Niaouli (22), Myrte verte à cinéole (51), Ravintsara (8), Saro (20)

Comment les reconnaître ?

Quelques exemples: eucalyptole (ou 1,8-cinéole), linaloloxyde (actif en cas de crise d'asthme), pipéritinoxyde, ascaridole, menthofurane

Super-pouvoir physique : expectorants, antiviraux, immuno-modulants, immuno-stimulants

Super-pouvoir psychique et énergétique **:** manque de patience et de réflexion

Les phénols : Tout feu tout flamme

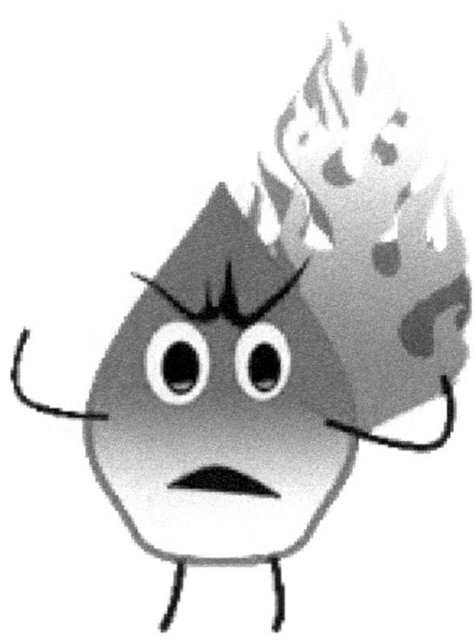

Les principaux représentants : Bois d'Inde (16), Cannelle de Ceylan (23), Clou de girofle (49), Origan compact (54), Sarriette des montagnes (10), Thym à thymol

Comment les reconnaître ?

Ils se terminent en -ol : thymol, carvacrol, eugénol

Super-pouvoir physique : anti-infectieux puissants (traitements courts), anti-bactériens les plus puissants

Super-pouvoir psychique et énergétique **: énergie, force et courage**

LES PHTALIDES : LE MÉNAGE DE PRINTEMPS

Ils sont apparentés aux coumarines, et comme les coumarines, on les trouve en faible proportion dans les huiles essentielles.

Les principaux représentants : Céleri, Livèche (56)

Comment les reconnaître ?

Ils se terminent en -lide : ligustilide, sédanolide

Super-pouvoir physique : Détoxifiant majeur, draineur et stimulant hépatique et rénal

Super-pouvoir psychique : tonifiants et calmants (actifs sur le système nerveux autonome)

SESQUITERPÈNES : TOUJOURS EN VEINE !

Les principaux représentants : Cèdre de l'Atlas bois (45), Gingembre (47), Katrafay (33), Patchouli (19), Poivre noir (24), Vetiver (27), Ylang-Ylang (12)

Comment les reconnaître ?

Ils se terminent en -ène : chamazulène (anti-allergique), germacrène (anti-inflammatoire), alpha-humulène (anti-tumoral), caryophyllène (immuno-stimulant).

Super-pouvoir physique : anti-inflammatoire, décongestionnant veineux et lymphatiques

Super-pouvoir psychique et énergétique: détente et équilibre du système nerveux, perception des mondes subtils, méditation

Sesquiterpénols : Parole de phéromone

Les principaux représentants : Carotte sauvage (29), Cèdre de l'atlas bois (45), Patchouli (19), Vetiver (27), Santal blanc (61)

Comment les reconnaître ?

Ils se terminent en -ol : viridiflorol (oestrogen-like), cédrol, spathulénol, santalol, carotol, daucol

Super-pouvoir physique : décongestionnant et régénérant veineux et lymphatiques

Super-pouvoir psychique et énergétique **: harmonie et stabilité, émotivité**

Botte secrète : une action comparable à celle des phéromones

Une certaine conception du pouvoir : classifications

CLASSIFICATION ÉLECTRIQUE ET ÉCHANGES ÉLECTRIQUES

L'activité énergétique (c'est de l'énergie électrique) des molécules aromatiques s'exprime selon trois modes :

- soit elles ont **une charge négative et elles vont apporter des électrons** (on dit qu'elles sont négativantes), ce qui a un effet apaisant, antispasmodique
- soit elles ont **une charge positive et elles vont pouvoir capter des électrons** qui eux sont chargés « - » (on dit qu'elles sont positivantes), ce qui a un effet tonique ;
- ou éventuellement si elles ont une charge positive, elles peuvent **donner des protons** « + » et renforcer l'énergie vitale (on dit qu'elles sont acidifiantes)

L'étude des molécules permet de les positionner sur une échelle où en haut se situent les molécules négatives et en bas les positives, ce qui permet de reconnaître l'effet plus ou moins apaisant (en haut) ou tonifiant (en bas) qu'aura la molécule aromatique sur notre organisme.

Ce type de graphique va encore plus loin en proposant un axe qui différencie **les molécules polaires et au PH acide (à gauche) des molécules apolaires et au PH basique (à droite)**. Qu'est-ce que ça signifie ? Les molécules apolaires sont hydrophobes, elles ont peur de l'eau ce qui veut dire qu'elles sont peu solubles dans l'eau. A l'inverse, les molécules polaires sont hydrophiles : elles aiment l'eau et ont un meilleur coefficient de solubilité (ça se mélange mieux). Ces éléments, s'ils n'expliquent pas tout, contribuent à notre compréhension des propriétés et mécanismes d'actions des composés chimiques et par extension des huiles essentielles qu'ils composent.

C'est un pense-bête sympa pour se rappeler quelles huiles essentielles, positivantes, toniques, il faut éviter de prendre le soir avant d'aller se coucher ! Il m'est déjà arrivé de me masser avec de la Rose (1) ou du Géranium rosat (3) avant d'aller me coucher et je n'ai pas pu fermer l'oeil de la nuit... saurez-vous deviner pourquoi ?

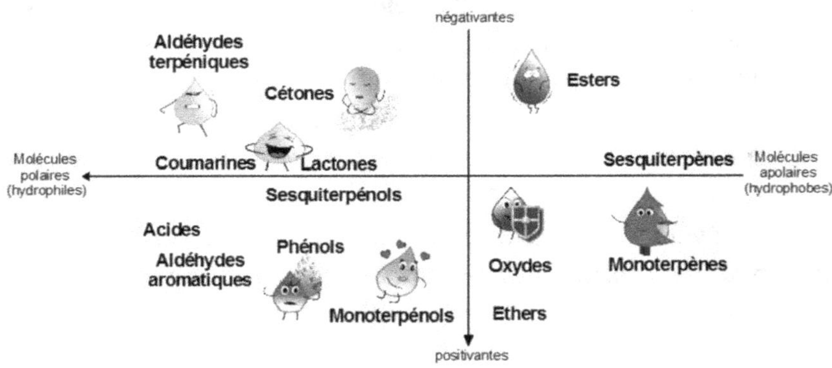

Réponse: le Géranium rosat et la Rose sont deux huiles essentielles riches en monoterpénols. Situés en bas du graphique, ces composés chimiques leur confèrent des propriétés toniques, positivantes.

LES AUTRES CLASSIFICATIONS ET LES INFORMATIONS DÉLIVRÉES

En réalité, il y a autant de classifications que d'auteurs. Il faut croire qu'on adore ça, ranger dans des cases ! Je retiendrai néanmoins la **classification selon les tempéraments d'Hippocrate** qui a le mérite de se superposer très exactement à la classification bioélectrique et d'apporter avec elle la notion de terrain, simple et ludique à déterminer en fonction de traits de caractères et de caractéristiques physiques.

Mais au fait, qu'est-ce que le terrain ? Le terrain, c'est vous (votre état de santé, moral, votre hérédité, vos carences, votre alimentation, vos antécédents l'influencent par exemple). Et le propre des médecines douces, en général, est de **préférer l'approche globale, dite holistique, de traitement du terrain plutôt que de se focaliser sur le symptôme et la maladie**. Ainsi, pour faire court, si vous avez attrapé un rhume, c'est évidemment qu'un microbe traînait dans le coin, mais pourquoi vous plutôt que votre voisin ? Parce que votre terrain est plus favorable. Dès lors, il est intéressant de modifier le terrain, de le rendre hostile aux microbes, en renforçant votre immunité par exemple, plutôt que de se focaliser uniquement sur le microbe, qui de toute façon reviendra si le contexte reste inchangé.

Ainsi, Hippocrate distingue ce qu'il nomme **quatre tempéraments qui correspondent à quatre grands terrains** dans lesquels on peut classer les individus :

- **sanguin** (chaud et humide)
- **bilieux** (chaud et sec)
- **nerveux** (froid et sec)
- **lymphatique** (froid et humide)

Avant que certains ne se vexent ou qu'au contraire d'autres se félicitent, je tiens à préciser qu'**il n'y a aucun tempérament plus prestigieux qu'un autre ou plus dévalorisant**. En fait, chacun a ses particularités, ses avantages en terme de résistance à certaines maladies, mais aussi ses faiblesses. Et en réalité, le plus souvent, deux de ces tempéraments dominent chez chacun (ça ressemble aussi beaucoup à l'approche des doshas de la médecine ayurvédique pour ceux qui connaissent).

Pour déterminer votre tempérament, voici quelques critères qui vont vous aider :

Sanguin

- Élément associé: Air
- Mains: Chaudes et humides
- Température: A toujours chaud
- Sport: Sports en équipe
- Apparence: Trapu
- Teint: Teint rosé
- Comportement: Aime parler, aime communiquer
- Défauts: Impatient, superficiel, désordonné
- Qualités: Sociable, extraverti, optimiste
- Problèmes physiques: Problèmes cardiaques
- Sommeil: Profond

Bilieux

- Élément associé: Feu
- Mains: Chaudes et sèches
- Température: Température régulée
- Sport: Sports extrêmes
- Apparence: Carré, impression de puissance
- Teint: Teint jaune
- Comportement: Aime décider, aime diriger
- Défauts: Colérique, violent, intransigeant
- Qualités: Courageux, combatif, sérieux
- Problèmes physiques: Constipation
- Sommeil: Juste assez pour récupérer

Nerveux

- Élément associé: Terre
- Mains: Froides et sèches
- Température: A toujours froid
- Sport: Sports d'endurance
- Apparence: Mince, osseux
- Teint: Teint pâle
- Comportement: Aime analyser, avoir raison
- Défauts: Triste, fermé angoissé
- Qualités: Prudence, intuition, organisation
- Problèmes physiques: Stress, système nerveux
- Sommeil: Léger, ne parvient pas à « débrancher » ses pensées

Lymphatique

- Élément associé: Eau
- Mains: Froides et humides
- Température: Transpire facilement
- Sport: Spectateur
- Apparence: Rond
- Teint: Teint pâle
- Comportement: Aime suivre, aime écouter
- Défauts: Effacé, paresseux, négligent
- Qualités: Ponctualité, écoute, facile à vivre
- Problèmes physiques: Hypothyroïdie
- Sommeil: Profond

Ce que j'aime avec cette classification, c'est qu'elle se superpose très exactement à la classification bioélectrique que l'on a vu juste avant si on place les éléments dans chacun des quatre cadrants: les molécules positivantes sont considérées comme chaudes et les négativantes comme froides; les molécules hydrophiles sont considérées comme humides et les hydrophobes comme sèches.

Mais pas si vite ! On pourrait croire que les huiles essentielles nécessaires pour chacun des tempéraments se trouvent dans le même quart du graphique. On pourrait s'imaginer que les huiles essentielles correspondant au terrain à traiter se trouvent dans la même case. Ce serait oublier que les huiles essentielles se trouvent dans cette case parce que justement elles **présentent des similitudes avec le tempérament en question**. Or le but est bien d'apporter quelque chose qui va modifier le terrain, l'équilibrer, le ramener vers le centre. C'est donc logiquement que l'on va **piocher dans le quart opposé du graphique**.

Ainsi un nerveux sera équilibré par des huiles essentielles à phénols, un sanguin par des esters ou encore un lymphatique par des monoterpènes.

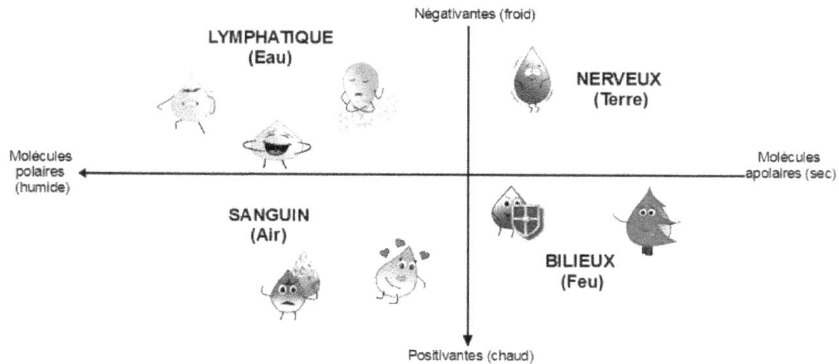

Ce qui est amusant, c'est que cette approche « en case » qui pourrait sembler digne d'un horoscope de programme TV trouve en réalité souvent une vérité dans le quotidien : nous nous dirigeons vers des huiles essentielles à l'opposé de notre terrain, comme si nous recherchions cet équilibre, instinctivement. Faites le test autour de vous !

Si cette classification ne vous convient pas, il y a aussi les chakras, les méridiens, les quatre éléments et le triangle de Mailhebiau, les ovales de Werner... quoi qu'il arrive, vous ne manquerez pas de trouver une classification qui vous plaît ! Mais le mieux consiste tout de même **à apprécier avec attention (et prudence) les effets d'une huile essentielle sur votre propre personne**. Si pour vous une huile essentielle est calmante, apaisante, peu importe les classifications, vous avez toutes les raisons de la considérer comme telle.

Chapitre 3

Dangers, interactions et contre-indications : la face cachée des super-pouvoirs

De grands pouvoirs impliquent de grandes responsabilités. Tous ceux qui ont lu des bandes dessinées avec des super-héros le savent. Avec les huiles essentielles, c'est pareil. Dans le monde et où qu'on soulève un coin de tapis de la création toute entière, il y a toujours une vérité vraie reconnue par les physiciens comme les moines bouddhistes et les adeptes du karma: causes = conséquences. **Toute force subit une force d'intensité égale mais de sens opposé** (c'est pas moi qui le dit, mais Newton). Le Yin et le Yang. Le bien et le mal... Bref : qui dit action dit réaction et donc contre-indication lorsqu'on pousse le bouchon un peu loin. Vous êtes prévenus.

Ca ne doit pas vous faire peur, simplement vous rappeler que l'utilisation des huiles essentielles ne doit pas se faire sans précaution et comme on utiliserait quelques herbes de provence pour aromatiser le rôti du dimanche midi (*oh j'ai eu la main un peu lourde cette fois-ci...*). Au chapitre des dangers imputables aux huiles essentielles, nous avons les réjouissances suivantes : brûlure, irritation de la peau, allergies, avortement, toxicité envers certains organes (foie, rein, système nerveux).

Mais pas de panique, toutes les huiles essentielles ne présentent pas tous ces risques. J'en vois déjà qui généralisent allègrement : il ne faut **jamais** utiliser des huiles essentielles quand on s'expose au soleil.. ou encore **toutes** les huiles essentielles rendent allergiques. Euh... c'est un peu extrémiste, non ? Pas de généralisations!

J'ai une bonne nouvelle pour vous. La notion de chémotype que nous avons vu au chapitre 2 va nous tirer d'affaire! Car c'est bien **la composition chimique qui va nous dire si notre huile essentielle présente un danger et lequel**, tout comme ces composés chimiques nous renseignent sur les propriétés.

Ce chapitre est d'autant plus important que les échanges mondiaux et nos destinations de vacances font que l'on peut **obtenir avec une facilité déconcertante des huiles essentielles pourtant interdites à la vente** en France ou sous monopole de la pharmacie. Il est donc nécessaire de rappeler en quoi ces huiles essentielles sont à manipuler avec prudence et pourquoi il n'est pas surprenant de les trouver en officine accompagnées du conseil de votre pharmacien (non, ce n'est pas un complot mondial).

Photosensibilisation

J'aurais pourtant juré que
l'imprimé léopard
revenait à la mode...

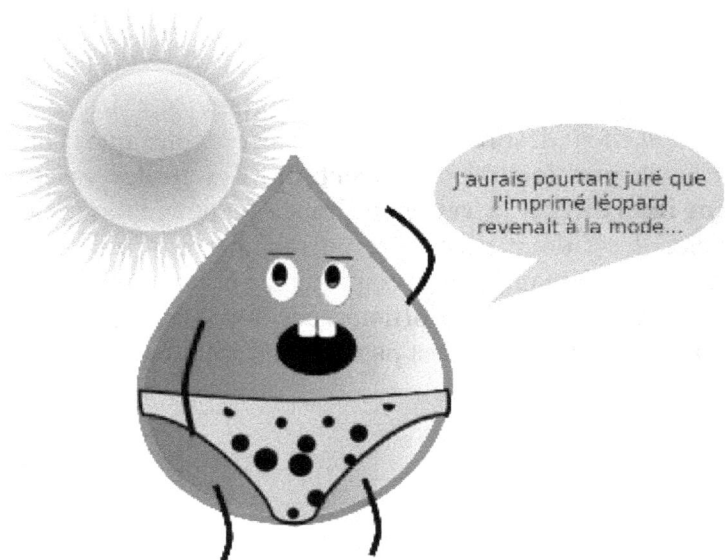

Une huile essentielle photo-sensibilisante rend la peau davantage sensible au soleil, c'est à dire qu'elle va **réagir de manière amplifiée à une exposition solaire** : coups de soleil, brûlures bien sûr, mais également tâches et dépigmentation. Ces conséquences sont irréversibles.

Ce type de réaction peut survenir quelle que soit la voie d'absorption. **La plus à risque est l'application cutanée**, mais il est nécessaire d'être également vigilant lors d'une prise par voie orale.

Il faut **attendre 8h** après une application pour s'exposer au soleil. Le mieux, pour utiliser ces huiles essentielles est donc de le faire le soir. Certains me feront remarquer que ces huiles essentielles sont largement utilisées en cosmétique et dans des crèmes... de jour !

C'est vrai. Mais des dosages très stricts ont été définis réglementairement. Et l'huile essentielle de Bergamote zeste (41) a été interdite il y a bien longtemps dans les crèmes solaires. Ces **dosages sont extrêmement faibles**. Si vous tenez à les reproduire, assurez-vous que vos calculs sont exacts.

Les huiles essentielles responsables de ce type de réaction sont heureusement bien identifiées. Il s'agit des huiles essentielles **contenant des furocoumarines** (une sorte de coumarine). Peu importe que les furocoumarines soient toujours présentes en quantités que l'on pourrait juger insignifiantes, en dixième de pourcent. Si elles sont là, quelle que soit la quantité, l'huile essentielle est à risque. Le problème, c'est que **ce composé chimique n'est pas indiqué sur le flacon, car il ne s'agit jamais d'un composé majoritaire** capable de définir le chémotype.

Alors, comment faire ?

Eh bien, c'est très simple de les reconnaître en réalité, car seules deux familles de plantes sont principalement concernées :

Les agrumes (zestes)

Les huiles essentielles tirées du zeste des agrumes comme l'orange douce (15), le citron (2), la bergamote (41), le Pamplemousse (46) sont **toutes, sans exception, photosensibilisantes**. La question m'est souvent posée et reposée alors je le précise : oui, seulement les zestes car les huiles essentielles tirées des feuilles d'agrumes (les « Petit-Grain ») ou des fleurs (Néroli par exemple) ne contiennent pas de furocoumarines et ne présentent donc pas ce type de risque.

Les apiacées (famille du persil, du cumin, de la coriandre)

Toutes les plantes de cette famille ne sont pas photosensibilisantes, mais elles sont nombreuses à contenir ces fameuses furocoumarines.

Les exceptions : des plantes photosensibilisantes dans d'autres familles

- Verveine citronnée (*Lippia citriodora*) (40)
- Tagète ou tagette (*Tagetes bipinata*)
- Petit-grain mandarinier (anthranilate de méthyle)
- Millepertuis; c'est vrai, la plupart du temps il s'agit de macérât huileux d'*Hypericum perforatum*, mais l'huile essentielle de millepertuis existe vraiment! Elle est cicatrisante.

Irritation et dermocausticité

Beaucoup d'huiles essentielles peuvent causer des irritations, voire des brûlures et même des nécroses **lorsqu'elles sont appliquées pures**. C'est à dire, pour être tout à fait claire, qu'elles brûlent ou tuent le tissu cutané. C'est une propriété qui est parfois recherchée en aromathérapie, par exemple quand on veut traiter une verrue. Mais la plupart du temps, ce n'est pas l'effet voulu. Et pour l'éviter, il faut diluer les huiles essentielles, le plus simple étant dans de l'huile végétale, même si, on le verra plus loin, il existe d'autres excipients (voir chapitre 10).

Les huiles essentielles irritantes

Elles peuvent être appliquées sur la peau, mais il convient de les diluer à 20% maximum. Ce sont celles qui contiennent des aldéhydes, qu'ils soient aromatiques (Cumin, Cannelle (23)) ou terpéniques (Eucalyptus citronné (60), Verveine citronnée (40), Citronnelle (5)).

Dans cette catégorie, il convient de rappeler que la Gaulthérie couchée (39) ou odorante ne s'applique pas pure en raison du salicylate de méthyle qu'elle contient.

LES HUILES ESSENTIELLES DERMOCAUSTIQUES

On trouve dans cette catégorie-là les huiles essentielles contenant une majorité de phénols (Sarriette des montagnes (10), Clou de girofle (49) ou de monoterpènes. La distinction entre irritante et dermocaustique n'est pas toujours évidente.

LES HUILES ESSENTIELLES NÉCROSANTES

Celles-ci, vous avez peu de chances de croiser leur route. Mais si c'était le cas, rappelez-vous de ne jamais les utiliser, même diluées, sur la peau : huiles essentielles de Moutarde (*Brassica nigra*), de Croton (*Croton eleuteria*) ou de Genévrier sabine (*Juniperus sabina*).

Allergies

Les allergies n'ont rien d'un mythe. Je reçois **régulièrement des témoignages de personnes qui sont devenues allergiques** à certains composés chimiques à force d'utiliser telle ou telle huile essentielle. Mais je veux vous rassurer. Ces personnes, et je ne leur jette pas la pierre car elles sont des victimes mal-informées, utilisent mal les huiles essentielles : utilisation prolongée, pure, à même la peau, qualité médiocre d'huiles essentielles achetées à bas coût.

C'est triste, mais **une fois que le mal est fait, a priori vous êtes allergique à vie**. Et pas seulement à quelques huiles essentielles : à tous les produits du commerce qui contiennent le composé chimique incriminé !

L'allergie... c'est une peur récurrente dans les salles de classe d'aromathérapie, comme le monstre caché sous le lit l'est pour les enfants. Ce à quoi les prétendus experts répondent que dans les colloques de professionnels, les flacons circulent bon train, que ça teste pur sur la peau à qui mieux mieux. Les vrais **professionnels connaissent les risques et procèdent en connaissance de cause**. Chacun doit agir en ayant conscience de ce que ça implique et pas en mimant les actions des autres. Voici ce qui mène à l'allergie.

Un terrain favorable

La première est un terrain favorable, avec déjà des allergies à des composés chimiques présents dans les huiles essentielles. Ainsi, le linalol, le géraniol, le limonène, le citral et le citronnellal sont des composés chimiques que l'on retrouve dans les huiles essentielles et qui ont été identifiés comme potentiellement allergisants.

Des huiles essentielles de mauvaise qualité

La deuxième voie qui mène à l'allergie est la qualité médiocre d'une huile essentielle, son adultération. Des huiles essentielles non naturelles, synthétisées chimiquement (qui n'ont pas le droit de s'appeler huile essentielle d'ailleurs!), des huiles essentielles mélangées avec de l'huile minérale, des huiles essentielles mal distillées pour augmenter les rendements, surchauffées... une huile essentielle de mauvaise qualité peut provoquer des allergies. **Des huiles essentielles mal conservées, ou utilisées une fois oxydées peuvent provoquer des allergies.** C'est le cas des huiles essentielles riches en monoterpènes qui ont tendance à former des hydroperoxydes fortement allergisants pendant le stockage. C'est le cas du Pin maritime plus particulièrement. En cas de doute sur la péremption de l'huile essentielle, on évitera la voie cutanée.

Des huiles essentielles plus allergisantes que d'autres

La troisième voie est l'utilisation d'huiles essentielles réputées allergisantes, notamment celles contenant des lactones : Laurier noble (14), Aunée, Costus, Massoïa.

Une mauvaise utilisation des huiles essentielles

La quatrième voie nous concerne tous : c'est la mauvaise utilisation des huiles essentielles qui y mène. Et pour ça, nul besoin d'un terrain favorable. **La seule répétition de mauvaises habitudes suffit.** Une application pure sur la peau, même de la plus douce des huiles essentielles peut vous rendre allergique à terme.

Je me fais régulièrement huer dans les groupes facebook pour rappeler cette pratique de bon sens. L'argument qui m'est opposé est digne des fumeurs invétérés : *moi, j'applique les huiles essentielles pures depuis 10 ans et il ne m'est encore rien arrivé !* Bien sûr. Comme les fumeurs qui fument depuis 10 ans et à qui il n'est encore rien arrivé. Peut-être qu'il ne leur arrivera jamais rien. Je l'espère sincèrement, mais il faut reconnaître qu'il arrivera quelque chose, fatalement à une partie d'entre eux. Une mauvaise utilisation qui devient une habitude est néfaste pour la santé. Y compris avec les huiles essentielles. Il faut toujours garder en tête que **leur origine naturelle n'en fait pas pour autant une médecine douce**. Bien au contraire. C'est ce que l'on voit dans ce chapitre-ci. Elles n'ont rien de doux. C'est une médecine puissante qui n'est pas dénuée d'effets secondaires, comme le sont les médicaments.

Valnet parle de la puissance atomique des plantes lorsqu'il évoque les huiles essentielles!

Au même titre qu'une plante, qui doit être considérée comme un tout pour sa valeur médicinale et non comme l'association d'un ou deux composés chimiques que l'on peut extraire, isoler et reproduire grâce à la chimie, une huile essentielle est aussi un « totum », un tout. Et bien souvent, la nature étant bien faite, le remède ne se trouvant jamais loin du mal, **les huiles essentielles sont moins allergènes que leurs homologues parfums chimiques de synthèse**.

J'aime donner cet exemple **des huiles essentielles déterpénées**, qui subissent une modification afin d'en enlever le limonène, réputé irritant. Attention, il a été démontré que cette modification rendait l'huile essentielle de citron zeste finalement moins bien tolérée sur la peau en raison des citrals dont l'action n'était plus tempérée par le limonène !

La nature est équilibre, nous aussi. Sachons préserver cela **en usant avec justesse et précaution des essences des plantes.** Elles ne sont pas dangereuses mais elles ne sont pas sans risques. Comme le disait l'alchimiste Paracelse « *Tout est poison, rien n'est poison : c'est la dose qui fait le poison* ».

Avec les huiles essentielles peut-être encore davantage qu'avec d'autres médecines complémentaires, si vous pouviez garder cette phrase en tête avant chaque utilisation, j'aurais rempli ma mission : quelques gouttes peuvent soigner, soulager, supporter... mais le flacon entier peut tuer. Etre **responsable dans son utilisation vis à vis de soi et de ses proches**, c'est se rappeler ceci et être capable d'estimer à quel moment on en sait suffisamment sur le diagnostic, la personne, l'huile essentielle, la dose et la voie d'administration pour passer à l'action.

Les personnes présentant des allergies devraient autant que possible éviter de recourir trop fréquemment aux huiles essentielles. Elles sont un public « à risque ». Ceci dit, et pour nuancer ce propos, il existe des huiles essentielles intéressantes pour traiter les allergies, notamment saisonnières, et les eczémas allergiques.

Pratiquer un test d'allergie

► ples.ovh/3allergie

Abortives

Les huiles essentielles sont interdites aux femmes enceintes. Ce n'est pas tout à fait vrai. Mais c'est le message qui est passé et qu'il m'arrive rarement de démentir pour éviter que des personnes mal informées utilisent les mauvaises huiles essentielles au mauvais moment. La vérité, c'est qu'il existe des huiles essentielles utilisables pendant la grossesse, surtout après le troisième mois. Il en existe même qui peuvent soulager les maux de la grossesse comme les nausées ou encore aider à la délivrance. Donc non, **toutes les huiles essentielles ne sont pas abortives. Mais certaines le sont bel et bien**. Il s'agit des huiles essentielles contenant des lactones et surtout des cétones (Sauge officinale, Lavande stoechade, Hysope officinale). Leur toxicité est maximale par voie orale.

Dans cette catégorie, on peut également ajouter les éther-oxydes (myristicine de la Noix de Muscade, apiole du Persil frisé et de la Criste marine) également abortifs à hautes doses.

La toxicité des lactones est relative en raison de leur présence en faible pourcentage dans les huiles essentielles. Cependant, l'emploi par voie cutanée est également limité en raison de leur potentiel allergisant.

Certaines huiles essentielles qui ont pour **propriété d'être utérotoniques sont aussi à éviter pendant la grossesse**, mais seront par contre utiles une fois arrivé au terme pour favoriser les contractions : Gingembre (47), Girofle (49), Palmarosa (30) et dans une moindre mesure Ylang-Ylang (12). Au registre des huiles essentielles dangereuses lors de la grossesse, nous avons également toutes celles qui sont susceptibles de perturber l'équilibre hormonal et donc les huiles essentielles oestrogen-like (voir_§ oestrogen-like), avec en premier lieu celles qui contiennent de l'anéthole comme l'Anis ou le Fenouil (53).

Et évidemment, quelle que soit l'huile essentielle considérée, on n'oubliera pas que **les dosages doivent être pensés en lien avec le fœtus** et non pas pour un adulte. Autant de contraintes qui font préférer la sécurité et déconseiller formellement les huiles essentielles pendant la grossesse.

Souvent, plutôt que de connaître dans le détail les contre-indications, on me demande une liste d'huiles essentielles « autorisées » pendant la grossesse. En voici une. Le meilleur moyen de les utiliser reste la **voie cutanée (hors ceinture abdominale!!!) ou la diffusion selon l'huile essentielle considérée**, la voie orale restant la plus délicate et la plus toxique. Mais sachez que les hydrolats sont une réelle alternative aux huiles essentielles, plus douce, plus sécurisante et avec des résultats similaires.

Il est possible de l'utiliser <u>à partir du quatrième mois</u> :

- Bergamote (41)
- Bois de rose ou bois de Hô (18)
- Camomille noble (31)
- Carotte (29)
- Citron zeste (2)
- Epinette noire (48)
- Eucalyptus radié (7)
- Fragonia (26)
- Lavande fine (6)
- Lentisque pistachier (42)
- Mandarine zeste
- Myrte verte (51)
- Néroli (36)
- Orange douce zeste (15)
- Pamplemousse zeste (46)
- Patchouli (19)
- Petit-Grain bigarade (58)
- Ravintsara (8)
- Rose de Damas (1)
- Saro (20)
- Tea tree (9)
- Thym à linalol (4)
- Vetiver (27)

Toxicité pour les organes : foie, rein, système nerveux

Neurotoxicité

Les huiles essentielles neurotoxiques sont celles qui contiennent des cétones (elles sont aussi abortives). Les **petites molécules de cétones monoterpéniques (ou monoterpénones) ont une affinité particulière avec le métabolisme cérébral.** C'est le cas de la menthone que l'on trouve dans les menthes (21) ou encore de la thujone de la Sauge officinale. Ce n'est pas pour rien que des plantes comme la sauge ou l'hysope sont utilisées par les chamans en fumigation pour entrer en transe. Ces plantes « magiques » sont bien narcotiques à certaines doses !

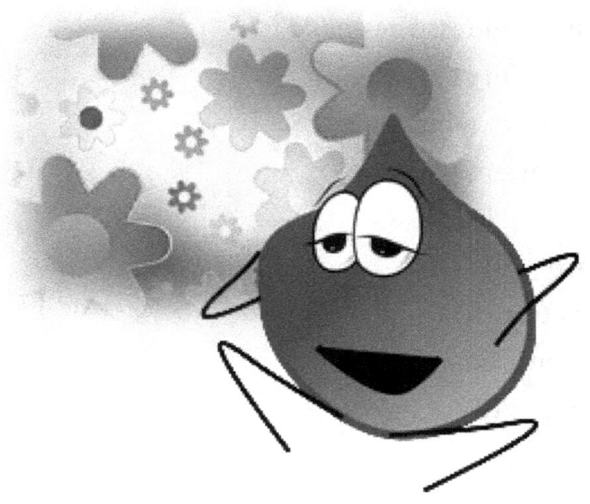

Les cétones passent aisément la barrière hémato-encéphalique, elles attaquent ensuite les gaines de myéline des neurones grâce à leurs propriétés lipolytiques. Eh oui, cette propriété tant chérie de ceux qui font la chasse à la cellulite ne permet pas que d'éliminer la graisse au niveau des bourrelets... Une fois l'activité des neurones perturbée (les gaines de myéline servent à la transmission des informations dans le cerveau), nos molécules se dirigent droit vers le bulbe cérébral et la moelle épinière. Bref, **le cerveau est leur terrain de jeu**, et ce qui au départ peut provoquer une excitation se transforme rapidement en stupéfaction puis en dépression et pour finir, c'est le coma vu qu'elles inhibent la respiration cellulaire.

Ces effets indésirables se manifestent lorsqu'on administre des huiles essentielles riches en cétones par voie orale, à doses trop élevées et de manière prolongée.

Par voie cutanée, à des doses raisonnables et à condition de ne pas en faire une habitude, les cétones monoterpéniques sont évidemment bénéfiques, notamment sur le plan psychique, justement. Néanmoins, on ne les utilise pas chez l'enfant ou la femme enceinte en raison des risques évoqués plus haut.

Bien que la distinction ne soit jamais effectuée, il est important de **différencier les cétones monoterpéniques des cétones sesquiterpéniques** qui elles sont plus douces et ne présentent pas les mêmes effets secondaires. La raison en est que les molécules sont plus grosses, elles passent donc moins aisément les barrières et sont donc mieux tolérées. Dans la catégorie des cétones « sympas », nous avons l'atlantone du Cèdre de l'atlantique ou de l'Atlas (*Cedrus atlanticus*) (45), la valérone du Nard jatamansi, la vétiverone du Vetiver (27).

Enfin, les éther-oxydes présentent une action neurotoxique.

Néphrotoxicité

Les huiles essentielles potentiellement néphrotoxiques- je dis potentiellement, car tout dépend de leur utilisation- sont **celles contenant des monoterpènes. Utilisées à forte dose par voie orale sur le long terme**, elles peuvent provoquer des troubles rénaux en provoquant l'inflammation, voire la détérioration des néphrons, ces petits tubes qui composent les reins et servent à filtrer le sang, le débarrasser de ses toxines et déchets.

Encore une fois, c'est la voie orale qui est le plus à risque, mais chez des personnes sensibles, j'ai pu observer des réactions simplement en olfaction.

Certaines huiles essentielles sont réputées davantage toxiques. C'est le cas des espèces de pins (*Pinus sp.*), de sapins (*Abies sp.*) (13), les Genévriers (*Juniperus sp.*) (43), et le Santal blanc (*Santalum album*) (61).

Les huiles essentielles riches en monoterpènes (limonène, pinènes, sabinène...) sont généralement **à proscrire chez les personnes souffrant de troubles rénaux**.

HÉPATOTOXICITÉ

Les huiles essentielles toxiques pour le foie sont **à proscrire chez toutes les personnes présentant des troubles hépatiques**, maladies ou lésions : hépatite, cirrhose, etc.

Ce sont les **huiles essentielles riches en phénols**. Là encore, c'est la voie orale qui présente un risque de toxicité maximal lors d'une utilisation longue, même à des dosages faibles. On retrouve dans cette catégorie beaucoup d'épices et d'herbes de Provence comme la Sarriette des Montagnes (10), le Thym à thymol, l'Origan (54) ou encore le Clou de Girofle (49).

Lors de leur utilisation, il est toujours intéressant de leur adjoindre une huile essentielle hépatoprotectrice comme le Citron zeste (2) ou la Carotte semence (29).

Hormon-like

Un vent de panique souffle sur ces huiles essentielles hormon-like qui pourraient présenter le risque de faire développer des cancers du sein ou de transformer des petits garçons en petites filles. Soyons clairs, j'adore vous faire peur, mais là... c'est un peu gros tout de même. Ce mouvement de panique prend vraisemblablement naissance dans les problématiques soulevées par la consommation de produits cosmétiques industriels comportant des substances dites "perturbateurs endocriniens" avec des effets secondaires.

Alors, il est vrai que dans les huiles essentielles, **nous avons des composés qui se comportent comme des hormones**, mais pas forcémment de manière « hormon-like ». La distinction est mince et tous les auteurs ne sont pas d'accord sur ce point. Il faut néanmoins reconnaître qu'il y a une différence entre mimer l'action d'une hormone, prendre sa place et faire croire à l'organisme que vous êtes cette hormone et simplement provoquer une réaction dans l'organisme comme l'aurait fait l'hormone, sans interférer avec le système hormonal et le perturber.

Donc je vous invite à rester prudent, sans céder à la panique.

CORTISON-LIKE

Les huiles essentielles cortison-like sont celles qui sont riches en alpha-pinènes et en beta-pinènes, deux composés chimiques responsables de cette propriété. **Elles agissent à la matière du cortisol**, cette hormone qu'on n'arrive plus à produire lorsque l'organisme a été trop stressé, fatigué, et viennent soutenir l'activité des glandes surrénales. De fait, certaines huiles essentielles de cette catégorie sont intéressantes pour traiter les troubles de la thyroïde (voir § sur l'action des huiles essentielles sur la thyroïde).

OESTROGEN-LIKE

Connaître les huiles essentielles oestrogen-like a toute son importance, puisque d'une part, elles peuvent influer sur notre cycle menstruel en mimant l'action des oestrogènes et d'autre part, ces huiles essentielles sont **proscrites en cas de cancer hormono-dépendant ou de mastoses**. Ces huiles essentielles ne doivent pas être diabolisées, elles sont utiles en cas de troubles du cycle menstruel et pour traiter les symptômes de la ménopause par exemple.

En cas de cancer hormono-dépendant (ou d'antécédent), on évitera l'usage des huiles essentielles oestrogen-like, sauf feu vert du médecin traitant. C'est valable pour la voie cutanée et la voie orale. L'olfaction au flacon ou la diffusion ne pose pas de problème.

3 composés des HE oestrogen-like

- **anethol** (phénol méthyl-ether à odeur d'anis): huiles essentielles d'Anis, Estragon (34), Fenouil (53), Bois d'Inde chémotype anis (16)
- **viridiflorol** (sesquiterpénol): huiles essentielle de Niaouli (22), Sauge officinale
- **sclareol**: huile essentielle de Sauge sclarée (28)

Il existe d'autres huiles essentielles que l'on qualifie à tort d'oestrogen-like (voir Chapitre 12).

On peut ajouter celles qui ont une action sur l'axe hypothalamus-hypophyse (centre de contrôle des glandes endocrines qui produisent les oestrogènes): huile essentielle de Romarin à verbénone (11)

Et celles qui ont un effet stimulant sur la fonction ovarienne: Menthe poivrée (21), Menthe citronnée (Mentha citrata) et Verveine citronnée (40).

► ples.ovh/8oestrogen

HORMON-LIKE ET PHÉROMONES

Les sesquiterpénols que l'on trouve dans le Patchouli (19), le Cèdre de l'Atlas (45) ou le Santal blanc (61) sont des régulateurs de l'hypophyse et du système endocrinien qui en dépend. En plus d'agir sur le stress et la nervosité, ils régulent les hormones sexuelles grâce à un mode d'action proche des phéromones. Leur action a été peu étudiée jusqu'à présent.

Cancérogènicité- carcinome, tumeur

La beta-asarone de l'Acore vrai et le safrole du Sassafras sont rejetés par Baudoux de tout emploi médical en raison des études sur les rats qui ont montré un risque d'apparition de carcinome hépatique. Il serait donc bon de se ranger à son opinion.

Mais c'est aussi le cas de **l'estragole ou méthyl E-chavicol** (à forte dose chez le rat) que l'on trouve dans les huiles essentielles d'Estragon (34) ou de Basilic (25). Alors, encore une fois, pas de panique : les études ont été faites chez le rat à des doses élevées. Nous ne sommes pas des rats et nous allons utiliser les huiles essentielles de manière raisonnable en respectant les dosages et la notion de fenêtre thérapeutique sur laquelle je reviens au chapitre 10.

L'effet antioxydant des huiles essentielles

Les soi-disant pouvoirs antioxydants des huiles essentielles, et des analyses réalisées in vitro conduisent les chimistes en herbe à adjoindre à leurs cosmétiques quelques gouttes de clou de girofle, une huile essentielle totalement improbable pour cet usage : dermocaustique, potentiellement allergisantes, certains qui l'ont utilisé pure pour les maux de dents ont même déploré des nécroses.

Rien ne prouve que les huiles essentielles aient un pouvoir anti-oxydant en vrai (in vivo) dans votre corps. Ces indices mesurés in vitro n'ont rien à voir avec le fonctionnement réel des cellules. Faucon (2011) explique que ces huiles essentielles dites antioxydantes in vitro sont parfois converties en pro-oxydants in vivo avec une capacité à oxyder les lipides, les protéines et même l'ADN cellulaire. Cette propriété pourrait même déclencher l'apoptose, la mort programmée des cellules de notre corps et permettre le renouvellement des cellules endommagées ou « malades ». Ce n'est donc pas forcément négatif, mais c'est à manier avec une grande prudence au vu de la méconnaissance que nous avons à l'heure actuelle de ce type de procédé, dans le détail. Le seul réel intérêt de ces propriétés anti et pro oxydantes est leur application dans le champ des traitements antitumoraux où des recherches plus poussées sont nécessaires pour exploiter la cytotoxicité des huiles essentielles, à bon escient.

Les autres dangers: le rôle du pharmacien

Ce ne sont pas réellement des contre-indications, puisque cela découle directement des propriétés de ces huiles essentielles et des problématiques individuelles. J'en profite donc pour attirer votre attention sur l'importance d'échanger avec votre pharmacien, de lui parler des huiles essentielles que vous souhaitez utiliser. Il pourra vous rappeler à bon escient, **selon vos traitements en cours, les contre-indications éventuelles**.

ANTICOAGULANTS/ FLUIDIFIANTS SANGUINS

En cas de prise d'anticoagulants, on évitera les huiles essentielles qui présentent ce type de propriété sous peine de voir les effets se cumuler. Lorsque les anticoagulants sont interdits pour une raison ou une autre, de la même manière, on **évitera les huiles essentielles contenant des coumarines**. Ce sont les mêmes que les huiles essentielles photosensibilisantes (apiacées, agrumes).

L'huile essentielle de Gaulthérie (39) présente les **mêmes propriétés que l'aspirine** (fluidifiant sanguin). D'ailleurs, les personnes sensibles aux salicylates de méthyle (acide salicylique) ne doivent pas l'employer.

L'huile essentielle de Ciste ladanifère doit être utilisée avec prudence en cas de prise d'anticoagulants également.

Enfin, l'huile essentielle de Girofle (49) peut provoquer **des accidents hémorragiques** en association avec les anticoagulants du fait de l'effet anti-agrégeant plaquettaire de l'eugénol.

Souvent, l'Hélichryse italienne ou Immortelle (37) est présentée comme contre-indiquée en raison de son action anti-écchymotique mais ce n'est pas le cas. **Elle n'agit pas comme fluidifiant**.

HYPERTENSIVE/ HYPOTENSIVE

Certaines huiles essentielles sont hypotensives, d'autres hypertensives. On veillera à **ne pas cumuler leurs effets avec ceux des médicaments**, ou à ne pas prendre une huile essentielle qui aurait l'effet inverse.

Les huiles essentielles hypotensives sont celles qui contiennent des esters comme la Lavande fine (6) ou l'Ylang-Ylang (12).

Parmi les huiles essentielles hypertensives, nous avons : Menthe poivrée (21), Palmarosa (30), Carotte sauvage (29).

ASTHMATIQUES

Les personnes souffrant d'asthme doivent être vigilantes dans leur usage des huiles essentielles et plus particulièrement **celles qui contiennent du 1,8-cinéole** : Ravintsara (8), Saro (20), Eucalyptus (7), Niaouli (22).

La version de synthèse est davantage problématique que les huiles essentielles. Cependant, si elles doivent être utilisées, on préférera **masser le dos plutôt que le thorax**.

La diffusion des huiles essentielles peut également déclencher une crise d'asthme.

SALICYLATE DE MÉTHYLE DE LA GAULTHÉRIE

L'huile essentielle de Gaulthérie couchée (39) ou Wintergreen présente les mêmes contre-indications que l'aspirine en raison du salicylate de méthyle qu'elle contient..

Epileptiques

Les huiles essentielles sont à utiliser avec prudence chez les personnes épileptiques. Il faut être particulièrement vigilant sur les huiles essentielles **contenant des cétones et qui sont neurotoxiques**. C'est le cas d'huiles essentielles très courantes comme la Menthe poivrée (21), le Lavandin abrial (52) ou encore l'Hélichryse italienne (37).

Le cas particulier de la Menthe poivrée : le froid fatal

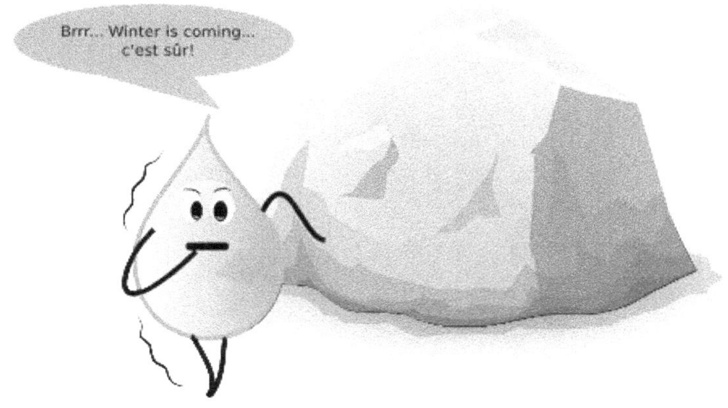

La Menthe poivrée (21) n'est pas à proprement parler dermocaustique. Mais elle présente un problème de taille qu'il convient de signaler à un endroit ou un autre. Le menthol qu'elle contient, si appréciable pour l'effet froid qu'il procure présente un danger significatif : appliqué sur une grande surface, il peut **provoquer une hypothermie et la mort** chez les jeunes enfants.

HYPERÉMIANTE : ÇA CHAUFFE !

Rien de grave, mais ça peut surprendre ! Certaines huiles essentielles sont dites hyperémiantes et là où la Menthe poivrée provoque un effet froid, la Cannelle écorce et le Poivre noir (24) par exemple vont provoquer **un afflux sanguin, des rougeurs et une sensation de brûlure**. Pour ceux qui connaissent, c'est l'impression que l'on a en appliquant le baume du tigre : ça brûle et pourtant... rien de grave.

CHAPITRE 4

Préserver les super-pouvoirs des huiles essentielles

Pour conserver le pouvoir de vos huiles essentielles à leur maximum, il est de votre responsabilité de **leur offrir un environnement adapté**. Quand vous achetez une huile essentielle, elle est toute jeune et inexpérimentée à la sortie de son flacon. Comme tout bon leader qui se respecte, vous devrez lui donner les moyens de se développer et de s'épanouir dans un environnement favorable. Evidemment, selon sa famille d'appartenance (chémotype), elle n'aura pas les mêmes aspirations dans la vie.

Température

Une huile essentielle doit idéalement être conservée entre 5 et 25°C. En-deça, **certaines huiles essentielles peuvent « figer »**. C'est le cas de l'huile essentielle de rose par exemple. Ca n'a pas réellement d'impact sur son efficacité, mais pour l'utiliser, il faudra à ce moment-là réchauffer délicatement le flacon dans la paume de votre main. N'allez surtout pas croire qu'elle est périmée !

A l'inverse, une température élevée va **accélérer la maturation de l'huile essentielle**. Dans certains cas, ça n'a que peu d'importance, certaines huiles essentielles se bonifiant avec le temps. Dans d'autres cas, c'est la catastrophe. Ainsi, on m'a appris qu'il fallait saisir et se passer de main en main un flacon d'huile essentielle en le tenant par le bouchon et non par le flacon. Bon, c'est un peu extrême, je vous l'accorde, mais quand ces flacons sont manipulés par des centaines d'élèves, ça peut se comprendre.

La tête à l'endroit

Il faut le savoir, une huile essentielle dort debout. Toujours. Car si vous les stockez allongées, loin de favoriser un sommeil réparateur chez vos protégées, vous allez au contraire causer des dégâts. Certaines huiles essentielles particulièrement corrosives (le cas de la famille des phénols, par exemple) sont **capables d'attaquer le compte goutte, la partie en plastique du flacon**. Ce petit processus d'auto-digestion est évidemment désagréable pour le côté pratique (comment je dose maintenant?) mais c'est surtout que comme « *rien ne se perd, rien ne se crée* » comme disait l'autre, le plastique du compte goutte ne s'est pas volatilisé. Il y a eu une petite réaction chimique entre l'huile essentielle et le plastique. Donc ce que vous retrouvez dans votre flacon n'est pas de l'huile essentielle. Ce n'est pas non plus du plastique. C'est ce qui résulte de la réaction entre les deux : pas très appétissant !

C'est pour ça qu'elles sont vendues dans des flacons en verre ! Et **même pour vos mélanges, il est préférable de choisir des contenants en verre**, surtout si vous comptez les conserver plusieurs mois.

Un séjour à l'ombre

Il va non seulement falloir qu'elles gardent la tête sur les épaules, mais également la tête froide. **On ne les stocke pas dans la chaleur moite de la salle de bain**. Pas question. L'humidité et la chaleur, c'est le meilleur moyen pour qu'une rébellion éclate. Notamment dans la famille des monoterpènes qui sont les composés chimiques qui se dégradent le plus facilement. Ainsi, une huile essentielle qui était parfaitement tolérée jusqu'ici peut devenir **allergisante du jour au lendemain**, peu importe que vous ayez ou pas un terrain favorable.

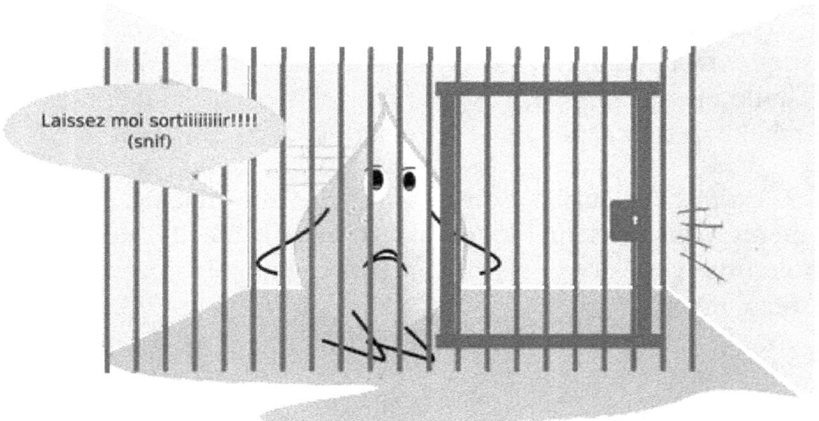

Les **rayons du soleil sont également extrêmement nuisibles**. C'est pour cette raison que les huiles essentielles sont vendues dans des flacons teintés, soit brun, soit bleu. Si ce n'est pas le cas, n'achetez pas : ce n'est vraiment pas sérieux !

A titre d'exemple, les huiles essentielles contenant du trans-anéthole comme l'estragon peuvent subir une oxydation à la lumière qui transforme le trans-anéthole en cis-anéthole toxique. C'est quand même embêtant.

Du turn-over : la durée de conservation

Une huile essentielle, paraît-il se conserverait 5 ans. Cette affirmation est totalement erronée. Encore une fois, selon sa famille d'appartenance, sa composition et la manière dont elle a été stockée, sa durée de vie va pouvoir être beaucoup plus longue ou beaucoup plus courte.

Les huiles essentielles **riches en monoterpènes** ne dépassent généralement pas les cinq ans. Parmi elles, les **essences d'agrumes** (obtenues à partir des zestes) **ne devraient pas être utilisées au-delà de 3 ans**.

Evidemment, plus vous utilisez votre huile essentielle, plus il y a de l'oxygène dans le flacon, si bien que des réactions d'oxydation sont plus susceptibles de se produire. Par exemple, l'essence de Pin maritime produit par oxydation de l'hydroperoxyde extrêmement allergisant par voie cutanée.

C'est pour cette raison que certaines personnes changent leurs huiles essentielles de contenant au fur et à mesure. C'est néanmoins une pratique fastidieuse et assez rare.

A noter que **certaines huiles essentielles se bonifient avec le temps**. C'est le cas des huiles essentielles à monoterpénols. J'ai pu observer un net changement sur un géranium dont l'odeur s'est alourdie, moins verte qu'au démarrage. De même j'ai été surprise par un patchouli qui ne présentait pas l'odeur caractéristique de ce parfum envoûtant. Quelques mois plus tard, le flacon s'était bonifié et il exhalait enfin une odeur plus riche et enveloppante, plus terreuse que verte.

Ne jetez pas : la retraite des huiles essentielles

Pour vos huiles essentielles réformées, il y a mieux que de finir à la poubelle. En cas de doute, ou si la date est dépassée, que l'odeur a viré, elles peuvent encore offrir leurs services : **dans les produits de ménage par exemple** (voir chapitre 12) ou pour parfumer une armoire en plaçant quelques gouttes sur un vieux sachets de lavande qui n'a plus d'odeur.

Astuce : lorsque vous arrivez à la fin du flacon, il est possible que vous ne puissiez pas récupérer les dernières gouttes. C'est la faute du compte goutte trop long que vous pouvez retirer et couper à ras de l'intérieur. Et hop ! Quelques gouttes de gagnées.

CHAPITRE 5

Bien choisir ses huiles essentielles

Dans ce chapitre, je veux aborder avec vous tout ce qui nuit au pouvoir des huiles essentielles. Car vous aurez beau faire les choses comme il faut de votre côté... il y a tout **ce qui se passe AVANT que le flacon n'arrive chez vous**. Je n'ai pas voulu mélanger ces informations aux autres chapitres. Que ceux qui veulent continuer à jouer les autruches le fassent. Mais pour tous ceux qui veulent savoir ce qui se passe dans l'industrie de l'aromathérapie (oui, je parle d'industrie) et tenter de déjouer les mauvais tours, je vous donne ici toutes les connaissances que j'ai pu accumuler en échangeant ici et là. Évidemment, certains n'en croiront pas leurs yeux. Et pourtant... il est temps de les ouvrir bien grand !

Se fier aux apparences

J'ai commencé à l'évoquer dans le chapitre 4. Lorsque les huiles essentielles sont mal conservées, qu'elles sont exposées à la lumière, à la chaleur, elles peuvent s'oxyder et former des composés chimiques comme le peroxyde d'oxygène qui sont fortement allergisants. De même, dans l'huile essentielle d'estragon, le trans-anéthole peut se changer en cis-anéthole toxique. Il est donc important que les huiles essentielles soient **bien conservées depuis leur lieu de distillation, jusqu'au laboratoire qui les met en bouteilles**, en passant par les grossistes en matières premières qui font les intermédiaires. Ensuite, ne reste plus que le transport et le lieu de vente. Donc oui, il faut espérer que chacune des parties prenantes à la production de votre huile essentielle ait été vigilante à son niveau.

Mais vous, vous pouvez décider de n'acheter que des huiles essentielles vendues en flacons teintés, bleu ou brun. **Les flacons transparents sont à exclure, de même qu'un contenant qui ne serait pas en verre**.

A éviter également, les huiles essentielles vendues dans des vitrines transparentes à l'entrée du magasin, **exposées toute la journée à la lumière du soleil**.

Les labels : poudre aux yeux !

Heureusement, me direz-vous, il y a le suivi et le contrôle qualité, les analyses et les labels. C'est vrai, les labels garantissent un minimum de vérifications. Voyons voir, il existe HEBD, HECT, bio, 100% pure et naturelle, écocert...

C'est très drôle parce que dans tout ça, personne n'est capable de garantir réellement ce qui se trouve dans le flacon. Prenons HEBD et HECT. C'est super important. Ils signifient que l'huile essentielle est biologiquement définie (BD) et chémotypée (CT). C'est vrai il faut être bien sûr que **la plante qui a servi à la distillation est bien de telle espèce et surtout qu'on a pas confondu de la marjolaine et de l'origan**. Mais c'est aussi primordial de connaître le chémotype comme on l'a vu, ce label HECT nous rassurant sur le fait que des analyses ont bien été effectuées pour s'en assurer. Ouf... heureusement que tout ça est bien cadré, imaginez qu'on achète un thym à linalol et que ce soit en fait un thym à thymol ! Ah la bonne blague...

Euh, justement, la blague est là : il n'y a aucun contrôle sur ces labels. N'importe qui peut les apposer sur le flacon, que ce soit vrai ou pas. Oups... le seul moyen de vous assurer que l'huile essentielle est bien chémotypée est de tenir entre les mains les résultats de la chromatographie. C'est pour cette raison que **de plus en plus de marques les mettent à disposition sur leurs sites internet, comme gage de qualité**. Jetez-y un œil !

Que signifie **100% pure, naturelle, complète** ? Cela signifie qu'en théorie, rien n'a été ajouté, rien n'a été enlevé et que ce ne sont pas des composés chimiques de synthèse qui se trouvent là-dedans. Je dis en théorie, parce qu'en vérité c'est juste une affirmation, ce n'est vérifié par personne... ou presque.

Vous avez peut-être déjà vu le label ecocert. Eux vérifient. Ils se déplacent, visitent les champs, voyagent beaucoup et assurent au consommateur final que tout est cultivé en bio. Mais ils ne font pas d'analyses ! Ce label, comme tous les labels est payant évidemment pour les producteurs.

Et le label bio ? Oui, le label bio assure que les huiles essentielles sont cultivées sans pesticides. C'est un label exigeant qui assure d'un minimum de garantie et surtout, cela évite de se retrouver avec des résidus de pesticides toxiques pour l'organisme dans une huile essentielle utilisée à des fins thérapeutiques.

Ca m'avait interloqué cette réponse de mon pharmacien, que j'adore pourtant, quelqu'un de très pragmatique, versé dans les médecines naturelles, le rêve. Je lui demandais s'il n'avait pas l'huile essentielle en bio. Il m'a répondu que non, mais que je n'avais pas à m'inquiéter, les pesticides ne passent pas dans les huiles essentielles. D'où peut bien lui venir une idée aussi saugrenue ? Du commercial de la marque bien sûr !

Les pesticides passent bien dans le produit final. Pas tous, car cela dépend des transformations chimiques qui s'effectuent pendant la distillation et de la taille des molécules (seules les plus légères peuvent passer). Des analyses ont été effectuées sur ce point, qui ne souffre donc aucun débat. Voici un extrait d'une thèse de chimie réalisée sur le sujet en 2011 :

« *Ce travail a de plus révélé l'importance de disposer d'une telle méthode au regard du nombre de pesticides détectés dans les échantillons et de leurs concentrations relativement élevées. Celles-ci peuvent en effet atteindre des teneurs supérieures au milligramme par litre dans les huiles essentielles analysées*. »

Se soigner et prendre soin de soi avec des produits bourrés de pesticides dignes de l'agent orange, c'est un choix. Que je ne fais pas, personnellement, mais chacun est libre.

Alors, les labels, à quoi ça sert ? Surtout à rassurer le consommateur sur un marché qui peut difficilement être contrôlé. **Les machines qui servent à réaliser les analyses ne sont pas à l'heure actuelle capable de faire la différence entre un composé chimique naturel et un composé chimique de synthèse**. Dès lors, à quoi bon faire des analyses ? A vérifier que les composés chimiques typiques de la plante distillée sont bien présents et donc susceptibles de montrer les propriétés attendues, ce qui est déjà un bon point.

Vous jetterez un œil à l'occasion sur **une formidable initiative française, le label SIMPLES**. Plus qu'un label, c'est un état d'esprit, un engagement. Il garantit encore davantage que la qualité de l'huile essentielle : l'appartenance à un mouvement d'agriculteurs qui défendent de vraies valeurs environnementales et une pratique responsable de leur métier.

Eviter le piège du marketing

Le marketing est l'art de raconter de belles histoires pour mieux vendre. C'est l'art de doter une marque d'une légende, de valeurs auxquelles les consommateurs de cette marque vont adhérer. Aucun mal à ça, c'est de bonne guerre dirons nous. Et surtout lorsque les valeurs sont en réelles adéquation avec le comportement de la marque, qu'elle incarne parfaitement ce qu'elle vend, on obtient de très belles entreprises responsables, innovantes et durables. Cependant, j'appelle à la vigilance, car bien souvent ce n'est pas le cas. Et **on parle alors de greenwashing, voire même de social-washing**. C'est le terme qui désigne l'action d'une entreprise qui « repeint en vert » son image, s'attribue des valeurs et une action environnementale alors qu'il n'en est rien. La même dérive existe avec les engagements sociaux (social-washing).

Par exemple, quand une marque vous dit qu'elle a sélectionné des huiles essentielles bio auprès de producteurs du monde entier... en vrai ça signifie- en général- qu'elle a rédigé un cahier des charges mentionnant qu'elle souhaite s'approvisionner en huiles essentielles bio qu'elle a confié à un laboratoire qui lui même s'approvisionne auprès d'un grossiste en huiles essentielles. **Le laboratoire achète des litres d'huiles essentielles répondant au cahier des charges, réalise les analyses sur les lots** qui sont ensuite mis en bouteille. Le labo colle les étiquettes de la marque sur les bouteilles et il expédie ensuite les bouteilles, soit aux entrepôts de la marque qui les vend, soit, il les expédie directement aux clients en se faisant passer pour la marque (rien d'illégal à ça, ça s'appelle du drop-shipping).

Bien entendu, le grossiste s'est peut-être approvisionné auprès d'un agriculteur-distillateur pour certaines huiles essentielles, mais c'est peu probable. Il y a donc une **distorsion de la réalité visant à nous faire croire à un approvisionnement proche de la terre**, sans doute plus vendeur que l'achat de gros.

Une distillation à la vapeur d'eau

La distillation doit se faire à la vapeur d'eau. Sinon, **le produit fini ne s'appelle pas une huile essentielle**. C'est pour cette raison que l'on vend dans certains rayons des supermarchés des essences, notamment pour parfumer les desserts ou encore dans le rayon des produits de ménage.

Seule exception, les essences d'agrumes, que l'on appelle parfois – à tort- des huiles essentielles. Elles ne sont pas obtenues par distillation à la vapeur d'eau, mais par pression à froid des zestes.

Y a-t-il vraiment de l'huile essentielle dans le flacon ?

Sachant que la France exporte chaque année, selon l'association des producteurs de lavande, 100 fois plus ‘‘d'huile de lavande’’ que la quantité réellement cultivée en France. D'où vient donc l'huile excédentaire?

Comme je vous le disais plus haut, impossible de savoir si un composé chimique était là naturellement ou si il a été ajouté après pour donner l'illusion d'une huile essentielle parfaitement naturelle.

Dès lors, une pratique intéressante pour les huiles essentielles chères est de **mélanger l'huile essentielle en question avec une huile essentielle semblable mais beaucoup moins chère**. Ainsi, on pourra vous vendre à prix d'or une verveine citronnée qui en réalité a été « enrichie » en citronnelle. Vous n'y verrez que du feu, les analyses montreront un pic de citronnellal tout à fait normal et le vendeur aura fait une bonne affaire !

C'est ainsi que l'on procède pour diminuer les coûts des huiles essentielles et les vendre à des prix défiants toute concurrence au vu des quantités de matière première pourtant nécessaires pour les produire. Ainsi, on achète une huile essentielle d'excellente qualité et on la mélange à une huile essentielle beaucoup moins fine, moins noble, parfois distillée dans un autre pays. Seule, celle-ci n'aurait sans doute pas eu les pics de composés chimiques précieux, repérables sur les analyses. Mais après mélange, tout rentre dans l'ordre. C'est **une pratique fréquente pour les huiles essentielles de médiocre qualité, et très difficile à déceler**.

C'est moi ou ce n'est plus une huile essentielle mais de la soupe à ce niveau là ?

On parle **d'adultération des huiles essentielles** lorsque celles-ci connaissent des modifications que je nomme du « traficotage ». Ce traficotage peut être de différente nature. On a vu le mélange d'huiles essentielles avec des huiles essentielles de moindre qualité. Il existe d'autres types d'adultération. La plus sympa (et rentable) est de **mélanger une huile essentielle à de l'huile végétale**. Eh oui, tout bêtement, comme vous quand vous faites vos mélanges à la maison. Sauf que là évidemment on vous le dit pas. Cette arnaque grossière est facile à déceler dans le sens où une huile essentielle ne laisse pas de trace, ce n'est pas un corps gras mais des composés légers, volatils qui vont s'évaporer. Donc si vous versez sur un papier une goutte d'huile essentielle, sur l'instant, il va y avoir une tache humide. Mais quelques minutes plus tard, tout doit disparaître ! Si un film gras reste et tache le papier : c'est de l'huile végétale !

Evidemment, dans la famille adultération, nous avons le **mélange d'huile essentielle et de composés de synthèse**. C'est ce qu'on trouve dans la « lavande fine » exportée aux Etats-Unis : du Lavandin peu cher mélangé à un peu d'acétate de linalyle de synthèse et le tour est joué ! Elle est pas belle la vie ? Vous ne me croyez pas ? Comment expliquez-vous le fait que selon l'association des producteurs de lavande, 100 fois plus ‘‘d'huile de lavande'' a été exportée de France que la quantité réellement cultivée en France ?

Plus grave- et dangereux, **l'ajout d'huile minérale pour diluer l'huile essentielle**. Dans ce cas, il ne faut surtout pas envisager une prise par voie orale avec ces dérivés de pétrole. Ce n'est pas comestible ! Déjà que sur la peau et dans les cosmétiques les huiles minérales sont contestées... Donc si sur le flacon il est mentionné "ne pas ingérer", ne faites pas l'expérience.

Allez, un petit dernier pour la route... pour augmenter le rendement des plantes en huiles essentielles (c'est à dire obtenir davantage d'huile essentielle pour la même quantité de plante), certains distillateurs peu scrupuleux n'hésitent pas à **augmenter la température lors de la distillation, ou même à distiller deux fois le même matériel végétal!**

Ces huiles synthétiques ou falsifiées ou adultérées peuvent causer des éruptions cutanées, des brûlures, des réactions allergiques, de la nausée et des troubles digestifs.

Si c’est pour parfumer votre produit de ménage pour les toilettes, d’accord, ce n'est pas si grave. Si c’est pour fabriquer des cosmétiques que vous allez mettre sur votre peau ou pour l’ingérer et vous soigner, il est primordial que ce soit un produit d’excellente qualité.

Le paramètre écologique : la fin du bois de rose... et des autres

Ce phénomène d'adultération survient le plus souvent là où la ressource manque. **Plus c'est rare, plus c'est cher, plus le risque que cela attire des malfaiteurs est grand**. Ainsi, il faut savoir que la surexploitation du bois de rose en Amérique du Sud pour le transformer en huile essentielle a abouti à une pénurie mondiale. La production s'était arrêtée encore il y a peu avant de reprendre dans des conditions plus durable avec un programme de reboisement. En tout cas à certains endroits. Beaucoup de marques « oublient » encore de préciser la provenance de leur bois de rose et les conditions dans lesquelles les arbres ont été prélevés.

Sur l'encens, un problème semblable se pose avec une surexploitation de la résine (dans ce cas, ce n'est pas le bois qui est distillé) et donc un épuisement de la ressource et des arbres menacés. De ce fait, il s'agit là encore d'une huile essentielle très souvent adultérée.

Au-delà des considérations propres à intéresser la répression des fraudes, il est de notre devoir, sans se convertir en militant écologiste, de **consommer avec parcimonie ces types d'huiles essentielles qui peuvent souvent, pour l'usage qui en est fait, être remplacées par d'autres moins coûteuses** sur le plan environnemental.

La déterpénation : des HE rectifiées

Après les huiles essentielles adultérées, voici les rectifiées. Par contre pour celles-là, pas de soucis, c'est marqué sur le flacon. Vous allez me dire, mais ils s'en vantent en plus ? Oui, oui, et ça se vend !

Quand vous voyez une huile essentielle dite « déterpénée », cela signifie qu'elle a subit **un procédé après la distillation pour lui enlever ses terpènes,** en général le limonène considéré comme allergène notoire. Le problème, c'est que ces huiles essentielles sont encore plus allergisantes puisque l'équilibre, le totum de l'huile essentielle est modifié et on a remarqué que le limonène contrebalance les effets des citrals qui du coup en son absence deviennent bien plus agressifs pour la peau.

On trouve aussi dans le même ordre d'idée **des huiles essentielles d'agrumes zestes « sans coumarines** ». Au-delà du fait que l'on est en droit de se demander comment les coumarines ont été enlevées (on leur a demandé de sortir poliment du flacon?), l'équilibre naturel est modifié avec des conséquences que l'on maîtrise mal. Si le risque de photosensibilisation vous obsède, n'utilisez pas ces huiles essentielles, tout simplement !

Une confusion... gênante (nom latin, partie distillée)

En France, peu de chance d'avoir le problème, car le thuya n'est pas en vente libre (il fait partie du monopole des pharmaciens). Mais sachez qu'au delà des océans, nos voisins l'appellent Cèdre. Donc lorsque vous commandez une huile essentielle sur internet, sur un site américain ou canadien, vous pouvez tomber (en plus l'anglais n'aide pas) sur une huile essentielle de Cedar... qui n'aura rien à voir avec votre bon vieux Cèdre de l'Atlas mais tout à voir avec un Thuya relativement toxique. **Attention donc avec ces commandes en ligne et ne vous fiez pas au nom vernaculaire, le nom commun** qui varie énormément d'un pays à l'autre. Ce n'est pas la seule huile essentielle dans ce cas là ! Et d'ailleurs, il existe une confusion encore d'actualité entre le ravensare aromatique et le ravintsara. La ressemblance des noms communs a conduit les auteurs les plus connus à les considérer comme une seule et même plante ! Or, le nom latin nous montre bien qu'il s'agit de deux espèces biens distinctes, Ravensare aromatica et Cinnamomum camphora, ce dernier étant le plus utilisé, pour les maux de l'hiver et présente une odeur d'eucalyptole très caractéristique. Impossible de les confondre... et pourtant !

De la même manière, on n'achètera pas un flacon **sur lequel la partie distillée n'est pas indiquée.** Pour reprendre la même plante, Cinnamomum camphora, la distillation des feuilles donne le Ravintsara bien connu et relativement doux pour toute la famille tandis que la distillation de l'écorce donne une huile essentielle riche en camphre (ou bornéone, une cétone très neurotoxique) contre-indiquée chez les plus jeunes et proscrite par voie orale.

9 Critères de choix

1. l'apparence du flacon (verre teinté)
2. le lieu de vente (pas de soleil direct, pas de chaleur excessive)
3. le nom latin est indiqué,
4. la partie distillée est indiquée (feuille, fleur, bois...)
5. le chémotype est indiqué, ou vous avez accès aux résultats de la chromatographie du lot dont est issu l'huile essentielle
6. il est indiqué « huile essentielle » et éventuellement « obtenue par distillation à la vapeur d'eau » à l'exception des agrumes zestes qui sont appelées essences
7. elle n'est pas rectifiée
8. elle n'est pas adultérée (difficile à vérifier)
9. elle n'est pas issue de cueillette dans des zones protégées ou de plantes rares

Pour les autres critères de qualité, comme la récolte effectuée au bon moment, le délai entre la récolte et la distillation, la qualité de la distillation ou encore l'absence d'ajout ultérieur d'autres composants aromatiques pour corriger une teneur non conforme... **il ne reste qu'à faire confiance à votre vendeur favori** !

► ples.ovh/2marque

CHAPITRE 6

L'eau : la terreur des huiles essentielles

L'ennemi juré des huiles essentielles est **l'eau**. Evidemment, tous les super-héros ont un ennemi, il en fallait un pour nos huiles essentielles, bien que ce ne soit pas le seul. **La lumière** pourrait arriver en deuxième sur le podium des super-méchants suivie de près par **la chaleur**.

Les huiles essentielles sont lipophiles : c'est leur nature d'aimer le gras et de passer ainsi la barrière lipidique de la peau. Car la peau, elle ne laisse pas passer l'eau, sinon, ça se saurait, on nous retrouverait gorgés d'eau après la douche, et il faudrait nous essorer comme des grosses éponges.

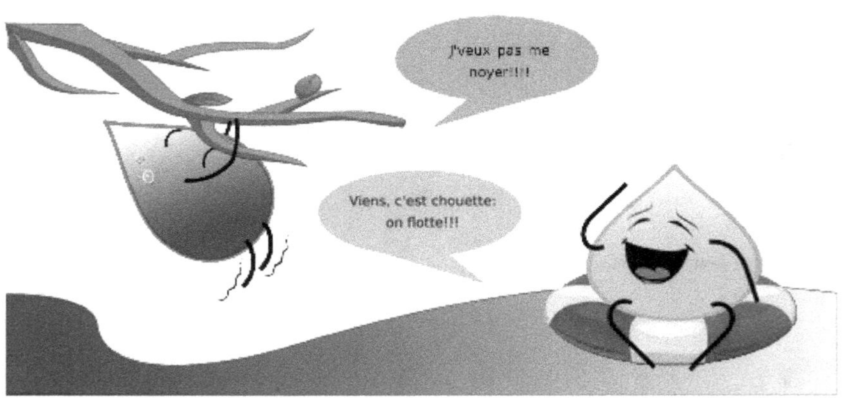
J'veux pas me noyer!!!!
Viens, c'est chouette: on flotte!!!

Cette caractéristique fondamentale des huiles essentielles, qui fait que l'on est capable de les différencier de l'hydrolat à la fin de la distillation (voir Chapitre 1) amène quelques contraintes.

Les huiles essentielles dans l'eau du bain

S'il y a bien une chose à éviter, c'est de verser les huiles essentielles directement dans l'eau du bain. Et pourtant, combien de fois ai-je vu ce conseil!

Les huiles essentielles étant plus légères que l'eau (elles flottent au-dessus) et non miscible à l'eau, lorsqu'on verse des huiles essentielles directement dans l'eau du bain, **elles restent en gouttes bien compactes à la surface**. Sauf certaines huiles essentielles plus lourdes comme le Girofle ou la Cannelle qui vont avoir tendance à couler.

Cela revient à les utiliser pures, et si elles entrent en contact avec les muqueuses sensibles et intimes (voir chapitre 10), elles peuvent gravement les irriter selon leur degré de dermocausticité.

Il faut toujours les **mélanger au préalable soit avec un corps gras** que l'on va ensuite pouvoir mélanger au bain (lait, crème fraîche, jaune d'oeuf), soit préparer au préalable **des sels de bain** à cet usage, soit utiliser un **excipient du commerce** qui permet la mise en suspension des huiles essentielles dans l'eau. On les appelle aussi « dispersants » (voir § Une seule solution...).

Que faire en cas de bêtise ? Ne pas rincer à l'eau !

Imaginons que vous ayez fait une bêtise : vous avez appliquer une huile essentielle pure sur la peau et ça brûle, ou vous avez mis trop près des yeux et pareil, ça vous brûle, ou encore vous en avez avalé par accident une quantité invraisemblable (comment peut-on confondre des milligrammes avec des grammes!!!). **Le réflexe à bannir définitivement est de vouloir rincer à l'eau ou boire de l'eau en cas d'intoxication.** C'est à l'huile végétale qu'il faut penser en premier recours. La première que vous trouvez dans votre cuisine fera l'affaire : olive, tournesol... Pour la peau vous pouvez **l'appliquer avec une compresse ou un morceau de coton, ou même badigeonner directement**, tandis que **par voie orale vous en avalerez environ 30ml, soit deux grosses cuillerées à soupe**. Si vous avez du charbon en gélules, vous pouvez en avaler également.

En cas d'intoxication, c'est le **centre antipoison le plus proche de chez vous** qu'il faut contacter. Au-delà des quantités ingérées ou appliquées, les symptômes peuvent être des maux de ventre, vomissements, maux de tête, convulsions (pour les huiles essentielles neurotoxiques), perte de conscience. Selon le cas, un lavage d'estomac à l'hôpital peut s'avérer nécessaire. N'attendez pas !

J'en profite pour rappeler ici l'importance de **ne pas laisser vos flacons à la portée des enfants** ! Certaines marques proposent des bouchons munis d'une sécurité, comme certains produits ménagers. C'est contraignant à l'usage, mais c'est sans doute un critère à prendre en compte pour les parents.

Une seule solution pour mélanger les huiles essentielles à l'eau : le dispersant

Parfois, il peut être intéressant de mélanger les huiles essentielles à l'eau. Auquel cas, on va utiliser ce qu'on appelle **un dispersant, un produit que l'on peut acheter en pharmacie ou chez certains vendeurs d'huiles essentielles sur internet et qui permet de réaliser l'impensable : le mélange des huiles essentielles et de l'eau**. C'est intéressant dans certains cas, comme fabriquer des sprays aromatiques pour la maison (et même anti-moustiques), des brumes d'oreillers, sans alcool. C'est particulièrement intéressant quand il y a des enfants.

Je ne vous donnerai pas de « formule » pour utiliser les dispersants, car cela varie selon la marque, il faut donc **se référer à la notice d'utilisation**. En général, la proportion tourne autour de 1 goutte d'huile essentielle pour 8 gouttes de dispersant ou émulsifiant dans lequel on ajoute ensuite la proportion d'eau voulue pour le dosage (voir chapitre 9).

Le résultat a un aspect laiteux, c'est tout à fait normal. Il faut bien agiter avant utilisation. Pour une utilisation par voie orale, il est préférable d'ajouter le mélange dispersant-huile essentielle dans l'eau juste au moment de la prise pour des raisons de conservation.

► ples.ovh/4solvant

CHAPITRE 7

Constituer sa dream team (Les indispensables et les choix adaptés en fonction de chaque situation)

Il est évident que pour se battre, il va falloir constituer une équipe avec nos super-héros, avec des pouvoirs complémentaires. Comme Batman a besoin de Robin, même la meilleure huile essentielle a besoin de soutien. C'est ce qu'on appelle une synergie. Le fait de coupler plusieurs huiles essentielles afin de maximiser leur efficacité. En fait, l'utilisation de plusieurs huiles essentielles bien choisies en même temps va être plus efficace que la somme des actions qu'elles auraient eu séparément. C'est la définition même d'une synergie.

Mais comment choisit-on les huiles essentielles qui composent une synergie ?

Une synergie disséquée

Rien ne vaut l'exemple ! C'est d'ailleurs ce par quoi on débute en général. Et c'est la manière la plus sûre de faire: on prend des synergies qui ont déjà fait leurs preuves, mises au point par des pros qui les ont testées. Je vous propose de prendre un exemple et de tenter de **comprendre l'intention qu'il y a derrière le choix de chaque huile essentielle**.

J'ai choisi cette formule contre l'arthrose à appliquer localement et donnée par Faucon, parce qu'elle donne une bonne idée de la gestion de la douleur, et que c'est un sujet toujours utile à connaître avant d'y être exposé :

- 10 gouttes de Gaulthérie
- 5 gouttes d'Eucalyptus citronné
- 5 gouttes de Sapin pectiné
- 5 gouttes de Laurier noble
- 5 ml d'extrait lipidique de millepertuis
- 10 ml d'huile végétale de calophylle

Même si les huiles végétales ont leur importance ici, je vais me concentrer sur les huiles essentielles, car on reviendra dessus au chapitre 8.

- **La Gaulthérie** contient du salicylate de méthyle essentiellement. Elle est anti-inflammatoire comme l'aspirine du commerce. Elle va **calmer la douleur immédiatement** en agissant sur la synthèse des prostaglandines.
- **L'Eucalyptus citronné** est riche en aldéhydes, une autre substance anti-inflammatoire dont l'effet va venir se combiner à la gaulthérie. C'est l'huile essentielle typique des douleurs articulaires.
- **Le Sapin pectiné** est vraisemblablement là pour sa richesse en pinènes qu'il contient en quantité. Il va venir soutenir la capacité de **résistance du corps à la douleur** (cortison-like). Le stress physique dû à la douleur a en effet toutes les chances d'épuiser le corps, y compris au niveau psychique. Son action sur les endorphines va donner de la joie, du courage. Ils sont aussi anti-inflammatoires.
- **Le Laurier noble** est très intéressant dans cette synergie car c'est un antalgique antisclérosant, il lutte contre le vieillissement responsable de cette douleur (arthrose). Il est sans doute ajouté à cette synergie pour une action **plus en douceur, sur le long terme.**

On me demande souvent pourquoi ce ne sont pas les mêmes huiles essentielles, les mêmes synergies d'un ouvrage à l'autre ou d'un site internet à l'autre et si on peut remplacer une huile essentielle par une autre quand on ne possède pas toutes celles mentionnées dans la formule. La réponse à la première question, c'est tout simplement qu'il s'agit des choix faits par l'auteur, sa personnalité, son affinité avec une huile essentielle plus qu'une autre, les expériences qu'il en a fait. Bref, **une synergie est avant tout une création originale ou on retrouve la patte de l'artiste**.

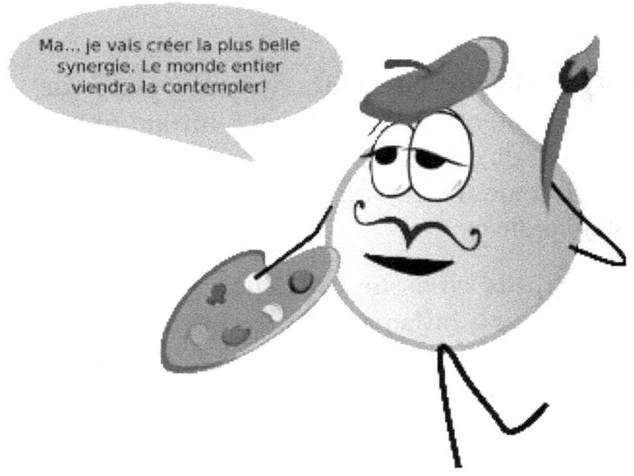
Ma... je vais créer la plus belle synergie. Le monde entier viendra la contempler!

Dès lors, **remplacer une huile essentielle par une autre n'est pas aussi simple que de se dire, je remplace un composé chimique par un autre**. Pour continuer dans la métaphore, ce serait considérer que dans un tableau de grand maître, on pourrait remplacer du bleu nuit par du bleu turquoise. C'est audacieux et le résultat ne sera probablement pas à la hauteur de l'original. Par contre, si vous décidez de vous inspirer du tableau du grand maître pour réaliser votre propre toile, vous pourrez aboutir à un résultat qui peut dépasser en excellence l'original.

Je vais prendre cet exemple d'une personne qui souhaitait venir à bout d'un furoncle. Visiblement, elle avait pris une formule de Dominique Baudoux comprenant de l'Ajowan, de la Lavande fine et du Tea tree. Mais ne possédant pas l'Ajowan, elle l'avait tout simplement exclu de la formule, pratiquant une auto-médication avec la Lavande fine et le Tea-tree diluées dans un peu d'huile végétale. Seulement, l'Ajowan dans cette formule représente un anti-infectieux, comme le Tea-tree, mais riche en phénols dermocaustiques capables « d'attaquer » l'abcès. Sans Ajowan, les chances d'en venir à bout sont restreintes et les risques de laisser les choses empirer en ne consultant pas un médecin élevés.

Il est donc important, avant de modifier une formule de bien comprendre pourquoi les différents éléments ont été mis là et en telle quantité plutôt qu'une autre**. Cela demande une bonne connaissance des huiles essentielles et aussi une bonne dose de curiosité.**

La formation en ligne et en vidéo dispensée sur Aromalearning permet de **prendre confiance et de devenir autonome** dans son utilisation des huiles essentielles. Plus de renseignements sur ples.ovh/formation-aroma

Une trousse de base pour débuter : l'équipe au complet, remplaçants compris

Evidemment, si vous vous intéressez à l'aromathérapie, vous avez remarqué qu'on a beau posséder de nombreuses huiles essentielles, **il en manque toujours une pour réaliser la formule que l'on souhaite**. C'est une sorte de malédiction qui ne connaît pas de limites, puisque malgré les un peu plus de 50 huiles essentielles que j'ai en ma possession, ça m'arrive toujours !

Il n'est donc pas nécessaire, surtout au début, d'acheter des dizaines d'huiles essentielles. Je me suis longtemps posée la question de savoir quelles étaient les huiles essentielles « de base». Mon souhait est de sélectionner des huiles essentielles polyvalentes, adaptées à toute la famille et qui sont capables de soulager les petits maux du quotidien. Voici mon top 5, celles que je vous conseille d'acheter si vous débutez en aromathérapie. Vous viendrez au fur et à mesure ajouter à celles-ci des huiles essentielles plus spécifiques d'un problème en particulier ou d'une utilisation.

Sachez que je ne pousse pas à la surconsommation que ce soit pour les huiles essentielles et d'une manière plus générale. Ces cinq là vous rendront bien des services et seront **des candidates idéales dans de nombreuses synergies**.

L'HUILE ESSENTIELLE DE LAVANDE FINE

L'huile essentielle de lavande est celle qui apparaît en tête des ventes, ce n'est pas pour rien. Elle est la seule huile essentielle (ou presque) que l'on peut appliquer à même la peau et sans risque, du moins sur une période de temps limitée. Elle est même indiquée chez les enfants. **Elle est polyvalente, car elle peut agir sur le stress, les troubles du sommeil, les spasmes, la cicatrisation, les piqûres**. C'est un excellent produit pour soigner les piqûres d'insectes et on peut également l'utiliser pour soigner les contusions. D'ailleurs, pour la petite histoire, c'est en se brûlant lors de la manipulation de produits chimiques que René Gattefossé, en plongeant sa main dans de l'huile essentielle de lavande découvrit en guérissant très rapidement, sans infection ni cicatrice, les propriétés de cette huile essentielle.

On peut la diffuser pour ses effets calmants et même l'utiliser en cuisine (j'ai une recette de sablé à l'huile essentielle de lavande fantastique!).

Pour les synergies, elle est réputée renforcer leur efficacité. De plus, étant très bien tolérée sur la peau, elle va adoucir un mélange d'huiles essentielles irritantes ou dermocaustiques.

Attention, je parle ici de la Lavande fine ou lavande officinale qui se cache derrière trois noms latins différents (*L. angustifolia, L. vera et L. officinalis*). La lavande stoechas, elle, est riche en cétones et si elle est encore plus efficace sur les brûlures et la cicatrisation, elle possède davantage de contre-indications, notamment auprès des enfants.

L'HUILE ESSENTIELLE DE CITRON ZESTE

Avec l'effet photosensibilisant bien connu des agrumes, est-ce vraiment un bon choix ? C'est un excellent **antiseptique aérien en diffusion, apportant du pep's et de la joie de vivre**, idéal pour une diffusion en journée. On peut l'utiliser en cuisine mais aussi dans les produits ménagers au vu de son faible coût et de son haut rendement. C'est une huile essentielle intéressante par voie orale également sur la sphère digestive et les nausées.

Enfin, dans les synergies, elle aura notamment une place de choix à côté des huiles essentielles riches en phénols**, hépatotoxiques par voie orale car l'essence de citron protège le foie.**

L'HUILE ESSENTIELLE DE TEA TREE OU ARBRE À THÉ

C'est une huile précieuse pour ses propriétés antivirales, antibactériennes, antifongiques, parasiticide, fongicide. **Elle sait tout faire avec une composition riche en monoterpénols, plus doux que les phénols**, et donc adaptée à toute la famille.

Elle s'est également fait une place dans la cosmétique maison où son odeur désagréable ne l'empêche pas de rentrer dans la composition de produits d'hygiène, de savons et de cosmétiques avec une réputation particulière pour les problèmes de peau. Comme la lavande fine, elle est excellente sur les piqûres et peut servir de désinfectant de secours.

Dans les synergies, elle sert de base pour toutes les formules où une infection est suspectée : sinusite, douleurs dentaires, acné, boutons, bronchite, brûlures, angine, etc. Son spectre est extrêmement large !

L'HUILE ESSENTIELLE D'EUCALYPTUS RADIATA OU DE RAVINTSARA

Je n'ai pas réussi à me décider sur laquelle de ces deux-là était la plus précieuse. Je serai tentée de vous orienter vers Eucalyptus radiata, plus douce et qui convient à toute la famille (attention, radiata, pas citriodora ou globulus). Mais je vous mentirais si je vous disais que c'est celle que j'ai retenue pour ma trousse d'urgence, mes favorites. Car c'est avec Ravintsara que j'ai le plus d'affinités.

Quoi qu'il en soit, **ces huiles essentielles riches en eucalyptole, un oxyde aussi appelé 1,8-cinéole n'ont pas leur pareil pour les infections ORL**. Typiquement, ce sont les huiles essentielles de l'hiver, des débuts de rhume, des gorges qui gratouillent et des nez bouchés.

Ce sont des anti-infectieuses, qui pourraient faire double emploi avec le Tea tree si ce n'est que déjà elles sentent bien meilleures et qu'ensuite elles ont un effet qu'on appelle anti-catarrhal, c'est à dire qu'elles agissent contre l'inflammation des muqueuses respiratoires. Expectorantes, elles favorisent le crachat du mucus et de tout ce qui encombre les poumons.

Elles peuvent même agir en préventif lors des périodes d'épidémie **de grippe.**

L'HUILE ESSENTIELLE DE MENTHE POIVRÉE

Elle est de la partie dans tellement de formules ! Comment pourrais-je me résoudre à l'exclure malgré ses contre-indications (présence de cétones neurotoxiques, effet froid hypothermisant, irritante en diffusion) ? Elle est tout simplement incontournable tant elle est polyvalente. Il suffit d'apprendre à la manier avec précaution.

Le problème c'est qu'elle ne conviendra pas à toute la famille. Elle est à exclure chez les enfants de moins de six ans.

Mais pour nous autres adultes, quel bonheur ! Elle agit contre les **migraines, les nausées, le mal des transport. Elle donne un petit coup de fouet lorsque l'énergie vient à manquer**. Elle traite aussi les problèmes digestifs et d'autres infections bactériennes.

Son effet froid, s'il ne guérit pas est recherché dans toutes les synergies liées à la douleur où elle procure une sensation de bien-être immédiat. C'est l'huile essentielle d'urgence en cas de choc ou de traumatisme, comme par exemple le petit doigt de pied qui se fait attaquer par un coin de meuble (oui, c'est très précis comme utilisation, vous me remercierez).

Dès que l'on avance dans la connaissance dès huiles essentielles, il paraît impensable de n'en posséder que cinq. Ou même de n'en sélectionner que cinq pour partir en vacances. Ainsi, à l'usage vous compléterez cette trousse de secours, vous y ajouterez vos favorites, celles avec lesquelles vous vous êtes découvert des affinités. Certaines les rejoindront par la force des choses, pour soulager tel ou tel problème chronique.

Réaliser sa première synergie : la sélection de l'entraîneur

Et lorsque vous voudrez réaliser votre première synergie, il vous faudra de nouvelles recrues ! Il est certain que **beaucoup d'huiles essentielles se suffisent à elles mêmes**. Pour ma part, je dirai que trois fois sur quatre, je n'en utilise qu'une à la fois. J'aime apprécier l'effet d'une seule plante, en ressentir le bénéfice. Mais lorsque l'on veut **maximiser ses chances de réussite**, il devient intéressant de mélanger plusieurs huiles essentielles.

La première étape est d'avoir un diagnostic exact. Oui, ça ne sert à rien d'utiliser des huiles essentielles si vous ne savez pas quel est le problème. Pour cela, je vous renvoie au spécialiste du diagnostic médical, j'ai nommé, votre médecin traitant.

Parfois, lorsque les symptômes sont familiers, avec l'expérience de son propre corps, on sait de quoi il s'agit. Mais il est toujours plus prudent de faire valider cet auto-diagnostic par un professionnel.

Ensuite, lorsque l'on sait ce que l'on veut traiter, il faut **identifier les propriétés qui nous intéressent pour faire face au problème**. Par exemple, dans le cas d'une bronchite, on va vouloir dégager les poumons encombrés, on aimerait également renforcer les défenses immunitaires et aider le corps à se battre. Peut-être qu'il sera également intéressant d'avoir un antibactérien qui va s'attaquer aux responsables de notre état. A moins que ce ne soit une origine virale- c'est souvent le cas avec les bronchites !

Ainsi, on va pouvoir **sélectionner des huiles essentielles qui présentent ces propriétés** et dans l'idéal qui ont été répertoriées comme indiquées dans le cas de l'indication qui nous intéresse (bronchite).

On va sans doute sélectionner une huile essentielle à 1,8-cinéole pour dégager les bronches. Dans le meilleur des cas, de la myrte verte qui est très intéressante dans ce type d'indication. On lui adjoindra sans doute une antibactérienne ET une antivirale dans le doute de l'origine de l'infection donc Ravintsara et Tea tree. Et puis, on pensera aussi au long terme, avec une huile essentielle à monoterpénols, des anti-infectieux doux, qui agissent doucement et sûrement. Le thym à thujanol est pour le coup très spécialisé ici.

A cette étape, on **prendra en compte les éventuelles contre-indications associées aux huiles essentielles sélectionnées**. C'est là que l'aide du pharmacien intervient. Il peut vous alerter sur ces contre-indications et également vous rappeler les interactions possibles avec vos traitements en cours. N'hésitez pas à lui parler de vos projets !

Je vois d'ici les petits malins qui se disent qu'il suffit de mélanger un peu de toutes celles qu'on a dans le placard pour être sûr d'atteindre son but. Et il est vrai que certains auteurs mélangent une dizaine d'huiles essentielles. C'est très excessif. Une bonne synergie, bien ciblée, bien réfléchie peut s'effectuer avec trois ou quatre huiles essentielles. De toute façon, **plus on en rajoute, plus l'information sera diluée puisqu'on ne modifiera pas pour autant la quantité globale d'huiles essentielles appliquées** (j'en reparle un peu plus loin dans le chapitre 9). Il est donc préférable de choisir quelques huiles essentielles bien ciblées plutôt que de fabriquer une espèce de soupe qui ne ressemble plus à rien.

Pour prendre un exemple, soit vous décidez d'abattre l'ennemi avec une arme de pointe avec viseur laser et tir assisté (une synergie), soit vous y allez avec une mitraillette, en tirant un peu n'importe où et en espérant l'avoir abattu ou au minimum touché (une soupe). Dans ce dernier cas, il est évident que vous aurez abîmé tout ce qui se trouve dans les parages, et quand les parages, c'est votre corps, il me semble utile d'en prendre soin.

CHAPITRE 8

Un chapitre un peu gras : les huiles végétales

Les huiles végétales dans l'organisme : un rôle essentiel

On a longtemps fait la chasse au gras dans l'alimentation, on a diabolisé les acides gras saturés, fait des émissions TV sur les cis et les trans... bref, on a tant et si bien effrayé tout le monde qu'on ne sait plus ce qui est bon et qu'on a fini par tous acheter du Téfal pour cuisiner sans matière grasse.

Pourtant, **les huiles végétales sont une source extraordinaire de bienfaits** et pour cause : elles sont extraites de la graine du végétal, qui contient à elle seule les éléments nécessaires à recréer de toute pièce un être vivant : quelle énergie ! Quelle vigueur !

Elles contiennent même **des vitamines et des acides gras qui nous sont indispensables, mais que notre corps ne sait pas synthétiser**. Pourtant, il nous les faut absolument pour gérer les inflammations (vitamine F, acide linoléique, acide linolénique), fortifier notre système nerveux (une bonne transmission des messages nerveux passe par une gaine de myéline impeccable), protéger notre système cardio-vasculaire (les fameux omega 3, 6 et 9 contre le cholestérol!), dynamiser notre système immunitaire (action sur les lymphocytes), conserver une belle peau (hydratation, prévention du vieillissement avec la vitamine E antioxydante, régulation des glandes sébacées).

Les huiles végétales sont donc davantage qu'un excipient pour les huiles essentielles. Bien choisies, elles vont venir renforcer leur action, leur efficacité. C'est le couple idéal des remèdes aroma.

Choisir ses huiles végétales

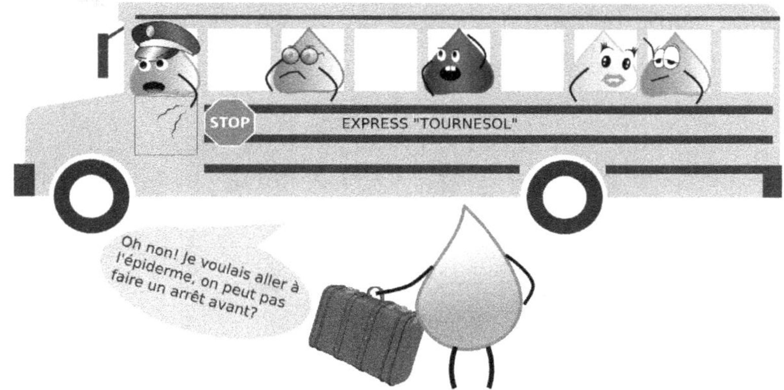
Circulation!!! direction
circulation sanguine!!!
Terminus, pas d'arrêt, vous
n'aurez qu'à attendre le
suivant!
STOP
EXPRESS "TOURNESOL"
Oh non! Je voulais aller à
l'épiderme, on peut pas
faire un arrêt avant?

Pour une utilisation médicinale, **on bannira les huiles végétales non vierges**, car celles-ci sont extraites grâce à des solvants (hexane). Je vous suggère d'ailleurs de bannir également ce type d'huile de votre cuisine, tant qu'on y est. Evidemment, ce n'est pas marqué dessus : c'est sur les huiles végétales vierges que ce « détail » est mentionné. Si on a le choix, on ira encore plus loin en privilégiant des huiles **obtenues par pression à froid**. Si on peut en plus obtenir de la « première pression » c'est encore mieux. Cerise sur le gâteau : choisir une huile végétale remplissant tous ces critères et en plus **issue de l'agriculture biologique** (« bio ») pour ne pas absorber de résidus de pesticides.

Vous avez peut-être déjà remarqué une différence de prix entre les huiles végétales vendues en petite contenance au rayon cosmétique et celles vendues au litre au rayon alimentaire. En réalité, rien ne justifie une telle différence. Mon conseil est

d'acheter vos huiles végétales au rayon cuisine, lorsque c'est possible. Au moins, dans ce rayon-là, vous êtes sûr qu'on y a pas ajouté un additif bizarre et non comestible pour la conservation.

Attention néanmoins à **certaines qui sont aromatisées ou comme l'huile de sésame**, qui est parfois faite à partir de sésame torréfié, ce qui donne une odeur très particulière, appréciable en cuisine asiatique mais beaucoup moins en massage (et en plus les propriétés sont affectées).

Par contre, **une huile végétale, surtout quand elle n'est pas traficotée, ça rancit.** Mais ne vous inquiétez pas, une huile qui a ranci, ça se détecte à l'odeur sans problème. Prenez cette habitude de sentir les produits que vous utilisez, d'apprécier leur odeur, de vous en imprégner, c'est important.

Il existe ce qu'on appelle **des huiles « sèches », qui vont pénétrer sans laisser de film gras sur la peau. Ce sont elles que l'on privilégiera pour les massages**, pour le confort évidemment (c'est plus sympa que de se sentir comme une frite au sortir du bain d'huile), mais aussi parce qu'elles vont permettre un passage rapide de la barrière cutanée de l'huile essentielle et donc une action immédiate. Dans cette catégorie, nous avons par exemple l'huile de macadamia, l'huile de colza, l'huile de sésame, l'huile de tournesol, l'huile de pépins de raisin.

Différence entre huile végétale et macérât huileux

Je vais mettre quelque chose au clair, directement. Il n'existe pas d'huiles végétales qui ne sont pas issus de plantes oléagineuses ou de graines. Ce n'est pas possible. Ainsi, **il n'existe pas d'huile de pâquerette ou d'huile de millepertuis ou encore d'huile de calendula**. J'entends déjà ceux qui derrière leur bouquin sont en train de se dire... « *Mais allô quoi... c'est n'importe quoi, elle sait même pas ce qu'elle raconte, il est nul ce livre : j'en ai vu en magasin, moi je sais de quoi je parle !* »

Ce que vous avez vu n'est pas de l'huile végétale. C'est un macérât huileux. C'est à dire qu'on a fait faire trempette à des parties de la plante (les fleurs, dans les trois exemples donnés) dans de l'huile végétale, qui peut être de l'huile de tournesol pour le millepertuis, du sésame pour le calendula en général. Ensuite, on a filtré tout ça pour ne garder que **l'huile qui au final possède les propriétés de la plante qu'on a fait macérer**.

Alors attention, **je ne dis pas que ces macérats ne sont pas biens ou pas utiles. Bien au contraire !** On va également pouvoir les utiliser avec bonheur. Dans certains ouvrages ils sont appelés « extraits lipidiques pour ne pas les confondre avec les huiles végétales. Ils sont notés EL (HV pour huile végétale).

Le guide des huiles végétales par utilisation

Les huiles végétales ont **aussi des propriétés médicinales et cosmétiques**. Elles sont obtenues par pression à froid des fruits ou des graines de plantes dites oléagineuses (graines de tournesol, avocat, olives, graines de sésame, ... il y en a pleins!). Elles sont hyper-intéressantes car contrairement aux huiles essentielles, elles contiennent des vitamines, des acides gras et mêmes des sels minéraux. Elles ont un indice de protection solaire (si, si!) et même un indice de comédognicité. C'est tout un monde les huiles végétales.

Je vous propose un classement non pas par ordre alphabétique (ça, vous le trouverez partout, en cherchant un peu sur internet) mais par propriété, parce que j'aurais bien aimé trouvé ça pour moi. Comme ce n'est pas un livre sur les huiles végétales, vous ne trouverez pas de description complète ou un guide d'achat ou encore un guide exhaustif des propriétés, nombreuses. Il existe des livres uniquement sur le sujet, et un blog que j'apprécie particulièrement et qui est mentionné sur Plante Essentielle.

Pour ceux qui débutent, les bases « à tout faire » sont l'amande douce ou la noisette pour les enfants, sinon macadamia ou sésame pour les adultes. Par voie orale, l'huile d'olive est privilégiée. Au rebours de la plupart des ouvrages, **pour ma part, j'affectionne l'huile de Tournesol qui se conserve bien**, peut être utilisée en interne comme en massage, est bon marché, ne présente pas de risque d'allergie comme les noix et dérivés, a une odeur neutre et est peu grasse. Elle ne présente cependant pas autant d'intérêt médicinal que d'autres huiles végétales. Mais c'est celle que je conseillerai aux débutants qui craignent de se tromper ou ne souhaitent pas investir dans une huile végétale chère et fragile qui va rancir au bout de 2 mois.

Acné

Huile de Jojoba : normalise la production de sébum

Allergies

Huile de Nigelle

Antalgique

Huile de Millepertuis : sciatalgie, névralgie, douleur articulaire

Anti-moustique

Huile de Neem

Anti-bactérienne

Huile de Coco : notamment utilisée comme déodorant ; à l'état solide à des températures inférieures à 20°C

Anti-inflammatoire

Huile de Calophylle (Tamanu) : problèmes sportifs, système ostéo-articulaire, comme tendinite, rhumatisme, arthrose

Huile de Chanvre

Huile d'Arnica (MH) : bleus, chocs, douleurs musculaires et articulaires

Huile de Nigelle (ou Cumin noir)

Huile de Millepertuis

Huile de calendula : réduit les inflammations locales comme urticaire, prurit, fesses rouges des bébés

Anti-oxydant

Huile de Germe de blé : riche en vitamine E, utilisée comme conservateur pour les cosmétiques maison

Huile de Cynorrhodon : conservateur naturel

Huile de sésame

Huile de jojoba : conservable 10 ans sans conservateur !

Anti-parasitaire

Huile de pépin de courge

Huile de noisette : parasites intestinaux (voie orale) ; attention aux personnes allergiques

Anti-UV : le filtre solaire intégré

Huile de sésame

Huile de Calophylle (Tamanu)

Huile d'Argan

Asthme, bronchite, pathologies ORL

Huile de Nigelle

Bouche

Huile de pépin de courge : contre les caries

Anti-rides, anti-âge

Huile d'Argan

Huile de pépin de raisin

Huile de germe de blé

Huile d'argousier
Huile d'Onagre
Huile de Noyau d'abricot

Brûlures, Coups de soleil

Huile de Millepertuis (attention, elle est photosensibilisante!)

Huile de Calendula : elle aide à reconstituer l'épiderme agressé

Huile d'arachide : difficile d'en trouver de qualité

Calculs biliaires

Huile de Carthame (voie interne)

Calmante, anti-stress

Huile d'amande douce : pour les enfants notamment

Cheveux

Huile de ricin (attention par voie interne elle est laxative!!) : volume

Huile de Monoï (fleurs de Tiaré dans de l'huile de coco). Fige à 20°C

Huile d'avocat : brillance

Cicatrices

Huile de rose musquée du Chili : à appliquer dès le retrait des points de sutures sur les cicatrices chirurgicales

Huile de Calophylle : brûlures, eczéma, acné, elle cicatrise

Démaquillant

Huile d'amande douce

Dépression

Huile de Millepertuis

Hypocholestérolémiante

Huile de Carthame (voie interne)

Laxative

Huile de ricin ou huile de carapate (voie orale, attention femmes enceintes)

Nourrissante

Beurre de Karité
Huile d'avocat (calme les irritations)
Huile de Carotte : peaux sèches et gercées

Ongles

Huile d'olive

Plaies

Huile de calendula

Régénérante

Huile de Jojoba
Huile de germe de blé : ne pas doser à plus de 5%
Huile d'avocat

Règles (douleurs des), Mastoses

Huile de bourrache
Huile d'onagre

Sédative

Huile d'Olive

Seins

Huile de pâquerette : raffermir, anti-âge

Teint, autobronzant

Huile de Noyau d'abricot

Taches, défaut de pigmentation

Huile de rose musquée du Chili (ne pas utiliser sur peau acnéique)

Troubles cardiaques

Huile de Colza (voie orale)
Huile de Noix (voie orale)

Troubles circulatoires

Huile de Macadamia (huile sèche) : on va la retrouver dans les synergies contre les vergetures ou encore pour la circulation sanguine et lymphatique.

Huile de Calophylle (Tamanu) : stabilisante veineuse, anticoagulante, on l'utilise notamment pour les varices et les hémorroïdes

Huile de Tournesol

Vergetures

Huile d'avocat

Huile de rose musquée du Chili

Quelques conseils d'utilisation (et de bon sens)

On ne dilue pas **les huiles essentielles chères et précieuses dans des huiles végétales fragiles qui rancissent rapidement** (comme l'huile de macadamia). Ce serait du gâchis, car il faudrait tout jeter. Ainsi, pour l'huile essentielle de Rose, parmi les plus chères, il n'est pas rare de la trouver mélangée à l'huile de Jojoba, qui détient le record de la durée de conservation (10 ans!).

Certaines huiles végétales particulièrement sensibles au rancissement, comme la noisette ou le macadamia, peuvent être **conservées au réfrigérateur**.

Il existe des huiles végétales particulièrement coûteuses. On préférera alors les utiliser en **mélange avec une huile végétale moins noble ou les réserver à des petites surfaces** (bourrache, onagre...).

L'odeur d'huiles végétales comme celle de Neem est particulièrement incommodante, et pas que pour les moustiques. Là encore, on les utilisera en mélange avec une huile végétale plus neutre.

Les huiles végétales dites anti-oxydantes et très riches en vitamine E sont utilisées comme conservateur dans les préparations cosmétiques (Germe de blé).

Plus on souhaite que **l'huile essentielle pénètre en profondeur, par exemple pour des utilisations au niveau des muscles, de la circulation, plus on choisit une huile végétale fluide, fine**. A l'inverse, plus l'effet recherché se situe au niveau de la couche cornée et de l'épiderme, plus on va privilégier des huiles végétales lourdes, grasses. En plus de l'action recherchée, c'est un critère à prendre en compte dans le choix de l'huile végétale. Voici un graphique réalisé à partir des données bibliographiques :

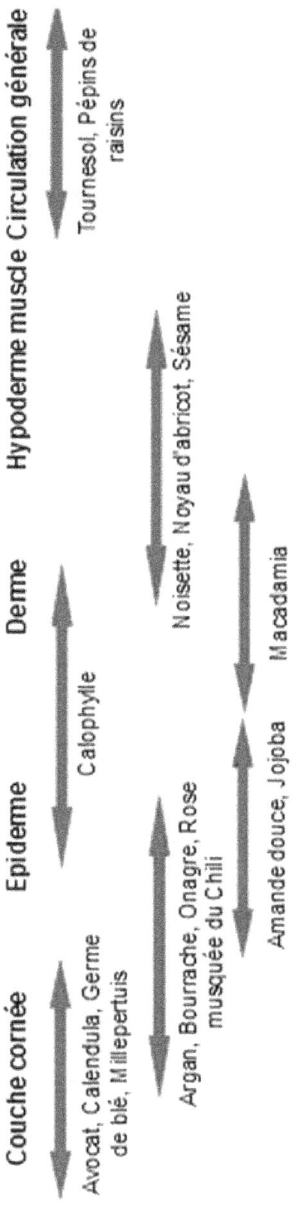

Couche cornée
Epiderme
Derme
Hypoderme muscle
Circulation générale

Avocat, Calendula, Germe de blé, Millepertuis
Calophylle
Tournesol, Pépins de raisins
Argan, Bourrache, Onagre, Rose musquée du Chili
Noisette, Noyau d'abricot, Sésame
Amande douce, Jojoba
Macadamia

CHAPITRE 9

Mesurer sa force : frappe chirurgicale ou dynamite ?

Il va falloir déterminer le dosage le plus adapté à la situation. On ne met pas autant d'huiles essentielles pour traiter un bouton d'acné que pour soulager une tendinite. Mais avant tout, rappelons les 5 commandements des huiles essentielles.

Les 5 commandements des huiles essentielles

A LA GOUTTE PRÈS TU DOSERAS

Une huile essentielle est toujours dosée en gouttes ou son équivalent en ml, soit 0,05ml (0,04 pour certains auteurs, mais ça complique les calculs). Jamais on ne mesurera une huile essentielle en cuillère à café ou en litres sauf évidemment si vous êtes vendeur-grossiste en huiles essentielles. Ca ne se fait pas et puis voilà ! C'est subtil l'aroma, c'est une science délicate, on n'y va pas avec ses gros doigts à la louche.

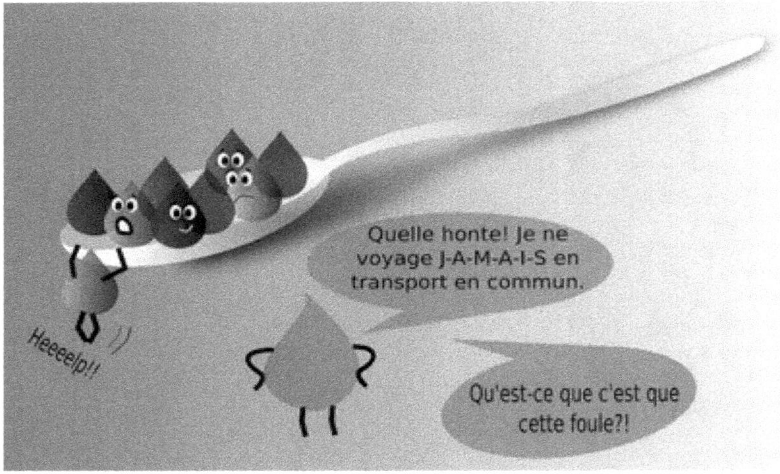
Heeeelp!!
Quelle honte! Je ne voyage J-A-M-A-I-S en transport en commun.
Qu'est-ce que c'est que cette foule?!

Jamais pur tu n'appliqueras !

D'accord, il peut y avoir des exceptions pour un usage ponctuel, en cas d'urgence. Mais sinon, la règle générale, c'est « Jamais pur, toujours dilué ». Les huiles essentielles sont un concentré de bienfaits. Et qui dit concentré dit dilution. En plus, ça permet de faire plus longtemps avec un flacon et d'économiser. Et surtout... **elles agissent mieux à petites doses**. Rappelons qu'utilisées en trop grande quantité, leurs effets s'inversent pour certaines huiles essentielles comme celles riches en cétones et en aldéhydes par exemple!

La limite des 20 gouttes tu respecteras

Pour un adulte, on considère qu'il est raisonnable de ne pas dépasser 20 gouttes d'huiles essentielles par jour, tout compris : dans les cosmétiques, par voie orale, en massage. 20 gouttes, soit approximativement une dose de 1ml. Grossièrement, si l'on considère 1ml :

1ml = 1g = 1000mg = 20 gouttes

Cela fait, si on répartit en quatre prises ou en quatre applications au cours de la journée 250 mg à chaque fois. C'est déjà énorme. Et c'est au-delà des doses raisonnables proposées par Baudoux pour certaines huiles essentielles riches en cétones qui ne devraient pas dépasser, chez l'adulte les 75mg par prise, 3 fois par jour. J'insiste sur le fait qu'il s'agit bien de milligrammes. J'ai déjà vu confondre et assimiler ces milligrammes à des millilitres !!! Or 1mg= un millième de millilitre. Ce n'est pas du tout la même chose!

Ceci dit, lorsqu'il s'agit de prise **par voie orale**, la voie la plus à risque niveau toxicité, on ne dépassera pas, pour un adulte, les 75mg par prise, soit 0,075ml, **soit 1 goutte et demi, trois fois par jour** et donc un total de moins de 5 gouttes par jour pour les huiles essentielles cétoniques par voie orale. Et puis de toute façon, les cétones par voie orale, vous savez ce que j'en pense : seul un usage ponctuel se justifie (voir chapitre 3).

Donc au total **20 gouttes pour un adulte, tous usages confondus, 10 gouttes maximum avant la puberté, 5 gouttes de 6 à 8 ans** et avant l'âge de 2-3 ans on se renseignera bien sur le dosage adapté et l'huile essentielle choisie. Evidemment, cela varie en fonction de la voie utilisée (la voie orale présente un risque de toxicité maximale comme expliqué au chapitre 10) et de l'huile essentielle. Plus celle-ci présente un risque de toxicité élevé pour certains organes, plus la dose devra être modérée.

L'EAU TU OUBLIERAS

A part un rare cas où l'eau peut être utilisée sans dispersant, pour tapisser la paroi œsophagienne avec l'huile essentielle, on n'utilise jamais l'eau pour diluer une huile essentielle. D'autres excipients sont présentés au chapitre 10.

TA RÈGLE DE 3 TU APPRENDRAS

Pour le calcul des dilutions, nul besoin d'avoir fait de grandes études en mathématiques. L'application de la **simple règle de trois suffit, aussi appelé « produit en croix »** comme si vous calculiez le montant des réductions pour les soldes. C'est exactement le même principe comme on va le voir dans le paragraphe qui suit.

Dosages : combien de gouttes ? Quelle concentration ? Comment calculer ?

Déterminer le nombre de gouttes ne signifie pas grand chose. En réalité, ce que l'on cherche à savoir, c'est **quelle dilution est la plus adaptée à l'utilisation que l'on souhaite faire** de notre mélange, soit combien de gouttes d'huiles essentielles pour quelle quantité d'huile végétale ou tout autre support que l'on aura choisi.

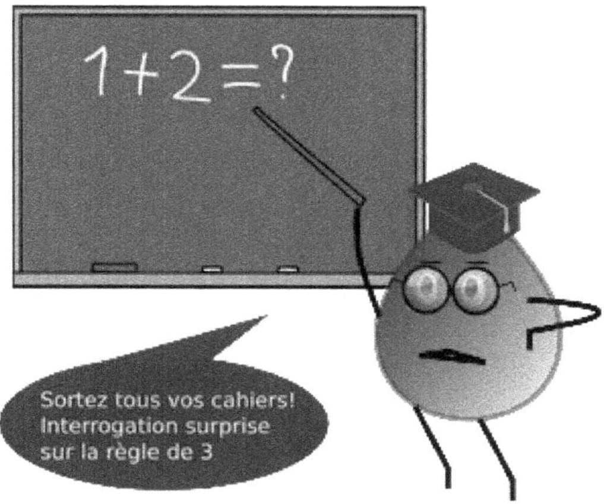
1+2=?
Sortez tous vos cahiers!
Interrogation surprise
sur la règle de 3

Ca ne s'applique pas à la diffusion des huiles essentielles ou à une inhalation sèche (voir chapitre 10). Pour la voie orale, c'est encore différent. **Ces explications s'appliquent essentiellement à une application sur la peau, la voie cutanée.**

Selon l'effet recherché, on ne va pas mettre la même quantité d'huile essentielle. Ainsi, pour un usage cosmétique, en surface, on va mettre moins d'huile essentielle que si l'on veut atteindre les muscles, très en profondeur.

Voici les dosages adaptés selon le but recherché (nous verrons dans le paragraphe suivant comment ça se calcule) d'après Baudoux, les commentaires entre parenthèse étant de moi :

- (< 1% : pour la cosmétique et une action sur l'épiderme)
- 1% => action dermocosmétique (action sur le derme pour la beauté, les rides, les points noirs, les pores dilatés)
- 3% => action réparatrice tégumentaire (le tégument, en plus de la peau, comprend les cheveux, les ongles par exemple); solution nasale, auriculaire, vaginale (c'est à dire les muqueuses)
- 5% => action sur le système nerveux, gestion du stress, bien-être
- 7% => action circulatoire, sanguine et lymphatique
- 10% => action musculaire, tendineuse et articulaire
- 15% => action sport et compétition
- 20% => action systémique pour les peaux sensibles (bébés); maximum pour les huiles essentielles dermocaustiques
- 30% => action locale très puissante (cellulolytique, antiparasitaire)
- 50% => si le thérapeute hésite sur l'emploi à l'état pur

Au-delà de ces concentrations, le choix de l'excipient huileux a aussi son importance. Comme on l'a vu dans le chapitre 8 certaines huiles végétales sont plus adaptées à un traitement en surface tandis que d'autres ont la capacité à pénétrer plus en profondeur.

Attention : **pour les huiles essentielles dermocaustiques**, comme celles à phénols ou à aldéhydes, on ne dépassera pas, quoi qu'il arrive, les 20%. Comme si on a avait tous une peau douce et délicate de bébé ! Je précise au cas où : on n'applique pas ces huiles essentielles-là sur des bébés.

Attention (encore) : **pour utiliser des huiles essentielles photosensibilisantes** dans des préparations cosmétiques, avant de s'exposer au soleil malgré toutes les bonnes recommandations- et les avertissements aussi- que j'ai pu faire, vous devrez respecter scrupuleusement les dosages maximum IFRA (International FRagrance Association) que voici : 0,4% (Bergamote), 0,7% (Lime), 1,25% (Orange amère), 2% (Citron), 4% (Pamplemousse).

Calcul et tables d'équivalence

Comment calcule-t-on une dilution à x% ? Je sais que cette question cruciale hante bien des esprits: comment obtient-on un mélange HE/HV dosé à disons... 7% ?

Tout d'abord, il faut bien comprendre ce que ça signifie. 7% d'huile essentielle dans de l'huile, signifie qu'il y a aussi dans votre mélange final 100%-7% soit 93% d'huile végétale.

C'est contre-intuitif, mais il est important de **connaître la quantité finale de produit que l'on veut obtenir avant de démarrer le calcul**. Si c'est pour un massage du dos, on va avoir besoin d'une plus grande quantité que si c'est pour une application très localisée sur le deuxième orteil du pied droit.

Le plus simple est donc de **partir de la contenance du flacon que vous avez à votre disposition** pour effectuer la préparation. Je vous donne quelques idées de récup', le mieux étant évidemment les contenants en verre :

- **une huile pour le soin du visage** : 10ml, la contenance de vos vieux flacons d'huile essentielle vides, qui peuvent être lavés, débarrassés de leurs compte-goutte et réutilisés
- **une huile de massage corps** : 30ml, la taille en général, des mini bouteilles de gel douche que l'on distribue encore dans certains hôtels ou 40 ml, la taille d'un mini pot de confiture ou de miel
- **un produit de beauté type gel douche ou shampoing:** 250ml, intéressant de garder les contenants de vos produits de beauté

Combien d'huile essentielle fait 7%? Une fois que vous avez décidé de la quantité de produit dont vous voulez disposer, mettons que vous en voulez 30ml, pour une huile de massage pour la circulation sanguine, contre les jambes lourdes. Nous avions donc dit 7% d'huile essentielle. C'est le total, même si vous mettez différentes huiles essentielles, elles sont toutes comprises dans ces 7%.

7% de 30ml... ça fait grâce à notre produit en croix (« *si j'en mets 7 pour 100 alors pour 30 j'en aurais...* ») :

7*30/100 = 2,1 ml

On aura 2,1ml d'huile essentielle dans notre flacon de 30ml. On en déduit donc que le reste étant de l'huile végétale, on aura 30-2,1= 27,9ml d'huile végétale. Mais ce n'est pas si important comme on va le voir.

Combien font nos 2,1ml en gouttes ? Car après tout, on n'a pas forcément sous la main une pipette pour mesurer ça avec précision. Ceci dit, votre pharmacien peut vous en donner, ils en ont pour l'homéopathie. Si vous choisissez d'en utiliser une, ne la baladez pas d'un flacon à l'autre : elle doit être propre et sèche au moment de plonger dans le flacon.

Une goutte d'huile essentielle ne représente pas toujours la même quantité de liquide. Il suffit que le compte-goutte soit différent, ou tout simplement, cela varie d'une huile essentielle à l'autre, car elles n'ont pas toute la même densité. Pour un compte-goutte respectant la norme du codex, 1ml d'huile essentielle représente entre 40 et 55 gouttes. Or tous les compte-gouttes ne respectent pas cette norme, loin de là. Pour simplifier les calculs, nous prendrons donc l'équivalence suivante communément admise et sécurisante:

1 goutte = 0,05 ml

Remarque: pour avoir une préparation exactement dosée, il faut obligatoirement utiliser une pipette graduée ou la faire préparer en pharmacie.

Si on reprend notre exemple : 2,1 ml/0,05 = 42 gouttes tout rond

Et pour l'huile végétale, il suffira de remplir le reste, pas besoin de mesurer. Une dilution à 7% dans un flacon de 30ml correspond donc à l'ajout de 42 gouttes d'huile essentielle et de 27,9ml d'huile végétale.

Et si vous avez plusieurs huiles essentielles ? Si il s'agit d'une synergie ? Eh bien il faudra répartir ces 42 gouttes entre les différentes huiles essentielles impliquées.

En général, on les équilibre. Par exemple, dans le cas de quatre huiles essentielles, on mettrait 10 gouttes de chaque, puis on ajouterait les 2 gouttes restantes à l'une d'elles, que l'on estimerait plus importante.

Si dans le lot, une huile essentielle est irritante, ou dermocaustique, ou si sa composition présente des contre-indications, on pourra en mettre moins au profit des autres huiles essentielles présentes.

On peut aussi avoir le cas de figure d'une synergie où l'une des huiles essentielles a un rôle majeur. A ce moment là, on peut lui attribuer la moitié des gouttes, puis répartir entre les autres.

Imaginez que vous répartissez des points en fonction de l'importance des unes et des autres. **En fonction des résultats obtenus, vous pourrez recommencer en équilibrant différemment.**

Pour cette raison, il est toujours **préférable de préparer de petites quantités à la fois**. Pour ma part, il est rare que je prépare plus de 30ml de produit. Il faut penser à la conservation ensuite, et aux modifications que l'on pourrait vouloir apporter à notre formule. Et surtout, encore et toujours, ne pas gaspiller et avoir à jeter notre préparation.

Enfin, je veux vous rassurer sur la préparation. Une goutte de trop, ce n'est pas grave, ça ne changera pas la face du monde. **Par contre, se tromper dans le calcul et donc d'ordre de grandeur**, par exemple 10 gouttes au lieu d'une parce qu'on a oublié un zéro... là c'est embêtant. Vérifiez vos calculs ! Et quand vous êtes malades, faites les vérifier par un proche, car dans ces cas-là, on est pas au top niveau calcul mental.

Mémo :

En urgence, j'utilise ma formule de secours, soit 10 gouttes pour 10ml (sauf en cosmétique, ou ce serait bien trop, mais on n'a rarement des urgences cosmétiques) qui est un dosage à 5% qui peut même s'utiliser avec les huiles essentielles dermocaustiques. Si vous voulez créer une huile de massage sans avoir à calculer, il suffit de garder ce chiffre 10 en tête, 10ml étant équivalent à la contenance de la plupart des flacons d'huile essentielle ou une petite cuillerée à soupe.

CHAPITRE 10

Le plan de bataille : Quelle voie ? Quelle durée ? Quel support ?

On entre dans le cœur du sujet : votre stratégie. Il est évident que s'il suffisait de balancer toute l'équipe à chaque fois que l'adversaire attaque et en ordre dispersé, ce serait simple et ça ne nécessiterait pas d'être formé. Mais ce n'est pas le cas. En réalité, il va falloir répondre à plusieurs questions : oui, vous avez choisi vos huiles essentielles, mais savez-vous par où vont passer vos troupes (**voie d'administration**) ? Avec quel type de véhicule (**galénique**) ? A quelle fréquence ils vont effectuer leur ronde (**posologie**) ? Et surtout... combien de temps va durer cette bataille (musique de suspens). Vous êtes le général en chef : c'est à vous de répondre à ces questions. Ou alors, vous laissez faire un thérapeute.

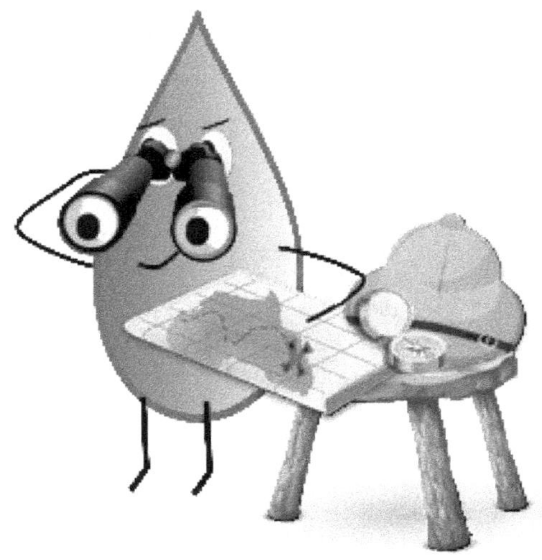

La voie d'administration

► ples.ovh/11voieadmin

La diffusion atmosphérique (le nez)

La diffusion d'huile essentielle est généralement considérée comme le moyen le plus sûr d'utiliser les huiles essentielles. C'est effectivement **la voie la moins intrusive**, qu'on pourrait qualifier de « douce » pour profiter des bienfaits des huiles essentielles. D'ailleurs, certains considèrent que c'est une voie uniquement dédiée au bien-être et à la détente sans réelle valeur thérapeutique. C'est un point avec lequel je ne suis pas tout à fait d'accord pour l'avoir expérimenté par moi-même. Il faut bien comprendre qu'on absorbe par les voies respiratoires les composés très légers, très volatils, diffusés dans l'air et qu'ils vont **passer la barrière des poumons** (140 m2 de surface alvéolaire quand même!!!) pour passer dans le corps, de la même manière qu'ils sont absorbés par voie cutanée ou par voie orale. Il est vrai qu'on en absorbe moins de cette manière, mais cela peut suffire, par exemple à stopper un début de rhume en diffusant une huile essentielle appropriée.

Et dans la mesure où c'est une voie qui produit des effets bénéfiques sur le corps, la diffusion atmosphérique des huiles essentielles ne devrait pas être considérée comme totalement anodine. D'ailleurs, les asthmatiques doivent se montrer très prudent avec cette voie, qui ne leur est pas forcément adaptée.

On ne doit pas les diffuser n'importe comment et **le choix des huiles essentielles utilisées de cette manière doit se faire avec autant de discernement que pour les autres voies**. Trois choses sont à mon sens à savoir avant de diffuser des huiles essentielles :

- le choix du mode de diffusion
- le choix des huiles essentielles à diffuser
- les bonnes conditions de diffusion

Un mot sur les odeurs et leur pouvoir extraordinaire

Négligé, un peu boudé au profit de la vue, notre odorat, loin d'être aussi performant que celui d'un chien n'en est pas moins puissant. Jugez plutôt : le nez humain est capable de détecter l'odeur du 1-P-menthène-7-thiol (le mercaptan) dans l'huile essentielle de Pamplemousse. Si, si, vous aussi vous pouvez, même si elle est présente à une concentration qu'on pourrait qualifier de microdose. C'est à peu près équivalent à 5 gouttes dans une piscine olympique. Et notre nez est capable de le détecter !

Un sens pas comme les autres

Faites l'essai sur vos huiles essentielles. Vous trouverez des odeurs similaires d'une huile essentielle à une autre: ce sont les odeurs des composés chimiques volatils qui les composent. **Il s'échappent du flacon, entrent en contact avec votre muqueuse nasale** pourvue en récepteurs olfactifs. Les informations ont droit à un aller simple et direct vers le lobe olfactif du cerveau. Là, un tri s'opère entre la cacophonie d'informations envoyées par les différents récepteurs. Une fois que le bulbe olfactif y a mis un peu d'ordre et a réussi à décrypter le message, **il le transmet en direction de l'hypothalamus, du néocortex frontal et du**

système limbique qui vont se charger de l'analyser et de lui donner un sens.

Ce qui est assez extraordinaire, c'est le côté direct de ce circuit par rapport à d'autres sens qui prennent des chemins plus détournés, et le fait qu'il ne s'embarrasse pas de la conscience : **il est acheminé directement vers notre système limbique, archaïque, reptilien qui est le siège de nos émotions** et qui est capable de nous faire réagir instinctivement. C'est aussi le centre de régulation des fonctions « automatiques » de notre organisme (on ne pense pas à respirer, on le fait automatiquement) et de la production d'hormones.

Bref, les odeurs agissent par-delà nos raisonnements, nos croyances, notre éducation, pour toucher quelque chose de plus primaire.

Mais il est vrai que dans le même temps, le **message est également porté au niveau du cortex cérébral, qui lui va analyser l'odeur** avec toute la froideur rationnelle qui sied à ce centre de commandement : odeur déjà sentie ou nouvelle, rapprochement avec des situations, etc.

L'influence des comportements

Par ailleurs, de grands débats agitent les chercheurs sur la **capacité des êtres humains à percevoir les phéromones** de la même manière que chez les animaux. Ces molécules, imperceptibles à l'odorat ont la particularité de déclencher des réactions physiologiques et comportementales fortes chez l'animal comme le déclenchement de l'ovulation chez la femelle ou le comportement grégaire dans un troupeau par exemple. Or les êtres humains possèdent un organe tout à fait similaire à celui d'autres mammifères.

Il ne fait donc aucun doute, que ce soit l'hypothétique action phéromonale ou l'action tout à fait réelle sur le système limbique, que **les odeurs sont capables de modifier nos comportements, nos émotions, notre humeur, notre perception de la réalité**.

Il est possible de démontrer que certaines odeurs, par l'intermédiaire du système limbique, vont jouer sur notre tension, notre rythme cardiaque, nos hormones, notre capacité d'attention... et **ce n'est pas dû à une perception consciente, d'une odeur que l'on jugerait agréable ou à laquelle on associerait un souvenir heureux**. Des expériences ont montré que l'effet pouvait être obtenu avec des doses tant et si bien diluées que la présence du composé chimique n'était plus décelable à... j'ai envie de dire à l'œil nu, ce serait sans doute « à narine nue » !

Si cela paraît extraordinaire d'un point de vue thérapeutique, ne nous leurrons pas, le procédé a été repéré depuis longtemps par les commerciaux. Ce n'est pas un secret, **cette subtile manipulation est utilisée pour vendre** : l'odeur du pain au chocolat diffusé aux abords d'une boulangerie, des parfums de « voiture neuve » utilisés pour vendre les voitures d'occasion ou encore l'habillage olfactif de grands événements et de meetings destiné à imprimer un souvenir durable et mémorable chez les participants. En un mot, même si vous ne croyez pas aux pouvoirs des odeurs, vous en êtes déjà victimes!

Gare à la manipulation

Vous voilà averti : la diffusion des huiles essentielles n'est pas une voie « bien-être » ou sans danger aucun, juste pour disposer d'un parfum d'intérieur. Elle a toute sa place. Et j'aime d'ailleurs exploiter cette particularité qu'ont les odeurs en combinaison avec la PNL (Programmation Neuro-linguistique) afin d'**induire consciemment des comportements qui deviennent des automatismes en présence des odeurs**. Une forme d'auto-manipulation pour mon plus grand bien.

D'ailleurs certaines personnes utilisant souvent une même huile essentielle en soutien lors de moments difficiles, malheureux ou de deuils ont la surprise de s'apercevoir que cette odeur tant aimée auparavant devient désagréable. J'émets l'hypothèse que **le cerveau a fini par associer l'odeur de l'huile essentielle à une situation négative**. Attention donc à ne pas créer ce genre d'automatismes.

Le mode de diffusion

Profiter des bienfaits des huiles essentielles par la voie atmosphérique peut se faire de différentes manières, certaines nécessitant **l'achat d'un matériel adapté** (diffuseur électrique). Je distinguerai deux approches différentes: l'inhalation, où l'on va chercher à « respirer » l'huile essentielle, de manière individuelle et active, et la diffusion, où l'on va parfumer une pièce et respirer passivement, ainsi que les autres occupants.

La diffusion

C'est la manière la plus connue de procéder, chacun ayant vu en vente un certain nombre d'appareils électriques permettant de rendre aux huiles essentielles leur forme volatile. C'est sûrement **la manière la plus simple et qui nécessite le moins d'effort pour profiter des huiles essentielles**... à condition d'utiliser le bon matériel. Car le marché étant florissant, on trouve de tout et n'importe quoi.

- Le plus simple

La technique la plus simple consiste à déposer quelques gouttes d'huile essentielle sur une poterie, quelques billes d'argile, un petit pot en terre ou encore un mouchoir en tissu. Ce type de diffusion ne permet pas de bénéficier de leur action assainissante mais permet de parfumer une pièce de petite taille, comme des toilettes ou un placard. Posé sur un bureau, il permettra aussi de profiter de leur odeur de manière légère, pour favoriser la concentration par exemple ou la mémoire.

Je préfère ne pas évoquer les dispositifs chauffants comme ces brûle-parfums où l'on verse quelques gouttes d'huile essentielle dans une soucoupe au-dessus d'une bougie chauffe-plat. **En chauffant l'huile essentielle, celle-ci est dénaturée et tout ce que vous allez diffuser, ce sont des polluants atmosphériques** pour votre intérieur. La traditionnelle soucoupe posée en hiver sur le radiateur ne vaut guère mieux.

- Le plus sûr

Le **diffuseur électrique par brumisation ou brumisateur**. C'est celui que l'on trouve dans les spa ou les cabinets paramédicaux, car il présente peu de risque pour les visiteurs. C'est également celui que vous choisirez si vous avez des enfants en bas âge ou des animaux à la maison. Car le brouillard qui s'en échappe contient essentiellement de la vapeur d'eau, moins dangereuse qu'un concentré d'huiles essentielles si quelqu'un en approche son nez. Il est idéal pour un usage « bien-être ».

- Le plus puissant

Sans conteste, **le nébulisateur ou diffuseur par effet venturi** est celui qu'il vous faut si vous recherchez une utilisation thérapeutique des huiles essentielles. Grâce à un système de pompe, les huiles essentielles sont pulvérisées sous forme de minuscules gouttelettes, retrouvant d'une certaine manière la forme qu'elles avaient lors de la distillation. On n'ajoute pas d'eau dans ce type de diffuseur, et bien qu'il soit moins aisé à nettoyer que le brumisateur, il est **le meilleur choix pour un usage thérapeutique**.

L'inhalation

- Inhalation sèche et olfaction

L'inhalation nécessite une pratique active. Dans ce premier cas, **aucun matériel n'est nécessaire. On respire l'huile essentielle, soit directement au flacon, soit quelques gouttes déposées sur un mouchoir.** L'avantage est que l'on peut faire ça n'importe où. Il ne s'agit pas de renifler rapidement l'odeur comme on le ferait pour un bouquet de fleur. On inspire et on expire lentement, trois fois de suite, en prenant son temps, en fermant les yeux pour se concentrer sur les odeurs.

On peut aussi utiliser un appareil, un inhalateur qui n'est autre qu'un diffuseur équipé d'un masque en vapeur sèche. A ce moment là, on se situe dans un usage purement thérapeutique.

- Inhalation humide

Il faut que je vous dise un truc important avant d'expliquer : **on ne sort jamais dans le froid après avoir fait une inhalation à la vapeur chaude** ! Imaginez : vous venez bien gentiment de dilater vos muqueuses respiratoires, les rendant par la même hypersensibles au froid et aux microbes : pas top ! Il faut attendre au moins une heure.

Là encore, vous pouvez utiliser un appareil, mais il existe une solution toute bête mise au point par nos grands parents: **un bol d'eau chaude, quelques gouttes d'huile essentielle** (entre 2 et 4), une serviette et vous respirez juste au-dessus avec la serviette sur la tête pour l'effet sauna. Attention quand même à ne pas vous brûler le visage avec la vapeur d'eau. Trois séances de 3 à 10 minutes par jour peuvent faire des merveilles sur les maladies hivernales (toux, rhume, bronchite, sinusite). Et pour une fois, on a le droit de mettre les huiles essentielles dans l'eau puisque l'on ne fait que respirer.

Toutes les huiles essentielles ne se diffusent pas

Bon, par contre, de la même manière que toutes les huiles essentielles ne s'avalent pas, qu'elles ne s'appliquent pas toutes sur la peau sans précaution... eh bien elles ne se diffusent pas toutes.

On va **éviter les huiles essentielles à phénols** qui sont particulièrement irritantes pour les muqueuses. Les huiles essentielles à **cétones monoterpéniques** ne sont pas non plus recommandées, dans la mesure où elles sont neurotoxiques. Enfin, la **Menthe poivrée** ne doit pas être diffusée seule, car elle est irritante pour les yeux (j'ai testé, je confirme!).

Il est vrai que l'on trouve des mélanges à diffuser qui contiennent des huiles essentielles à phénols. Dans ce cas, elles sont mélangées à d'autres huiles essentielles plus douces, en proportion minoritaire. C'est par exemple le cas de l'huile essentielle de Clou de Girofle dont on peut apprécier la note épicée.

Dans ce cas, la part des huiles essentielles « problématiques » ne doit pas dépasser 5% dans votre mélange, soit 1 goutte pour 20 gouttes de mélange, ce qui est très peu.

Attention également aux huiles essentielles qui ont tendance à durcir, se résinifier, car selon votre type de diffuseur, elles vont le boucher (notamment ceux par effet venturi). C'est aussi valable pour les huiles essentielles un peu plus visqueuses, lourdes, comme le Patchouli qui a tendance à encrasser mon diffuseur. Évidemment, quand on aime, on compte pas et ça n'est pas dramatique, ça se nettoie.

Les bonnes pratiques de diffusion

Personnes présentes

Il faut **adapter la diffusion à la taille de la pièce**. Il est inutile de saturer l'atmosphère en composés aromatiques. On sera particulièrement vigilant avec les bébés où la diffusion de certaines huiles essentielles est à proscrire, de même pour les femmes enceintes ou encore les asthmatiques.

D'une manière générale, il est **préférable de ne pas diffuser en présence de personnes sensibles**. Il est tout à fait possible d'effectuer la diffusion, par exemple pour assainir une pièce occupée par un malade, d'aérer ensuite et enfin de faire revenir le malade.

Pensez à laisser la possibilité à votre animal de compagnie de quitter la pièce **si l'odeur l'incommode.**

Durée de la diffusion

La diffusion ne devrait **jamais se faire en continu**. Les bons appareils proposent à la fois un réglage de la puissance de l'appareil et une diffusion discontinue, par cycles automatiques « marche-arrêt », de deux minutes ou plus. Raisonnablement, la durée totale de la diffusion ne devrait **pas excéder les 30 minutes pour un adulte dans une pièce de 20 m2**. Ce qui signifie qu'on ne laisse pas le diffuseur allumé toute la nuit dans la chambre, sauf à avoir une option qui lui permette de s'éteindre automatiquement et une bonne aération. A ce propos, nul besoin d'acheter un modèle de diffuseur hors de prix pour avoir cette option. Il existe **des prises avec minuteur intégré** vendues en grande surface et qui se branchent entre la prise et le diffuseur.

Le cas de la voiture est très parlant. Il m'est arrivé d'utiliser un diffuseur nomade, USB branché sur l'allume-cigare. Ayant vite-fait de l'oublier, j'étais rappelée à l'ordre par des maux de tête attestant qu'on ne diffuse pas dans un endroit aussi exigu pendant plus de 10 minutes, toutes fenêtres fermées !

On réduira à 10 minutes la durée de diffusion s'il y a des enfants. **Pour les bébés, il est préférable d'éviter.** Si le but est d'assainir l'air, on peut choisir de diffuser dans sa chambre en-dehors de sa présence et bien aérer ensuite comme pour l'exemple de la personne malade.

Aération après la diffusion

Après la diffusion, la pièce doit être largement aérée. Il ne s'agit pas de s'enfermer dans une sorte de sauna aromatique. Une fois que vous avez profité de la diffusion et de ses bienfaits : on ouvre !

Restez attentifs !

Surtout, pendant la diffusion, soyez attentif à vos réactions. Maux de tête ? Sentiment d'oppression au niveau de la poitrine ? Difficultés à respirer ? Nausées ? Arrêtez tout de suite, car ce n'est pas normal. Surtout pour une voie d'absorption des huiles essentielles qui se veut dédiée au bien-être et à la relaxation, ce serait dommage d'en souffrir! **Si vous réagissez mal, simplement essayez un autre jour et/ ou avec une autre huile essentielle**.

► ples.ovh/5diffusion

La voie cutanée (la peau)

C'est la voie privilégiée pour utiliser les huiles essentielles du fait de leur caractère lypophile et donc de leur affinité avec la barrière cutanée. Là encore, plusieurs solutions s'offrent à nous pour absorber les huiles essentielles de cette façon. Elles passent très vite dans la circulation sanguine (en quelques minutes seulement !) d'où elles vont être acheminées dans l'ensemble du corps. Il ne faut pas croire que c'est une voie moins efficace que la prise par voie orale. D'ailleurs, on appelle "**perfusion aromatique**" le fait d'en appliquer sur les poignets, car elles passent ainsi quasi instantanément dans le sang!

S'il fallait une preuve supplémentaire, on observe que **cinquante minutes à une heure après l'application, on expire des composés aromatiques**, ce qui prouve bien qu'ils sont passés dans l'organisme. D'ailleurs, vous pouvez le vérifier en faisant une expérience toute bête, en appliquant de l'huile essentielle de Menthe poivrée si elle ne présente pas de contre-indication pour vous sur la plante des pieds avec un peu d'huile végétale. Votre haleine va changer!

Avant toute chose : le test d'allergie

Ce test n'est pas optionnel. Il est d'autant plus important à réaliser que vous présentez un terrain allergène, que vous êtes par exemple sujet au rhume des foins. Je l'ai déjà évoqué au chapitre 3. Et je vous invite à visionner la vidéo qui donne les explications nécessaires pour réaliser ce test.

► ples.ovh/3allergie

Le principe est simple. Vous appliquez au creux du coude 1 goutte d'huile essentielle avec 1 goutte d'huile végétale (on n'applique pas les huiles essentielles pures en règle générale!). Puis vous attendez 24 à 48h. Si la peau réagit, y compris si vous observez une réaction à un autre endroit du corps que le coude, n'utilisez pas cette huile essentielle. Soit, elle est de mauvaise qualité, soit vous êtes allergique à un de ses composés chimiques. **La réaction peut aller de la simple rougeur à une éruption cutanée**. Si une irritation survient rapidement après application, cela peut être simplement du à une peau particulièrement réactive face à une huile essentielle irritante ou dermocaustique. Dans ce cas, et seulement si il ne s'agit pas d'une allergie, vous pourrez renouveler le test en adaptant la dilution. Mais il est préférable de vous tourner vers une huile essentielle plus douce, mieux tolérée.

Le massage

L'intérêt du massage est multiple car l'action même de masser, au-delà de l'emploi des huiles essentielles donne **des résultats en libérant les hormones du plaisir**, en favorisant la circulation du sang et de la lymphe.

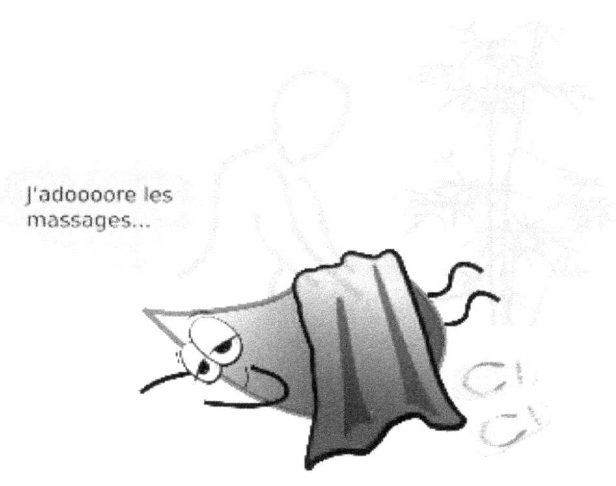
J'adoooore les
massages...

Où masser ?

L'application de l'huile de massage se fait en fonction de l'organe ciblé :

- **Thorax** : pour les affections des voix respiratoires, une action sur les bronches ; à éviter chez les asthmatiques (privilégier le haut du dos)
- **Dos** : pour le stress, les maux de dos ; le long de la colonne vertébrale pour le système nerveux et le système immunitaire ; au niveau des glandes corticosurrénales pour l'activité cortison-like des huiles essentielles à pinènes (toniques)
- **Ventre** : pour les maux de ventres et les problèmes digestifs ; ne jamais masser le ventre et la ceinture abdominale chez la femme enceinte
- **Plexus solaire** : en cas de stress, d'anxiété, pour réguler le rythme cardiaque
- **Pieds** : très réactifs, la voûte plantaire permet une diffusion dans tous le corps
- Autour de l'oreille **: pour les otites**
- **La joue** : pour les maux de dents
- **Les tempes, nuque, front** : maux de tête, migraines
- **Le cou** : infections de la gorge
- **Les poignets (intérieur)** : le plus rapide ; cette application est aussi appelée « perfusion aromatique » car les huiles essentielles sont captées rapidement par le réseau sanguin
- **Les chakras, méridiens et points de réflexologie**, notamment plantaires pour une approche énergétique des huiles essentielles.

Cosmétiques

L'usage d'huiles essentielles en cosmétique se fait de manière extrêmement diluée. Utilisées à la fois pour leurs parfums et leurs propriétés (circulation sanguine, régénérantes cutanées, cicatrisantes, antivirales...), elles peuvent faire partie d'une **recette de cosmétique « home-made » mais également être ajoutées très simplement à des préparations du commerce**. Il est possible d'acheter des bases neutres de crème ou de shampoing auxquelles on ajoutera quelques gouttes de l'huile essentielle de notre choix.

On peut également préparer très simplement son propre sérum ou un démaquillant à partir d'une ou plusieurs huiles végétales et de quelques gouttes d'huiles essentielles.

Enfin, on notera que les huiles essentielles sont également utilisées comme conservateur des préparations cosmétiques pour leurs propriétés antiseptiques.

Les plus communément utilisées sont les huiles essentielles de Lavande fine (6), de Géranium rosat (3), de Benjoin, de Ciste (44) (antirides), de Camomille romaine (31) (peaux irritées), de Palmarosa (30) (acné), de Vetiver (27) (hommes), de Cyprès toujours vert (32) (cellulite), d'Ylang-Ylang (12) (cheveux) et de Petit-Grain (58).

Bains aromatiques

Ce n'est pas pour rien que les curistes traversent le pays pour goûter aux bienfaits des eaux thermales. Chargées en minéraux et oligoéléments, chaudes ou froides, elles font du bien, et ça, on le sait depuis l'antiquité. Il y a peu de chance que l'eau qui coule de votre robinet soit aussi bienfaisante. Mais le fait de lui adjoindre quelques huiles essentielles peut tout changer. On les utilise notamment pour **tonifier les organismes fatigués, pour calmer les grands nerveux, pour soulager les rhumatismes et les douleurs articulaires ou encore pour favoriser la circulation sanguine**. Retrouver une peau de bébé est également au programme. Pensez à bien diluer vos huiles essentielles dans un corps gras avant de les incorporer à l'eau du bain (jaune d'oeuf, lait, crème fraîche ou un dispersant du commerce).

Un vrai bain

Nous sommes de moins en moins nombreux à posséder une baignoire, la douche ayant tendance à prendre le dessus dans les appartements de plus en plus petits dans les villes bondées.

Mais les plus chanceux pourront utiliser des huiles essentielles relaxantes comme la Lavande fine (6), l'Ylang-Ylang (12), le Petit-grain bigarade (58) ou encore le Patchouli (19). Reportez-vous aux fiches du chapitre 13 pour voir si l'huile essentielle peut-être utilisée dans le bain. En règle générale, on utilise celles qui sont les plus douces pour la peau.

Les bains de pieds

Avec une bassine, il est toujours possible de se rabattre sur un bain de pieds. C'est l'idéal pour ceux qui restent debout toute la journée, marchent beaucoup ou font de la rétention d'eau.

Mais pas seulement ! On peut également s'attaquer à un rhume, une migraine, un problème de constipation ou des problèmes menstruels par ce biais-là ! Nos pieds sont hyper réceptifs.

Les bains de siège

Si les bains de pieds sont encore d'actualité, les bains de siège, eux semblent vraiment désuets. Et pourtant ! Pour tout ce qui est lié à l'appareil génital et aux problèmes rectaux, c'est l'idéal. Il faut penser à eux pour les douleurs au bas-ventre et les hémorroïdes notamment. C'est très simple, au lieu de mettre vos pieds dans la bassine... vous vous asseyez dedans !

Encore plus que pour le bain, ici les muqueuses anales et vaginales sont particulièrement exposées. Il est donc indispensable de diluer vos huiles essentielles dans un solvant au préalable, avant de les ajouter à l'eau.

Les compresses

Je mets les compresses ici, parce que je ne sais pas où les mettre ailleurs, et que finalement, c'est le même principe que pour un bain, sauf que ce sont les compresses que l'on fait barboter. Et comme pour le bain, il faut utiliser un solvant pour mélanger les huiles essentielles, toujours pas solubles dans l'eau.

Ces compresses ont l'avantage, par rapport au bain, qu'on va pouvoir **les appliquer exactement à l'endroit voulu sur le corps**. Elles peuvent être chaudes ou froides selon l'effet recherché.

Globalement, les compresses chaudes sont plutôt pour les douleurs musculaires et articulaires **et pour les coups de froid, tandis que les** compresses froides seront utilisées pour les maux de tête, les entorses **et la fièvre et les inflammations en général.**

Le cas des muqueuses

Je reviens sur les muqueuses, ces tissus similaires à la peau mais en plus humide, en plus fin et en plus fragile. On les trouve là où il y a des cavités à tapisser, c'est à dire les organes en contact avec l'air.

Sur le visage on en a donc au niveau de la bouche, du nez (narines), des oreilles, des yeux. On en a aussi au niveau uro-génital. Mais ces muqueuses, elles, continuent à l'intérieur.

- La muqueuse digestive
- La muqueuse respiratoire
- La muqueuse génitale
- La muqueuse urinaire
- La muqueuse rectale et anale

Leur particularité est qu'elles sont **riches en cellules qui vont sécréter du mucus** d'où leur nom. Mucus ? Pensez aux crottes de nez, aux glaires qui remontent quand vous êtes enrhumés… c'est du mucus tout ça !

Leur rôle est de protéger l'organisme des agressions extérieures en retenant les éléments étrangers avant qu'ils ne pénètrent plus avant. De manière physique, en les « engluant » mais aussi chimique avec des antibiotiques naturels. **Leur rôle est donc primordial, et il n'est pas question d'aller perturber ce délicat petit écosystème**.

Donc, la plupart du temps, on donne la règle simple et sans appel suivante : JAMAIS d'huiles essentielles sur les muqueuses. Oui, vous m'avez entendu, dilué ou pas dilué n'est pas le problème, puisque c'est JAMAIS.

Oui mais. Ceux qui ont suivi jusqu'ici se demanderont donc comment considérer la prise des huiles essentielles par voie orale. A moins de rester en lévitation, la goutte d'huile essentielle va bien finir par toucher une muqueuse, non ? Oui, et c'est pour ça que comme d'habitude, la réalité est plus subtile que ça. **L'application sur muqueuses des huiles essentielles devrait donc toujours faire l'objet d'un avis médical au vu des risques que cela représente**. Donc oui, dans certains cas, il est possible d'appliquer des huiles essentielles, à des dilutions définies par votre médecin traitant et sur certaines muqueuses seulement.

Ainsi, dans le cas des hémorroïdes, on va pouvoir appliquer sur la muqueuse anale. En cas de sécheresse vaginale, on va pouvoir appliquer sur la muqueuse vaginale. En cas de rhinite, on va pouvoir appliquer sur la muqueuse nasale. Pour les aphtes, on peut le faire avec l'aide d'un coton-tige sur la muqueuse buccale.

Comme on l'a vu au chapitre 9, **la dilution maximale est de 3% dans ces cas-là**. Les yeux, eux, ne doivent jamais recevoir d'huiles essentielles, même diluées.

La voie orale (la bouche)

La voie orale est celle qui présente **le plus de risque de toxicité**. Mais il faut signaler que c'est aussi par cette voie que les risques allergiques sont les plus rarissimes. Les dosages sont plus faibles que par la voie cutanée. C'est la voie qui est réservée au thérapeute et il est nécessaire de demander conseil à votre médecin ou à votre pharmacien dans ce cas là. Toutes les huiles essentielles ne se prêtent pas à cette utilisation et cette voie est à proscrire chez les personnes qui souffrent de troubles gastriques, chez les enfants en bas âge et les femmes enceintes.

Je rappelle ici qu'il est généralement admis de **ne pas dépasser chez un adulte 1 à 2 gouttes par prise 3 fois/ jour** soit un total de 6 gouttes sur une durée ne dépassant pas 15 à 20 jours.

Plusieurs techniques et supports peuvent être utilisés selon la visée thérapeutique (voir chapitre 12). En général, **en aromathérapie familiale, on n'utilise que la voie sublinguale**. Le nombre important de veines situées à cet endroit rend l'absorption et le passage dans le sang extrêmement rapide. Cependant, le goût très fort des huiles essentielles n'en fait pas une voie très agréable. Pour limiter leur goût, on peut les diluer dans une cuillère à café de miel ou ¼ de morceaux de sucre qu'on laisse fondre sous la langue. Une boulette de mie de pain fait également l'affaire (sous la langue et ensuite avalée avec un d'eau). L'huile végétale est aussi un bon moyen de faire passer le goût.

LES AUTRES VOIES SECRÈTES : VOIE VAGINALE, VOIE RECTALE

Autrement dit, les ovules et les suppositoires.

Ce sont également des voies possibles pour les huiles essentielles dans certains cas particuliers, notamment pour les infections vaginales dans le premier cas, et pour les enfants et les nourrissons (infections pulmonaires aiguës). Ces voies sont, tout comme la voie orale **à réserver à la prescription médicale. La préparation s'effectue en pharmacie.**

Cette voie n'est pas intéressante pour agir sur le système nerveux.

Concernant les infections vaginales et notamment les mycoses, certains ouvrages évoquent la possibilité d'utiliser un tampon imprégné d'un mélange d'huile végétale et d'huiles essentielles adaptées (pas d'huiles essentielles dermocaustiques ou irritantes!) et fortement diluées à 2%.

Le choix du support

Dans cette partie, nous allons aborder quelques notions succinctes de galénique, c'est à dire la forme sous laquelle sont administrées les huiles essentielles. Ce nom nous vient du médecin grec Gallien qui a été le premier à codifier tout ça.

On rencontre dans certains ouvrages spécialisées des abréviations. Par exemple « qsp » signifie « quantité suffisante pour », soit la totalité du mélange fera tant de millilitre ou encore « àà » signifie « en proportions égales ».

Supports pour la voie cutanée (la peau)

Huiles végétales

C'est LE support idéal des huiles essentielles. Ce n'est pas pour rien que je lui ai dédié un chapitre entier. A noter que **selon la visée thérapeutique, on ne choisira pas la même huile végétale**. Un moyen simple de s'en rappeler est: plus l'huile est grasse, collante, plus elle est adaptée à un traitement en surface ; plus elle est sèche, fine, plus elle sera utile pour un traitement en profondeur (voir schéma au chapitre 8).

Les autres corps gras : le lait, la crème

Les huiles essentielles se mélangent bien si le pourcentage de matières grasses est suffisamment élevé. Oubliez le lait demi-écrémé dans ce cas, d'après mes tests ça ne fonctionne pas très bien. Ce sont les supports idéaux pour ajouter des huiles essentielles à l'eau du bain.

Les crèmes, baumes

Très facile à utiliser pour un usage cosmétique : il suffit d'ajouter l'huile essentielle à une base neutre du commerce ou à une préparation maison. En réalité, peu importe la préparation concernée, si elle contient de l'huile ou de la graisse, les huiles essentielles s'y plairont !

A noter, le gel d'aloé vera dans lequel on conseille fréquemment de diluer les huiles essentielles est par définition un gel, donc composé d'eau, or arrivé à ce stade du livre, les huiles essentielles ne sont toujours pas solubles dans l'eau... donc ça ne se mélange pas. CQFD.

SUPPORTS POUR LA VOIE ORALE

Le support va dépendre de l'action recherchée et selon que l'on cherche à atteindre l'oesophage, l'estomac, l'intestin, on ne va pas choisir la même solution.

La voie sublinguale

Très intéressante pour sa rapidité. On peut utiliser les huiles essentielles pures lorsqu'elles ne sont pas irritantes. On prend une goutte avec le doigt que l'on vient placer sous la langue. La sensation est rarement agréable.

On peut utiliser un excipient également dans lequel on va diluer l'huile essentielle : **miel, sirop d'érable, huile végétale** (l'huile d'olive est la lus utilisée), **sucre à sucer, comprimé neutre à croquer, mie de pain**.

Les dispersants du commerce (Solubol, Labrafil, Disper, Crémophor...) sont intéressants dans ce cas. Ils permettent de mélanger l'huile essentielle à l'eau. Cette solution est coûteuse pour être utilisée pour le bain, mais elle est intéressante pour la voie orale.

Enfin, les huiles essentielles peuvent se **mélanger à des solutions alcooliques** si le degré d'alcool est suffisant, c'est à dire plus de 65°. Pas facile à trouver.

Direction l'oesophage

Il est intéressant, et dans ce cas seulement où **on va chercher à « tapisser » l'oesophage** avec notre huile essentielle, de l'avaler dans un verre d'eau, sans dispersant. Cette technique peut être utilisée pour les maux de gorge. Le miel, étant donné ses propriétés antiseptiques est encore plus intéressant.

Cette technique de l'huile essentielle dans de l'eau est également utilisée pour les bains de bouche. Mais on n'avale pas.

Encore et toujours de l'huile (estomac)

Pour atteindre l'estomac, la dilution dans de l'huile végétale est le plus simple. On peut également avaler un comprimé neutre sur lequel on a versé 1 ou 2 gouttes d'huile essentielle.

Les gélules gastro-résistantes pour l'intestin

On ne met **jamais les huiles essentielles pures dans une gélule** (elles attaquent la gélule!). Il faut choisir un excipient inerte comme du lactose ou de la silice.

Si on ne veut pas que les huiles essentielles terminent leur voyage dans l'estomac, il faut préparer ou faire préparer en pharmacie des gélules gastro-résistantes. Le but n'est pas tant d'éviter une attaque de l'huile essentielle par les sucs gastriques, mais plutôt de protéger l'estomac et la muqueuse gastrique du contact agressif de certaines huiles essentielles dermocaustiques.

J'attire votre attention sur **l'existence dans le commerce de capsules molles qui contiennent des huiles essentielles et de l'huile végétale**. Elles ont l'avantage de limiter les risques d'intolérance digestive, car l'huile végétale joue encore ici le rôle de tampon entre l'agressivité des huiles essentielles et la fragilité de la muqueuse gastrique. De plus, elles sont déjà dosées, toutes prêtes à l'emploi, c'est donc sécurisant.

► ples.ovh/6thevert

La fenêtre thérapeutique : sachez dire stop

Il n'est pas raisonnable d'utiliser les huiles essentielles sur une longue durée. Il faut respecter ce que l'on appelle **une fenêtre thérapeutique, soit une « pause »**. Si on les utilise durant 21 jours, on fera une pause d'une semaine avant d'entreprendre un nouveau traitement. Cette pause peut se faire à l'échelle d'une semaine également où elles sont utilisées durant cinq jours, puis on laisse l'organisme au repos deux jours, le week-end par exemple, avant de reprendre.

Cette fenêtre thérapeutique est primordiale pour laisser à l'organisme le temps d'éliminer les composés chimiques qui se sont éventuellement accumulés. **Elle l'est également pour observer les résultats obtenus.**

Si en cosmétique, les dosages faibles ne nécessitent pas une attention particulière, bien que l'on conseille de changer régulièrement d'huile essentielle, **dans le domaine thérapeutique (utilisation des huiles essentielles pour soigner), c'est nécessaire**, d'autant plus que l'on utilise des dosages élevés et des huiles essentielles présentant une toxicité pour certains organes (voir chapitre 3).

L'approche énergétique : la botte secrète

C'est le petit plus qui fait la différence dans un soin aromatique, qu'il soit de nature bien-être ou thérapeutique. On l'a vu, les odeurs ont un pouvoir extraordinaire sur notre psyché. Leur légalisation pour leur emploi en marketing pourrait d'ailleurs avoir des conséquences que nous ne mesurons pas encore pleinement.

Mais si cette voie est tant explorée par les commerciaux de tout poil, c'est parce qu'elle a une réelle puissance. Alors pourquoi ne l'exploiterait-on pas également pour notre bien-être et notre santé ?

C'est d'ailleurs, dans l'aromathérapie anglophone, l'approche privilégiée. On n'utilise pas la voie orale mais uniquement les voies atmosphériques et cutanées. Même pour les massages, les huiles essentielles sont beaucoup plus diluées, de l'ordre de 1 à 2% maximum, rendant l'usage plus sécurisant pour les utilisateurs mais surtout, c'est une **conception basée sur le message transmis par l'huile essentielle davantage que sur les propriétés des composés chimiques et leur concentration**.

Ainsi, ce message, cette information véhiculée par la plante peut nous apporter bien-être et santé. Deux approches s'opposent dans leur conception même du message. La première, dont je suis partisane, est qu'une odeur qui nous plaît, nous évoque quelque chose d'agréable, nous apportera davantage qu'une odeur moins plaisante.

L'autre approche consiste au contraire à insister sur les odeurs qui nous rebutent, susceptibles de détecter des blocages anciens, des émotions négatives enfouies. A ce titre l'approche d'olfactothérapie, concept créé par Gilles Fournil est passionnante.

Les huiles essentielles constituent alors de véritables support à un exercice de psychothérapie.

Cependant, j'ai une nette préférence pour la première approche, qui **rejoint une conception bienveillante de notre corps où on ne lui apporterait que des choses positives, saines, agréables**. De plus, j'ai remarqué à maintes reprises combien les odeurs ou plutôt leur perception changeaient selon mon humeur, mon état d'esprit. Ainsi, il m'arrive d'être rebutée par des odeurs qui m'enchantaient la semaine d'avant.

Le jeu des cycles hormonaux, des humeurs et sans aucun doute d'autres facteurs aussi bien internes qu'externes influent sur notre perception des odeurs et j'en suis persuadée, **nous guident sur la voie de ce qui nous est nécessaire à un instant donné, dans des conditions données avec une précision superbe** comme seul le vivant sait en créer. Ainsi, dans une synergie, on veillera à introduire au moins une huile essentielle dont l'odeur nous est agréable, familière, rassurante, car ne doutons pas qu'une grande partie de la guérison est dû à des facteurs psychiques qui nous échappent un peu.

On peut aller encore plus loin, en créant des synergies en phase avec nos émotions, afin d'apprendre à mieux les accepter si l'on considère tout un mouvement de pensée hérité de la pensée orientale où les maux seraient imputables à des émotions mal gérées, non exprimées, qui viendraient ainsi s'imprimer physiquement. A ce titre, **l'application des huiles essentielles sur les méridiens de la médecine chinoise ou les chakras de la médecine ayurvédique ou encore les points de réflexologie** apporte un complément puissant à ces thérapies.

CHAPITRE 11

Les questions que se posent tous les débutants

Les huiles essentielles photosensibilisantes sont-elles aussi photosensibilisantes par voie orale ?

OUI. En fait, quelle que soit l'huile essentielle, sa toxicité s'exprime peu importe la voie d'absorption. Généralement, on reconnaît que la voie orale présente un risque maximum de toxicité, suivie par la voie cutanée. La voie atmosphérique est la plus douce. Cependant, dans le cas de la photosensibilisation, le risque est accru en application cutanée.

Quelles sont les huiles essentielles utilisables sur les femmes enceintes ?

AUCUNE. Si vous débutez, merci de ne pas jouer les apprentis sorciers avec vos huiles essentielles.

Sinon, il y a effectivement des huiles essentielles que l'on peut utiliser pendant la grossesse, après le troisième mois. Il y en a également qui sont utiles à certains stades de la grossesse pour les nausées, pour faciliter les contractions, contre les vergetures par exemple.

Quoi qu'il arrive, on évite la voie orale et par la voie cutanée, on ne masse jamais le ventre et la ceinture abdominale. Les dosages seront également revus à la baisse.

Que signifie « qsp » ?

Quantité suffisante pour. C'est le terme abrégé utilisé dans les formules thérapeutiques pour dire que l'on complète avec l'excipient (en général l'huile végétale) pour atteindre le total général. Cela évite de quantifier l'élément. Par exemple, si je souhaite obtenir une solution à 5%, je vais mettre dans ma formule 5 gouttes d'huile essentielle de ceci, 5 gouttes d'huile essentielle de cela... huile de calophylle qsp 10ml. On remplit ce qui reste avec l'huile de calophylle.

Est-ce que je peux utiliser mes huiles essentielles sur les animaux ?

NON. Les animaux n'ont pas le même métabolisme que nous. Les vaches ont plusieurs estomacs, les chats ne savent pas métaboliser les phénols, les chevaux ne savent pas vomir... les vétérinaires ne font pas les mêmes études que les médecins ! Ce sont les seuls à pouvoir vous renseigner et proposer des dosages adaptés à l'espèce et au poids de votre animal.

Est-ce que je peux ajouter quelques gouttes d'huile essentielle à ma tisane du soir ?

NON. Les huiles essentielles ne sont pas hydrosolubles, donc vous risquez d'irriter votre gorge. De plus, elles sont dénaturées par la chaleur, si bien qu'elles ne présenteraient plus les mêmes propriétés ! Pour aromatiser votre tisane, ou même de l'eau, il y a les hydrolats ou eaux florales qui sont utilisés en hydrolathérapie, en cosmétique et en cuisine. Par exemple ? L'eau de fleur d'oranger!

Peut-on utiliser les huiles essentielles lorsqu'on a eu un cancer hormono-dépendant ?

AVEC PRUDENCE. Il faut éviter un certain nombre d'huiles essentielles dites hormon-like, et elles sont nombreuses si l'on en croit certaines classifications. Celles qui sont les plus à risque sont les oestrogen-like qui contiennent du sclaréol, du viridiflorol ou de l'anethol.

Puis-je remplacer une huile essentielle par une autre présentant une composition chimique équivalente dans une synergie ?

ATTENTION. Il faut d'abord bien comprendre quelle est l'intention derrière cette huile essentielle. Pourquoi on l'a mise ici et pas une autre. Lorsqu'on débute, il est préférable de suivre des formules rédigées par des auteurs reconnus. Avec l'expérience et les connaissances, il devient plus facile d'adapter les synergies et de créer les siennes.

J'ai tel problème X ou Y, quelle huile-essentielle utiliser pour soigner X ou Y ?

EUH... Dans la mesure où je ne suis ni médecin ni pharmacien, il m'est toujours délicat de répondre à ce type de question. D'autant que le problème X ou Y est souvent vague « j'ai mal au dos » ou qu'il nécessiterait l'emploi non pas d'une mais de plusieurs huiles essentielles en synergie. Il faut rappeler qu'en médecine douce, l'objectif n'est pas de remplacer un médicament chimique par un médicament « naturel », en l'occurence les huiles essentielles. L'approche se veut holistique, c'est à dire qu'on prend en compte la personne dans sa globalité, avec son terrain, ses particularités. Par ailleurs, les huiles essentielles n'ont pas la capacité à guérir les pathologies graves pour lesquelles la science n'a pas encore trouvé de remède comme le cancer, le sida, etc.

Chapitre 12

A l'attaque !

Les indications vs les propriétés

Il y a une confusion qui règne entre les indications associées aux huiles essentielles et les propriétés. La différence est énorme car une propriété peut servir plusieurs indications, tandis qu'une indication est une indication.

Une indication thérapeutique nous dit sur quelle maladie ou quels symptômes l'huile essentielle est capable d'intervenir. Je parle d'intervenir, car parfois, **elle peut être utilisée pour traiter, d'autre fois pour prévenir ou encore pour soulager des effets indésirables**.

Ainsi, quand on parle de l'utilité de certaines huiles essentielles sur le cancer, certains font un raccourci dangereux en croyant dur comme fer que les huiles essentielles soignent les cancers ! Or ce qui est dit c'est que certaines huiles essentielles comme le Tea tree (9) ou le Niaouli (22) ont la propriété, bien utilisée en complément de la radiothérapie, de diminuer l'impact négatif des radiations qui sont administrées au patient. C'est complètement différent ! Donc la vigilance s'impose. Et cette indication précise, on la comprend grâce à une propriété particulière de ces huiles essentielles qui est d'être « radioprotectrice ».

Autre exemple pour bien fixer l'idée, dans un registre plus courant, pour soigner un coup de froid. Le coup de froid ou état grippal est la maladie. On va rechercher **des huiles essentielles répertoriées pour cette indication**. Mais pour aller plus finement dans le détail, on va **s'interroger sur les propriétés qui nous intéressent** plus particulièrement. Nous aurons peut-être besoin d'une huile essentielle immunostimulante pour soutenir l'organisme, d'une huile essentielle expectorante et d'une huile essentielle antivirale ou antibactérienne selon la cause.

L'importance du diagnostic

La cause. Voilà qui est important.

Si vous n'êtes pas capable de dire si c'est une douleur musculaire ou tendineuse, il faut revoir le diagnostic ! D'où **l'importance du rôle du médecin**, seul habilité (et formé!) à établir un diagnostic.

Prenons un exemple. Vous avez mal au dos. Soit c'est quelque chose d'habituel chez vous et vous savez ce que c'est, on est dans le champ de ce qu'on appelle **l'aromathérapie familiale ou la « bobologie »**.

Soit vous allez interpréter, peut-être en vous trompant car vous n'êtes pas médecin et donc pas formé à la réalisation d'un diagnostic. Votre mal de dos peut être dû au déplacement d'une vertèbre, à une contraction musculaire, ça peut être lié à un nerf coincé ou encore plus grave être dû à une atteinte de la moëlle épinière ou une calcification, ou encore à un calcul rénal. Franchement, **à moins d'être médecin, la cause d'un mal est difficile à déterminer**. Alors, soit vous vous considérez comme un éminent spécialiste, soit vous laissez faire ceux qui savent. Et ceux qui savent en la matière sont les médecins. D'ailleurs, pour pouvoir bénéficier de la précision d'une préparation magistrale en officine, il vous faudra **une prescription rédigée par un médecin**. J'espère que dans les années à venir, nous verrons de plus en plus ce type d'ordonnance qui répondent à une sensibilisation de plus en plus grande des médecins et à la volonté des patients de retourner vers des prescriptions de produits naturels, simples, extraits des plantes.

Une fois l'origine et la nature du mal établi, c'est là que l'on peut déterminer quelles huiles essentielles vont être utiles.

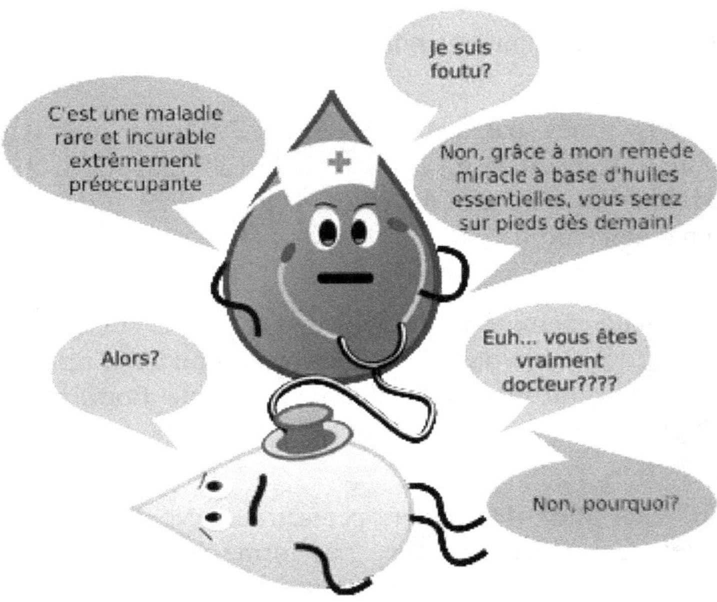

Je sais que je vais décevoir de nombreux lecteurs. Mais ce livre n'a pas vocation à donner des formules toutes faites. Pour cela, il y a de nombreux livres excellents rédigés par des médecins reconnus. Pour ma part, je souhaite simplement orienter ceux qui souhaitent développer leur pratique de l'aromathérapie de façon efficace, sérieuse, autonome et sécurisée. Ce que je vais donner dans ce chapitre, ce sont essentiellement les huiles essentielles «stars ». Vous aurez en main **les informations nécessaires pour créer vos propres mélanges ou synergies personnalisées, mais surtout pour avoir un regard critique** sur celles qui vous sont proposées un peu partout sur internet, sans contrôle médical.

Votre œil avisé saura détecter la présence d'une huile essentielle contre-indiquée ou dont la concentration anormalement élevée pourrait poser problème. Votre sens critique aiguisé par cette lecture, vous serez en capacité de modifier une formule en fonction des huiles essentielles à votre disposition. Je ne doute pas que vous saurez demeurer vigilants sur les effets perçus et visibles afin d'adapter à tout moment vos choix.

Sachez qu'il est tout à fait **possible et efficace de n'utiliser qu'une seule huile essentielle, parfaitement ciblée**, de qualité, bien dosée. J'ai toujours à ce moment là le sentiment d'une belle rencontre entre l'homme et le végétal. La rencontre parfaite et au bon moment.

Les huiles essentielles emblématiques

SYSTÈME DIGESTIF

Les stars

Basilic tropical (25), Cannelle (23), Citron (2), Estragon (34), Gingembre (47), Girofle (49), Menthe poivrée (21)

Avoir un problème de digestion, c'est vaste ! Il peut se traduire par des symptômes d'un côté (nausées, vomissements, gaz, diarrhées, mal au ventre), mais il va bien falloir connaître la cause pour savoir quelle huile esssentielle on va privilégier. Pour cela, on s'intéresse comme pour une enquête policière à vos faits et gestes : qu'avez-vous mangé ? Où ça ? Quand ? Avec qui ? (non, ça c'est juste parce que je suis curieuse hi hi) Comment ça a commencé ?

Bref, il va falloir savoir si c'est parce que c'est le lendemain de noël et que vous avez abusé de nourriture grasse et de bon vin, ou que vous avez voyagé et mangé dans un resto à l'hygiène douteuse avec des bactéries pas amicales du tout, ou si c'est parce que vous avez encore mangé du chou et que décidément, ça ne vous réussit pas.

Une fois que vous aurez déterminé quel mal vous ronge, vous pourrez envisager une huile essentielle adaptée en fonction de ses propriétés :

Propriétés utiles : apéritive, antiémétique, anti-infectieux, antibactérienne, antiparasitaire, carminatif, antiputride, cholagogue, cholérétique, stomachique, régénérante hépatocellulaire

Indications :

Ballonnements, gaz : Basilic tropical (25), Clou de Girofle (49), Estragon (34), Gingembre (47), Laurier noble (14), Menthe poivrée (21)

Diarrhées infectieuses, gastroentérites, turista : Cannelle de chine ou de ceylan (23), Clou de girofle (49), Origan compact (54), Sarriette des Montagnes (10)

Nausées, vomissements : Citron zeste (2), Gingembre (47), Menthe poivrée (21), Estragon (34)

Spasmes digestifs : Basilic tropical (25), Camomille romaine (31), Estragon (34), Menthe poivrée (21)

Action sur le foie (se reporter aux fiches) : Carotte sauvage (29), Céleri, Citron zeste (2), Immortelle (37), Ledon du Groënland (50), Livèche (56), Romarin à verbénone (11), Thym à thujanol

Système respiratoire (ORL)

Les stars

Cyprès de provence (32), Eucalyptus radié (7), Myrte verte (51), Niaouli (22), Ravintsara (8), Thym à thujanol, Saro (20)

Là encore, un problème respiratoire peut avoir une cause bactérienne, virale, allergique. Et en fonction des symptômes, on ne va pas s'orienter vers les mêmes huiles essentielles.

Est-ce une allergie, une crise d'asthme, une infection des bronches, des sinus, du pharynx, du conduit auditif ? Ou seulement le nez qui coule ? Vous avez de la fièvre ? Qu'avez-vous fait récemment ? Vous étiez avec des gens malades ? Vous étiez dans la climatisation ? Vous avez fumé ?

Globalement, pour la sphère ORL, ce sont toujours les mêmes huiles essentielles qui reviennent, celles à eucalyptole (1,8-cinéole) pour dégager les voies respiratoires et éventuellement celles à lactones (mucolytiques). On les combine à des anti-infectieux puissants (phénols) ou doux sur les personnes sensibles (monoterpénols).

Propriétés utiles : anti-infectieux, antibactérienne, antivirale, immunostimulant, expectorante, anticatarrhale, mucolytique, anti-allergique

Indications :

Allergie respiratoire, asthme : Camomille romaine (31), Estragon (34)), Tanaisie

Angine, maux de gorge : Eucalyptus radiata (7), Laurier noble (14), Marjolaine à thujanol, Menthe poivrée (21), Niaouli (22), Origan compact (54), Romarin à cinéole, Thym à thujanol, Thym à linalol (4), Tea tree (9)

Bronchite, toux grasse : Eucalyptus globulus, Eucalyptus radiata (7), Inule, Myrte verte (51), Niaouli (22), Laurier noble (14), Marjolaine à coquilles (38), Origan compact (54), Thym satureioïde, Ravintsara (8), Romarin à verbénone (11), Sapin baumier, Sapin pectiné (13)

Grippe : Ajowan, Cannelle (23), Cajeput, Ciste ladanifère (44), Clou de Girofle (49), Encens (35), Epinette noire (48), Eucalyptus globulus, Eucalyptus radiata (7), Myrte verte (51), Niaouli (22), Origan compact (54), Ravintsara (8), Sarriette des montagnes (10), Tea tree (9), Thym satureioïde, Thym à thymol

Otites : Romarin à verbénone (11), Thym à thujanol, sauge officinale, Ravintsara (8), Saro (20) (enfants : thym à linalol (4), Lavande vraie (6), Eucalyptus radié (7), Niaouli (22))

Rhume, rhinite, nez qui coule : Eucalyptus radié (7), Niaouli (22), Ravintsara (8), Romarin à cinéole, Saro (20)

Toux sèches, tabagisme : Cyprès de Provence (32), Myrte verte (51)

Je n'aime pas trop l'idée d'utiliser les huiles essentielles en prévention, surtout par voie orale ou cutanée. Ca me paraît acceptable de se protéger des microbes en diffusant des huiles essentielles antiseptiques aériennes comme les agrumes zestes ou des huiles essentielles antivirales et antibactériennes à cinéole (ravintsara (8), eucalyptus radiata (7)). Mais l'application répétée de manière quotidienne et en quantité excessive (et même pire : pures) d'huiles essentielles sur la peau peut conduire à des situations dramatiques évoquées dans le chapitre 3.

SYSTÈME CIRCULATOIRE (SANG, LYMPHE)

Les stars

Cèdre de l'atlas (45), Cyprès toujours vert (32), Géranium Bourbon (3), Katrafray (33), Hélichryse ou Immortelle (37), Lentisque pistachier (42), Patchouli (19), Vetiver (27)

Propriétés utiles : anti-coagulant, anti-hémorragique, phlébotonique, lymphotonique, hémostatique, cardiotonique

Indications :

Blessures: Ciste ladanifère (44), Géranium Bourbon (3)

Cellulite : Bergamote (41), Cèdre de l'atlas (45), Cyprès toujours vert (32), Sauge sclarée (28), Cannelle de Ceylan feuilles (23), Orange douce (15), Lemon-grass (Cymbopogon citratus), Eucalyptus citronné (60), Citron zeste (2), Pamplemousse (46)

Hématomes : Immortelle (37)

Hémorroïdes : Géranium Bourbon (3), Ciste (44), Lavandin abrial (52), Lentisque pistachier (42), Cyprès (32), Gaulthérie (39), Menthe poivrée (21), Katrafray (33)

Hyperémiant : Cannelle (23), Poivre noir (24)

Hypotension : Carotte sauvage (29), Menthe poivrée (21), Palmarosa (30)

Oedèmes : Cyprès (32), Genévrier de Virginie, Cèdre de l'atlas (45), Lentisque pistachier (42), Petit-grain Combawa, Romarin à cinéole, Lavandin abrial (52), Katrafray (33)

Palpitations, tacchychardie : Lavande fine (6), Ylang-Ylang (12), Marjolaine des jardins (38)

Varices, jambes lourdes : Cyprès toujours vert (32), Immortelle (37), Romarin à cinéole, Lavandin abrial (52), Patchouli (19), Vetiver (27), Katrafray (33)

Système hormonal

*****Les stars*****

Achillée millefeuille, Angélique (57), Fenouil (53), Inule, Sauge sclarée (28), Sauge officinale

THYROÏDE

Huiles essentielles utiles aux hypothyroïdiens : Cumin, Cannelle écorce, Clou de Girofle (49), Gingembre officinal (47), Epinette noire (48)

Huile essentielles utiles aux hyperthyroïdiens : Myrrhe amère, Camomille allemande, Achillée millefeuille, tanaisie annuelle

SURRENALES - « cortison-like »

Huiles essentielles inhibitrices : Ylang-Ylang (12), Verveine citronnée (40), Angélique (57)

Huiles essentielles activatrices : les conifères (sapins (13), pins, épinettes), Romarin à verbénone (11), Sauge officinale, tous les Citrus, Gingembre (47), Sarriette (10), Thym à thymol

HYPOPHYSE

Huiles essentielles inhibitrices : huiles essentielles oestrogéniques et progestéroniques (voir ci-dessous)

Huiles essentielles stimulantes : Aunée (Inula helenium), Fenouil (53), Sauge officinale, Menthe poivrée (21)

OESTROGENE

Celles qui intéressent souvent les femmes, ce sont les huiles essentielles oestrogen-like, qui avouons-le sont un peu un « fourre-tout » dans lequel on mélange des huiles essentielles qui effectivement miment l'action des oestrogènes (et se font passer pour eux) grâce à des similitudes entre certains composés chimiques et les oestrogènes et d'autres huiles essentielles qui agissent sur les hormones, mais de manière indirecte, en stimulant leur production par l'organisme. Enfin, il y a aussi dans cette catégorie des huiles essentielles qui chatouillent les oestrogènes les huiles essentielles galactogènes, c'est à dire qui vont favoriser la montée de lait et peuvent être utiles après l'accouchement.

Galactogènes : Anis vert, Anis étoilé ou badiane, Carvi, Fenouil (53), Ravensare anisata ou havozo (ne pas le confondre avec le Ravintsara!!!).

Vous remarquerez que ce sont toutes des huiles essentielles avec une odeur anisée (ou de pastis selon vos références).

Ce n'est pas un hasard, car le composé chimique responsable de leur activité particulière est l'anethol qui donne justement cette odeur !

Oestrogen-like :Sauge sclarée (28), Sauge officinale, Houblon, Céleri, Cyprès de Provence (32) , essentielles galactogènes citées ci-dessus !

Hormon-like qui vont agir sur la fonction ovarienne : Camomille allemande (ne pas confondre avec la Camomille romaine!!!), Tanaisie annuelle, Verveine citronnée (40)

On peut également citer les huiles essentielles à sesquiterpénols et notamment qui contiennent du viridiflorol comme la Sauge officinale et le Niaouli (22).

Certaines huiles essentielles ont une action sur l'axe hypothalamus-hypophyse (centre de contrôle des glandes endocrines qui produisent les oestrogènes) comme l'huile essentielle de Romarin à verbénone (11).

La Menthe poivrée (21), la Menthe citronnée (Mentha citrata) et la Verveine citronnée (40) ont un effet stimulant sur la fonction ovarienne.

Faucon cite également les huiles essentielles d'Angélique (57), d'Aunée (Inula helenium) et de cajeput dans cette catégorie des huiles essentielles oestrogéniques.

Attention à l'emploi prolongé, y compris dans les cosmétiques. Il est préférable d'alterner avec d'autres huiles essentielles. Pour autant, ces huiles essentielles ne doivent pas être diabolisées, elles sont utiles en cas de troubles du cycle menstruel et pour traiter les symptômes de la ménopause par exemple.

En cas de cancer hormono-dépendant (ou d'antécédent), on évitera l'usage des huiles essentielles oestrogen-like, sauf feu vert du médecin traitant. C'est valable pour la voie cutanée et la voie orale.

PROGESTERONE

On peut distinguer les huiles essentielles progestéroniques « vraies » qui vont favoriser la production de progestérone (Achillée millefeuille, Coriandre semences, Sarriette des montagnes (10), Romarin à verbénone (11)), des huiles essentielles qui ont un effet progestéronique par effet anti-oestrogène (Gattilier, Cumin).

GESTION DE LA DOULEUR (MUSCLES, NERFS, TENDONS, ARTICULATIONS)

*****Les stars*****

Eucalyptus citronné (60), Gaulthérie couchée (39), Romarin à camphre (59), Thym saturéioïde

Propriétés utiles : Antalgique, analgésique, anesthésiant, anti-inflammatoire, antispasmodique

Indications :

Contractures, Crampes musculaires : Basilic tropical (25), Estragon (34), Gaulthérie couchée (39), Lavandin abrial (52), Romarin à camphre (59), Romarin à cinéole, sapins (13), épicéas

Douleurs articulaires : Eucalyptus citronné (60), Gaulthérie couchée (39), Genévrier commun (43), Laurier noble (14), Pin sylvestre, Sapin baumier, Thym satureioïde

Névralgies, Lumbago : Gaulthérie couchée (39), Eucalyptus citronné (60), Genévrier commun (43), Laurier noble (14), Menthe poivrée (21)

Tendinites : Eucalyptus citronné (60), Gaulthérie couchée (39)

SYSTÈME URINAIRE ET GÉNITAL

Les stars

Bois de rose (18), Palmarosa (30), Origan compact (54), Sarriette (10)

Propriétés utiles : antibactérienne, antifongique, utérotonique, antispasmodique

Indications :

Accouchement, faciliter l' : Gingembre (47), Girofle (49), Palmarosa (30), (Ylang-Ylang (12))

Aménorrhée, dysménorrhée : Romarin à verbénone (11), Niaouli (22), Vetiver (27)

Règles douloureuses : Fragonia (26), Sauge sclarée (28), Estragon (34), Ylang-Ylang (12), Camomille noble (31), Girofle (49), Gaulthérie (39), Néroli (36)

Frigidité : Camomille noble (31), Ylang-Ylang (12), Sauge officinale

Herpès génital : Niaouli (22), Ravintsara (8), Tea tree (9)

Impuissance : Bois de Siam (Fokienia hodginsii), Cannelle (23), Gingembre (47), Girofle (49), Menthe bergamote, Thym satureioïde, Sarriette (10)

Infections urinaires, cystites, prostatites : Carotte sauvage (action sur les reins) (29), Origan compact (54), Sarriette des montagnes (10), Tea tree (9), Cannelle (23), Santal (61), Bois de rose (18)

Ménopause, bouffées de chaleur : Cyprès toujours vert (32), Petit-grain bigarade (58), Sauge officinale, Vetiver (27)

Mycoses vaginales : Bois de rose (18), Géranium rosat (3), Palmarosa (30), Tea tree (9)

SYSTÈME NERVEUX

Les stars

Angélique racine (57), Bergamote (41), Camomille romaine (31), Mandarine, Marjolaine à coquilles (38), Néroli (36), Orange douce (15), Verveine citronnée (40), Ylang-Ylang (12)

Propriétés utiles : anti-idépressive, relaxante, calmante, sédative, régulatrice du système nerveux, neurotonique

Indications:

Anxiété (anxiolytiques) : Angélique racin e (57), Basilic tropical (25), Lavande fine (6), Leptosperme citronné, Mandarine, Petit-Grain Mandarine, Marjolaine des jardins (38)

Dépression : Hysope officinale decumbante, Leptosperme citronné, Litsée citronnée, Népita ou cataire citronnée, Néroli (36), Petit-Grain bergamote, Verveine citronnée (40)

Dystonie neurovégétative (équilibrantes du système nerveux) : Basilic exotique (SN sympathique) (25), Ciste ladanifère (44), Genévrier commun (43), Lemongrass (Cymbopogon flexuosus), Marjolaine des jardins (38), Petit-Grain bigarade (58), Verveine des Indes, Laurier noble (14)

Enurésie : Camomille noble (31), Cyprès toujours vert (32)

Fatigue nerveuse, asthénie (huiles essentielles positivantes) : les huiles essentielles cortison-like (Pins, Sapins (13), Mélèzes (17), Epinette (48)), Cannelle (23), Ravintsara (8), Girofle (49), Laurier noble (14)

Insomnie, troubles du sommeil (huiles essentielles négativantes) : Camomille romaine (31), Lavande fine (6), Bergamote (41), Mandarine, Orange douce (15), Marjolaine des jardins (38), Néroli (36), Ylang-Ylang (12),

Nervosité, spasmes nerveux : Camomille noble (31), Basilic tropical (25), Marjolaine des jardins (38), Lavande fine (6), Ylang-Ylang (12)

Système nerveux central (action sur) : Aneth des Indes, Anis vert, Camomille romaine (31), Cumin fruit, Fenouil doux (53), Mandarine, Thym à linalol (4), Thym à thujanol

A noter qu'au-delà des propriétés présentées par ces huiles essentielles, s'il est un domaine où il peut être intéressant de s'intéresser à l'aromathérapie énergétique des huiles essentielles, c'est bien celui du stress. En associant les huiles essentielles aux déséquilibres énergétiques et à certaines émotions, **il est possible d'aboutir à des résultats étonnants, à des doses faibles** (usage en olfaction, diffusion par exemple), occasionnant des changements dans la gestion des émotions subtils et salutaires.

A ce sujet, les résultats du programme en ligne Aroma'stress proposé par Plante Essentielle et reposant sur la méthode PHELICITE sont un exemple de plus du pouvoir des huiles essentielles sur notre psyché, bien au-delà des composés chimiques et d'une approche purement chimique.

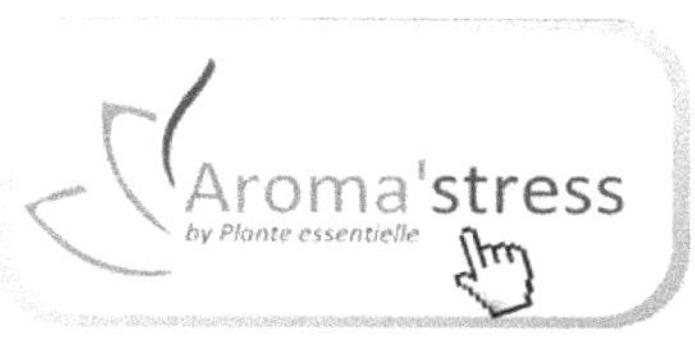

→Pour en savoir plus sur Aroma'stress: ples.ovh/videos-aromastress

LA PEAU

Les stars

Carotte sauvage (29), Ciste ladanifère (44), Lavande fine (6), Petit-grain bigarade (58), Rose de Damas (1), Tea tree (9)

Propriétés : tonique cutanée, cicatrisante, astringente, régénérante cellulaire, antiseptique, antiprurigineuse

Indications :

Acné : Géranium rosat (3), Lavande vraie (6), Lavande aspic, Palmarosa (30), Girofle (49), Sarriette des montagnes (10), Tea tree (9), Thym à linalol (4)

Alopécie : Bois d'Inde (type anis) (16), Camomille noble (31), Gingembre (47), Lavande officinale (6), Romarin à verbénone (11), Ylang-Ylang (12)

Déodorant : Fragonia (26), Palmarosa (30)

Eczéma sec : Bois de rose (18), Carotte (29), Géranium rosat (3), Lavande aspic, Palmarosa (30)

Eczéma suintant : Camomille noble (31), Géranium rosat (3), Lavande officinale (6), Tea tree (9)

Herpès, Zona : Niaouli (22), Laurier noble (14), Lavande aspic, Ravintsara (8), Saro (20), Tea tree (9)

Mycoses cutanées : Ajowan, Cataire citronnée, Géranium rosat (3), Girofle (49), Lavande vraie (6), Laurier noble (14), Tea tree (9), Sarriette des montagnes (10)

Ongles : Laurier noble (14), Citron zeste (2)

Prurits, démangeaisons : Camomille noble (31), Tanaisie annuelle

<u>Rides, cicatrisation</u> : Bois de rose (18), Carotte sauvage (29), Ciste ladanifère (44), Géranium rosat (3), Immortelle (37), Lavande fine (6), Palmarosa (30), Rose de Damas (1)

<u>Vergetures</u> : Achillée, Bergamote (41), Ciste (44), Géranium rosat (3), Lavande fine (6), Mandarine, Néroli (36), Niaouli (22), Romarin à verbénone (11), Saro (20), Ylang-Ylang (12)

<u>Verrues</u> : Cannelle de Chine, Citron zeste (2), Mandarine zeste, Pamplemousse zeste (46), Sarriette des montagnes (10)

► ples.ovh/7ride

► ples.ovh/9plaies

Autres usages

► ples.ovh/10multiusage

Parfumerie

Bien sûr que l'on peut utiliser les huiles essentielles pour créer ses propres parfums ! Elles sont d'ailleurs utilisées par les grands parfumeurs. Mais pas dans les parfums bas de gamme où ce sont des composés de synthèse issus de la chimie, des arômes artificiels. Pour composer un parfum, il faut des **notes de tête, des notes de cœur et des notes de fond : on appelle ça la pyramide olfactive**.

- Notes de tête :

Légères, fruitées et très volatiles (au bout de 30 minutes, en général, elles se sont fait la belle), elles donnent la première impression, viennent chatouiller le nez. C'est pour cela qu'il faut toujours essayer un parfum avant de l'acheter ! Car ensuite, elles laissent leur place aux autres notes qui vont constituer l'odeur que vous allez porter sur vous toute la journée. Dans les parfums « frais » comme l'eau de cologne, les notes de tête sont majoritaires.

- Notes de cœur :

Souvent florales, elles constituent comme leur nom l'indique le cœur du parfum, son identité car elles ne s'évaporent pas tout de suite et restent entre 2 à 4h. C'est aussi le trait d'union entre la note de tête et la note de fond.

- Notes de fond :

Issues des bois, racines, épices et des résines, ces huiles essentielles « lourdes » sont celles qui persistent le plus longtemps. On les décèle surtout au bout de 5h, lorsque les notes de cœur se sont envolées. Ce sont elles qui fixent le parfum, qui se laissent sentir sur la peau jusqu'à 24h après ! Ce sont elles que l'on retrouve collées aux vêtements que l'on a porté.

Pour composer son propre parfum, dès lors, rien de plus simple : il faut mélanger les 3 notes. La difficulté est plutôt d'arriver à une composition harmonieuse, sachant que les odeurs des huiles essentielles changent une fois diluées dans l'alcool. **Les quantités à diluer dans l'alcool (de 70° à 90°) seront variables** selon que l'on souhaite réaliser une eau de Cologne, une eau de toilette, une eau de parfum ou un parfum- et c'est aussi cela qui explique les différences de prix en magasin ! Et également les surprises que l'on a parfois avec des eaux de toilette qui « virent » sur certaines peaux.

Eau de Cologne : <8% d'huiles essentielles ; tenue de 1 à 2h

Eau de toilette : 6 à 12% d'huiles essentielles ; tenue 2 à 3h

Eau de parfum : 8 à 20% ; plusieurs heures

Parfum : 15 à 40%, un à plusieurs jours

On évoque parfois **les « fixateurs » de parfum**. Ils sont utilisés pour lier les notes entre elles, adoucir les angles en quelque sorte. Ce ne sont pas obligatoirement des produits chimiques : le benjoin est connu pour cette fonction, mais également la vanille. Mais attention, je ne parle pas forcément des huiles essentielles de ces plantes. On peut par exemple mélanger la teinture de benjoin à l'alcool ou laisser macérer quelques gousses de vanille dans l'alcool.

Bon à savoir : une fois votre parfum réalisé... il ne faut pas l'utiliser immédiatement ! On le laisse macérer pendant un mois. Puis, il y a une phase dite de glaçage ou il est placé au congélateur afin d'arrêter la macération. Ensuite, il est conseillé de le filtrer (avec un filtre à café tout bêtement) avant de le mettre dans son flacon définitif.

Pour débuter, ou tout simplement pour tester un mélange d'huiles essentielles, vous pouvez fabriquer un parfum avec de l'huile végétale (jojoba ou amande douce) en versant 10 gouttes dans 10ml. L'idéal est de commencer par une goutte de chacune des notes choisies et d'augmenter les quantités de note de cœur et de tête en testant au fur et à mesure. A utiliser comme huile parfumée.

- Notes de tête

Basilic (25), Bergamote (41), Citron (2), Citronnelle (5), Lavande (6), Orange douce (15), Lemon-grass, Litsée citronnée, Mandarine, Menthe bergamote, Myrte (51), Pamplemousse (46), Romarin à cinéole, Verveine citronnée (40)

- Notes de cœur

Camomille romaine (31), Cannelle (23), Carotte semence (29), Clous de girofle (49), Cumin, Cyprès (32), Estragon (34), Genévrier (43), Géranium (3), Gingembre (47), Hélichryse (37), Marjolaine (38), Néroli (36), Origan (54), Palmarosa (30), Petit grain Bigaradier, Pin sylvestre, Rose (1), Sarriette (10), Sauge Sclarée (28), Tagete, Thym à linalol (4), Ylang- Ylang (12)

- Notes de fond

Cèdre de l'atlas (bois) (45), Nard jatamansi, Patchouli (19), Vetiver (27), Santal (61)

On peut également utiliser ce principe de la pyramide olfactive **pour composer des synergies équilibrées**.

Cuisine

Les huiles essentielles peuvent être utilisées en cuisine. Mais attention, encore une fois, elles ne contiennent ni vitamines ni minéraux utiles et ne seront donc pas d'un apport aussi intéressant, d'un point de vue diététique que des aromates, des zestes frais ou des herbes fraîchement coupées.

Cependant, elles sont intéressantes pour leurs aromes et aussi... en dépannage lorsqu'on a pas la bonne épice sous la main. Mais attention, **le parfum d'une huile essentielle n'est pas toujours le reflet de l'odeur de l'épice que l'on connaît.** En effet, dans l'huile essentielle, on ne retrouve que les éléments volatils, et non pas la totalité de ce qui fait le parfum de telle ou telle plante. Par exemple, l'huile essentielle de gingembre (47) ne présente pas ce côté acide, caractéristique. On pourrait donc être déçu en réfléchissant la cuisine aux huiles essentielles comme un simple remplacement des herbes et épices par leur équivalent aromatique.

Par contre, ceux qui ont l'esprit créatif et l'envie d'innover trouveront là un terrain de jeu fascinant dans les goûts qu'ils peuvent obtenir, à condition de respecter les règles :

- utiliser uniquement des huiles essentielles autorisées par voie orale
- ne pas cuisiner avec des huiles essentielles susceptibles d'avoir un impact négatif sur les personnes sensibles (femmes enceintes, enfants)
- toujours diluer l'huile essentielle dans un corps gras (dans le beurre, dans de l'huile, dans de la graisse) avant de l'incorporer à la préparation- sinon, celui qui tombera sur la goutte d'huile essentielle risque de garder un souvenir inoubliable du plat !

- Ne jamais mettre plus de 3 à 4 gouttes pour un plat, ce qui suffit amplement à parfumer (parfois c'est même moins!)

Voici quelques idées d'**huiles essentielles tout à fait utilisables en cuisine**. J'en ai testé avec bonheur quelques unes, en étant toujours aussi surprise qu'une si petite quantité suffise à métamorphoser un plat entier.

Pour les desserts, mes préférées sont **les agrumes** (orange douce (15) et citron (2) zeste notamment) mais aussi la lavande fine (6) qui donne des petits sablés succulents. Vous pourrez aussi tester la Cannelle écorce (la cannelle feuille (23) ne possède pas la même odeur chaude et épicée), la Cardamome, le Carvi, le Gingembre (47), la Menthe (préférer la menthe douce, Mentha spicata à la Menthe poivrée (21) qui est trop forte), mais aussi d'autres agrumes zestes comme la Bergamote (41), la Mandarine ou le Pamplemousse (46). Le Géranium rosat (3) fait également des merveilles, tout comme l'Ylang-Ylang (12) pour ceux qui aiment la cuisine aux fleurs.

Pour les plats (et aussi les soupes), ce sont **les herbes de Provence** qui sont plutôt sympathiques : Basilic grand vert (25), Sarriette des montagnes (10), Thym doux à linalol (4), mais aussi le Poivre noir (24), le Fenouil (53) et l'Aneth.

Pour les huiles essentielles plus coûteuses, mais néanmoins goûteuses, **il est possible d'utiliser les hydrolats ou eaux florales plutôt que l'huile essentielle**. Ainsi on utilise traditionnellement l'eau de fleur d'oranger dans les desserts et les tisanes (plutôt que le néroli!). Il est possible de réaliser de jolies choses avec les eaux florales de Mélisse, de Rose également. Leur avantage est qu'ils n'ont pas besoin d'être dilués dans de la matière grasse comme les huiles essentielles. Il est donc possible de confectionner des gelées, des sirops ou tout simplement des boissons aromatisées et sans sucre à raison 1 cuillérée à soupe pour un grand verre, voire 1l d'eau selon les goûts de chacun.

Les hydrolats se conservent au frais et bien moins longtemps que les huiles essentielles, et c'est bien là leur inconvénient. Attention à ne pas les acheter au rayon cosmétique, voire même en parapharmacie où des conservateurs sont ajoutés, les rendant impropres à la consommation et dédiés uniquement à la beauté. La beauté... voilà un domaine où l'on pourra facilement « écouler » nos hydrolats comme tonique ou comme ingrédient de préparations-maison pour les plus avancés. Sur la peau, sur les cheveux, ils font des merveilles et ne nécessitent pas autant de précautions que les huiles essentielles puisqu'ils s'appliquent purs. Pensez à privilégier l'achat dans des flacons avec embout pulvérisateur, beaucoup plus pratiques, à moins que vous ayez des contenants de ce type à recycler.

Cosmétique

Bien sûr, voilà un domaine où les huiles essentielles apportent énormément de valeur. **Considérées comme des actifs puissants**, elles ne sont néanmoins pas utilisées aux mêmes concentrations qu'en aromathérapie.

J'ai encore vu récemment quelqu'un râler sur un blog pour dire qu'il était anormal de pouvoir dire qu'un produit était aux huiles essentielles à partir de 0,05%. Hum... ce qui serait anormal, c'est qu'un produit cosmétique, que l'on utilise tous les jours, peut-être même plusieurs fois par jour en contienne plus de 1%, à plus forte raison s'il s'agit d'huiles essentielles photosensibilisantes, potentiellement allergisantes ou autres réjouissances, non ? Oui, là ce serait embêtant, et on pourrait se demander ce que fabriquent les formulateurs de la marque ! Il est **normal que les huiles essentielles soient faiblement dosées**, n'accusez pas vos marques préférées de faire des économies : elles répondent à des réglementations en la matière et heureusement. Je vous invite à adopter la même prudence quand vous réalisez un produit pour la cosmétique, le bien-être. Pour le visage, on optera pour une dilution maximum à 1% et pour le corps, on pourra éventuellement monter à 5%. Ce sont de bons ordres de grandeur à retenir. Si vous passez à des dosages plus conséquents, vous vous situez dans une démarche thérapeutique, avec une utilisation qui sera forcément ponctuelle et ciblée, et qui présente un risque en cas de mauvaise utilisation.

Ménage

Les huiles essentielles et le ménage... voilà un domaine dont je parle assez peu sur le blog Plante Essentielle, car en l'absence de compréhension de la grande valeur des huiles essentielles, de leur caractère précieux et de la quantité impressionannte de matière végétale nécessaire pour les obtenir... cela aboutit à des pratiques choquantes.

Dans les produits de ménage, il est intéressant d'utiliser les huiles essentielles, notamment **pour leur côté antiseptique, antibactérien et pour leur odeur évidemment.** On veillera néanmoins à utiliser des huiles essentielles ayant des rendements élevés, n'étant pas issues de plantes menacées (Bois de rose (18), Encens (35) par exemple).

Mes préférées sont là encore, comme en cuisine les zestes d'agrumes, car ils sont issus des zestes par pression à froid et nécessitent donc moins de matière première et ont un excellent rendement. Ils apportent une note fruitée rafraîchissante et qui met de bonne humeur. En plus, ce sont d'excellents antiseptiques. Bref, le citron (2) est votre ami! Mais on a aussi les huiles essentielles de Pins et de Sapins (13) (aiguilles) de votre région : on ne sait jamais, si vous ne pouvez pas vous passer de l'odeur du canard « fraîcheur des landes ». Evidemment, la Menthe poivrée (21) est aussi intéressante pour l'odeur de « propre et frais ». Pour l'été, Citronnelle (5) et lavande (6) pourront prendre le relais et servir à éloigner les indésirables.

Je vous invite si le sujet vous intéresse et que vous souhaitez préparer vos propres produits de ménage à **consulter le livre de Raffa** qui est une merveille et qui en plus est disponible en téléchargement. Tout le monde devrait l'avoir pour se rappeler qu'entre autres avec un peu de savon noir, de bicarbonate et de vinaigre blanc, il est possible de faire à peu près tout ce que l'on veut du sol au plafond !

► Le lien (libre, gratuit et légal) : http://raffa.grandmenage.info/public/pdf/version-ecran-prud.pdf

CHAPITRE 13

Toutes les fiches d'identité des huiles essentielles

Ces fiches ont été réalisées sur un peu plus deux ans. Elles ont chacune fait l'objet de plusieurs heures de recherches afin de synthétiser rigoureusement les informations les plus fiables et les rendre accessibles et utiles au plus grand nombre.

Vous trouverez la liste complète dans la table des matières. Un renvoi vers les articles détaillés sur Plante Essentielle est fait grâce aux liens raccourcis "ples.ovh".

Les usages indiqués par le signe le plus foncé sont à proscrire:

Vous retrouverez ces indications sous forme de tableau dans votre espace personnel sur la plateforme Aromalearning.

Fiche 1- Rose de Damas ou Rose otto >> ples.ovh/rosedamas

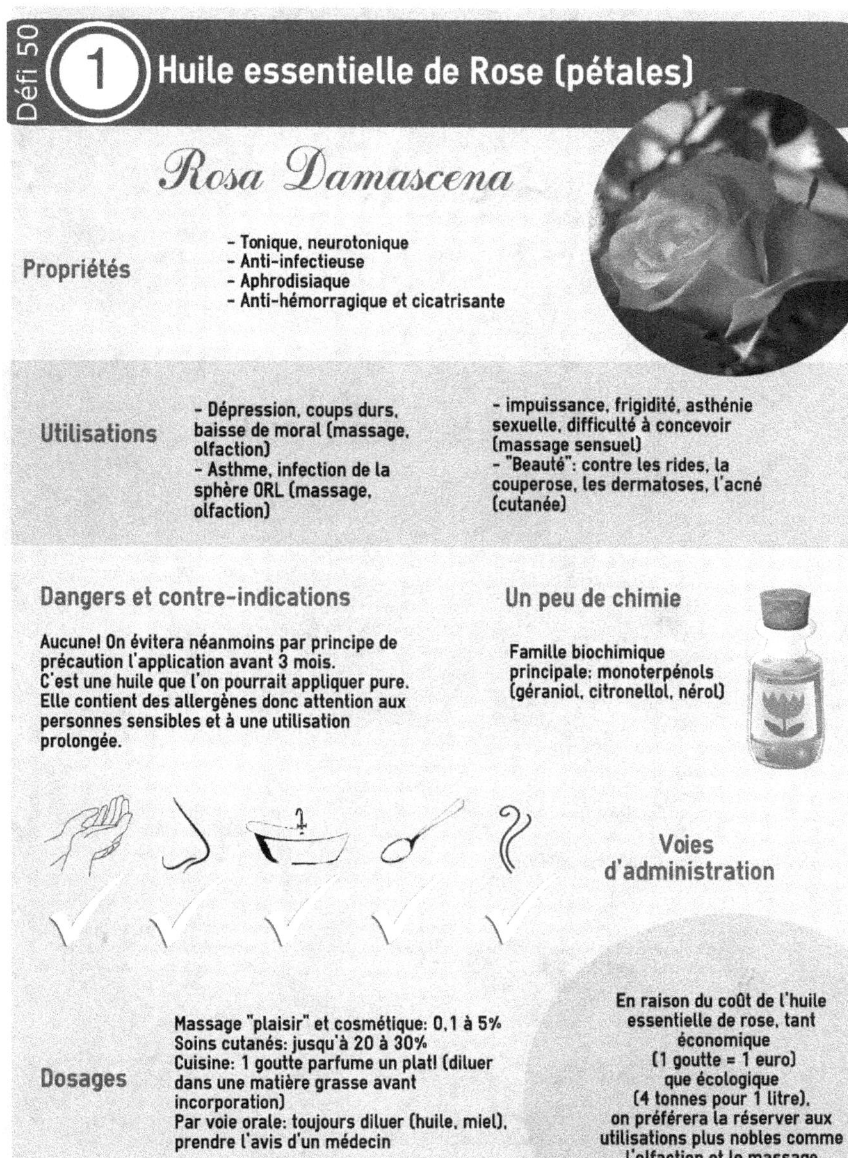

Défi 50
1
Huile essentielle de Rose (pétales)
Rosa Damascena
Propriétés
- Tonique, neurotonique
- Anti-infectieuse
- Aphrodisiaque
- Anti-hémorragique et cicatrisante
Utilisations
- Dépression, coups durs, baisse de moral (massage, olfaction)
- Asthme, infection de la sphère ORL (massage, olfaction)
- impuissance, frigidité, asthénie sexuelle, difficulté à concevoir (massage sensuel)
- "Beauté": contre les rides, la couperose, les dermatoses, l'acné (cutanée)
Dangers et contre-indications
Aucune! On évitera néanmoins par principe de précaution l'application avant 3 mois.
C'est une huile que l'on pourrait appliquer pure.
Elle contient des allergènes donc attention aux personnes sensibles et à une utilisation prolongée.
Un peu de chimie
Famille biochimique principale: monoterpénols (géraniol, citronellol, nérol)
Voies d'administration
Dosages
Massage "plaisir" et cosmétique: 0,1 à 5%
Soins cutanés: jusqu'à 20 à 30%
Cuisine: 1 goutte parfume un plat! (diluer dans une matière grasse avant incorporation)
Par voie orale: toujours diluer (huile, miel), prendre l'avis d'un médecin
En raison du coût de l'huile essentielle de rose, tant économique (1 goutte = 1 euro) que écologique (4 tonnes pour 1 litre), on préférera la réserver aux utilisations plus nobles comme l'olfaction et le massage.
Toutes les fiches du défi 50 huiles essentielles en 50 semaines sont sur plante-essentielle.com

Fiche 2- Citron zeste >> ples.ovh/citronzeste

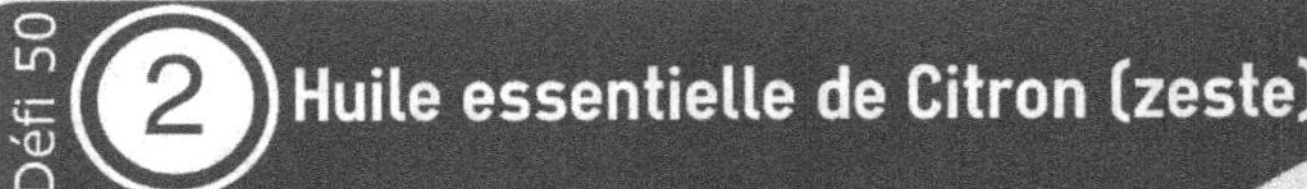

Citrus limonum

Propriétés

- Anti-infectieuse, antibactérienne, antiseptique
- Stomachique (estomac), Carminatif (gaz)
- Calmante
- Tonique veineux, fluidifiante sanguine
- Litholytique - Diurétique - Hépatoprotectrice

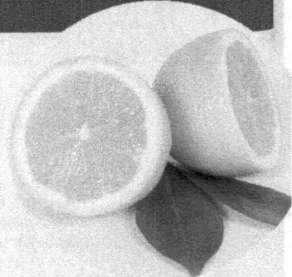

Utilisations

- Rhume, états grippaux, infection des voies respiratoires (inhalation/ diffusion)
- Digestion, nausées, mal des transports (voie orale)
- Stress, surmenage, agitation au travail (olfaction, diffusion)
- Varices, phlébites, jambes lourdes, cellulite (voie orale/ cutané)
- Calculs (voie orale)
- Migraines circulatoires (voie orale)
- Boutons et piqûres d'insectes (cutané)
- "Beauté": blanchir les dents (dans le dentifrice), renforcer les ongles (diluée dans de l'huile),faire briller les cheveux (masque, mélangé au shampoing)
- Ménage: additionnée à du vinaigre blanc ou de l'alcool par exemple

L'HE de citron est utilisée avec des HE agressives pour le foie pour contrebalancer leurs effets néfastes par voie orale grâce à ses vertus hépatoprotectrices

Dangers et contre-indications

Photosensibilisante, dermocaustique et potentiellement irritante, la voie cutanée doit être utilisée avec précaution: en très forte dilution et pas avant de s'exposer au soleil (attendre au moins 10h).
On peut l'utiliser sans contre-indication chez les femmes enceintes et allaitantes et chez les enfants à partir de 12 mois.

Un peu de chimie

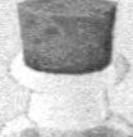

Famille biochimique principale: monoterpénes (limonène), furocoumarines, aldéhydes terpénique (géranial ou citral A)

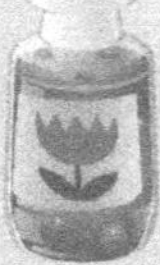

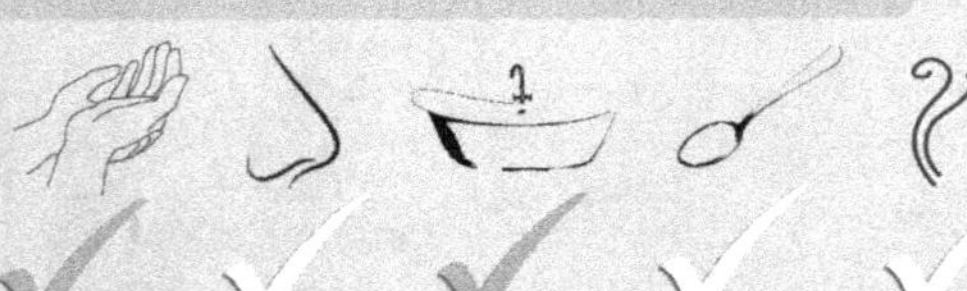

Voies d'administration

Dosages

Soins cutanés: 2% (4 gouttes pour 1 cuillère à soupe d'huile végétale) et JAMAIS pure
Cuisine: 1 goutte parfume un plat! (diluer dans une matière grasse)
Par voie orale: toujours diluer (miel, sur un sucre), en dehors d'une utilisation ponctuelle d'une goutte après un repas ou pour le mal des transports, prendre l'avis d'un médecin

Attention à sa conservation!!!
L'huile essentielle de citron, comme toutes les essences d'agrumes ne devrait pas être conservée au-delà de 3 ans, car elles peuvent "virer" et devenir allergènes. Mais ne la jetez pas: elle peut encore servir dans les produits de ménage par exemple

Toutes les fiches du défi 50 huiles essentielles en 50 semaines sont sur plante-essentielle.com

Fiche3- Géranium rosat cv Bourbon

>> ples.ovh/geraniumbourbon

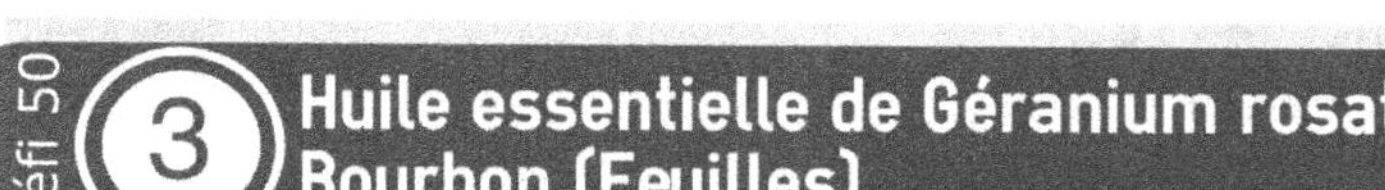

Pelargonium asperum, P. graveolens

Propriétés

- Calmante, antispasmodique +++
- Tonique cardio-vasculaire +++
- Lymphotonique, phlébotonique ++
- Anti-infectieuse, antibactérienne, antivirale ++
- Antifongique ++
- Anti-inflammatoire ++
- Hépatostimulante, pancréatostimulante +

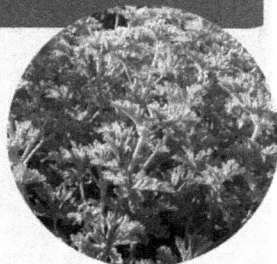

Utilisations

- Stress, anxiété, palpitations d'origine nerveuse (inhalation/ diffusion/ voie cutanée)
- Hémorroïdes (voie cutanée)
- Insuffisance hépatopancréatique (diabète de type 2, voie orale, prendre l'avis d'un médecin)
- Mycoses vaginales, dermatoses fongiques (voie cutanée)
- Plaies, coupures (voie cutanée)
- Déséquilibre hormonal, ménopause, règles douloureuses (voie cutanée)
- "Beauté": rides, problèmes de peau, acné, zona, vergetures... (voie cutanée)
- "Maison": contre les insectes- répulsif (diffusion/ voie cutanée)

Dangers et contre-indications

Aucune! On évitera néanmoins par principe précaution l'application avant l'âge de 6 m et avant les 5 premiers mois de grossesse. Malgré sa bonne tolérance cutanée, elle contient des allergènes donc attention aux personnes sensibles et à une utilisation prolongée.

Un peu de chimie

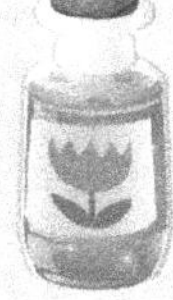

Familles biochimique principales: monoterpénols (géraniol, citronnellol), esters terpéniques (formiates de citronnellyle).

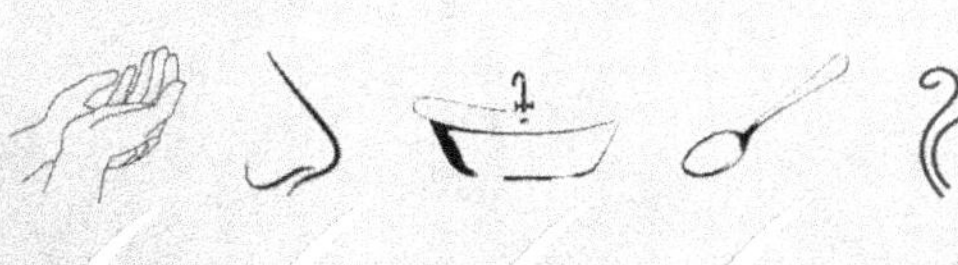

Voies d'administration

Dosages

Massage "plaisir" et cosmétique: 0,1 à 5%
Soins cutanés: jusqu'à 20%, voire pure (durée limitée dans le temps)
Cuisine: 1 goutte parfume un plat! (diluer dans une matière grasse)
Par voie orale: toujours diluer (miel, sur un sucre), prendre l'avis d'un médecin

Attention! Ces informations sont valables pour le Géranium Bourbon (voir le nom latin en haut de cette fiche). La composition chimique et les propriétés diffèrent selon l'espèce et le cultivar.

Toutes les fiches du défi 50 huiles essentielles en 50 semaines sont sur plante-essentielle.com

Fiche 4- Thym vulgaire à linalol >> ples.ovh/thymlinalol

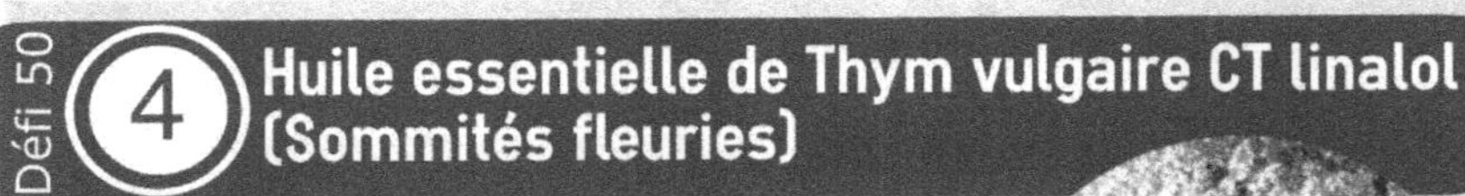

Thymus vulgaris linaloliferum

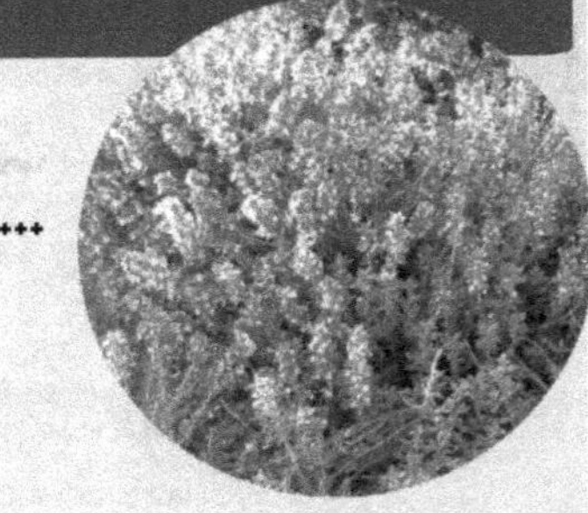

Propriétés

- Anti-microbienne, antibactérienne, antivirale +++
- Fongicide +++
- Parasiticide (vermifuge) +++
- Tonique, neurotonique, utérotonique
- Rééquilibrante, vitalisante
- Antispasmodique

Utilisations

- Sphère ORL, otites (voie cutanée)
- Bronchite, pneumonie, toux spasmodique (voie cutanée)
- cystites, piélonéphrites (voie orale/ voie cutanée)
- gastro-entérites, colites (voie orale/ voie cutanée)
- Mycoses vaginales (voie cutanée)
- Vermifuge (voie orale)
- Stress, anxiété, fatigue nerveuse (inhalation/ diffusion/ voie cutanée)
- "Beauté": problèmes de peau irritée, sensible, acné (voie cutanée)
- "Maison": assainir l'air (diffusion)

Dangers et contre-indications

Aucune! On évitera néanmoins par principe de précaution l'application avant l'âge de 6 mois et avant les 3 premiers mois de grossesse.

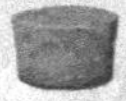

Un peu de chimie

Familles biochimique principales: monoterpénols (linalol), esters terpéniques (acétate de linalyle).

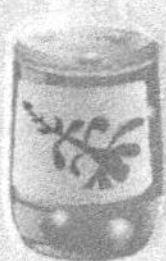

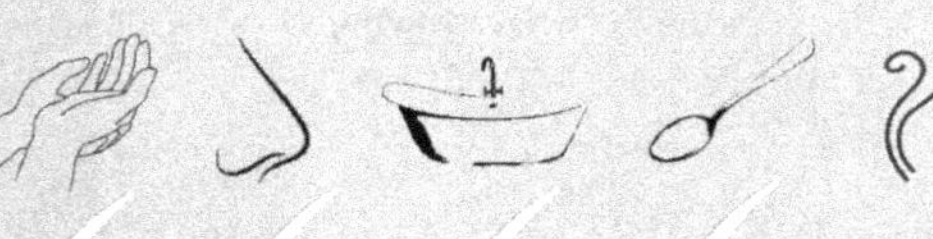

Voies d'administration

Dosages

Massage "plaisir" et cosmétique: 0,1 à 5%
Soins cutanés: jusqu'à 20%, voire pure (durée limitée dans le temps)
Cuisine: 1 goutte parfume un plat! (diluer dans une matière grasse)
Par voie orale: toujours diluer (miel, sur un sucre), prendre l'avis d'un médecin

Attention! Ces informations sont valables pour le Thym à linalol (voir le nom latin en haut de cette fiche). La composition chimique et les propriétés diffèrent selon l'espèce et le chémotype. Un thym vulgaire à thymol, par exemple, présentera des contre-indications

Toutes les fiches du défi 50 huiles essentielles en 50 semaines sont sur plante-essentielle.com

Fiche 5- Citronnelle de Java >> ples.ovh/citronnellejava

Défi 50

5 Huile essentielle de Citronnelle de Java (Herbe)

Cymbopogon winterianus citronnellaliferum

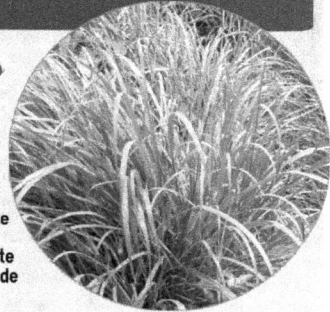

Dangers et contre-indications

Par voie cutanée: elle est irritante et potentiellement allergisante donc on ne l'utilisera jamais pure.
Contre-indiquée chez la femme enceinte et allaitante et chez l'enfant de moins de six ans (sauf pour diffusion)

Utilisations

- rhumatismes (application cutanée)
- autres pathologies inflammatoires, tendinites (application cutanée)
- calmant, stimulant psychique (diffusion, olfaction)
- Infections, pathologies infectieuses (demander l'avis d'un médecin, d'autres huiles essentielles sont plus adaptées)
- "Maison": assainir l'air (diffusion)
- "Maison": produits d'entretien (antibactérien)

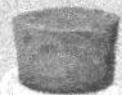

Propriétés

- Anti-inflammatoire +++
- Anti-infectieuse ++

Un peu de chimie

Famille biochimique principale: aldéhydes monoterpéniques (citronnellal)

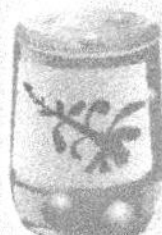

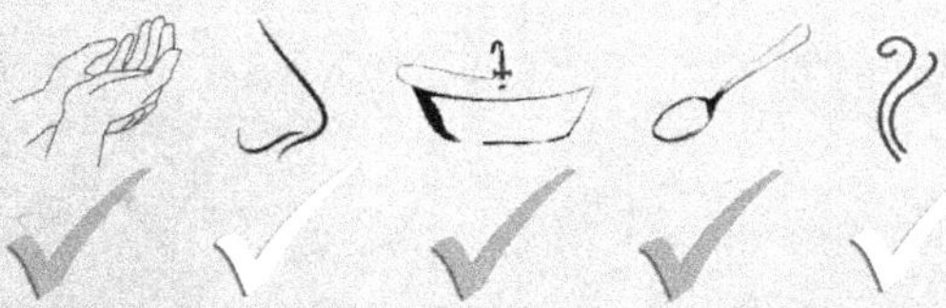

Voies d'administration

Dosages

Massage "plaisir", relaxation: 5% maximum (usage exceptionnel)
Massage "soin" : 20% maximum (durée limitée dans le temps)
Cuisine: 1 goutte parfume un plat! (diluer dans une matière grasse)
Par voie orale: éviter, peu documenté

Attention! Ces informations sont valables pour la Citronnelle de Java (voir le nom latin en haut de cette fiche). La composition chimique et les propriétés diffèrent selon l'espèce et le chémotype. Pour les moustiques, c'est Cymbopogon nardus par exemple, la Citronnelle de Ceylan

Toutes les fiches du défi 50 huiles essentielles en 50 semaines sont sur plante-essentielle.com

Fiche 6- Lavande fine >> ples.ovh/lavandefine

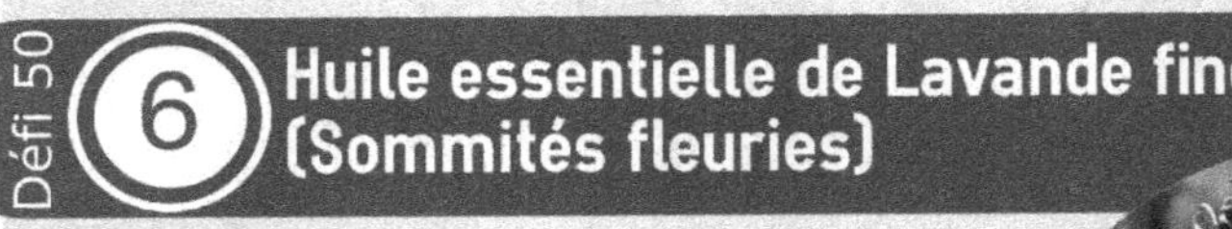

Défi 50
6
Huile essentielle de Lavande fine
(Sommités fleuries)

Lavandula angustifolia
(L. officinalis, L. vera)

Propriétés

- Antispasmodique, calmante, sédative, hypotensive, décontractante musculaire +++
- Anti-inflammatoire, antalgique ++
- Anti-infectieuse variable +
- Tonique, cardiotonique +
- Cicatrisante +
- Anti-coagulante légère, fluidifiante +

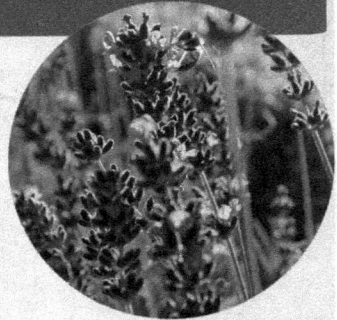

Utilisations

- Stress, angoisse, insomnies (voie cutanée, diffusion, voie orale)
- Dermatoses infectieuses, eczéma, zona, plaies, brûlures, coups de soleil, cicatrices (voie cutanée)
- piqûres d'insectes (voie cutanée)
- Crampes, spasme abdominal, problèmes digestifs d'origine nerveuse (voie cutanée, voie orale)
- Phlébite, en adjuvant avec d'autres produits (voie cutanée)
-"Beauté": soins de la peau, régénérant cellulaires, acné, stimule la pousse des cheveux
- Maison: produits ménagers, assainit, parfume
- Cuisine: une goutte dans les desserts

Dangers et contre-indications

Aucune! On évitera néanmoins par principe de précaution l'application avant l'âge de 6 mois et avant les 3 premiers mois de grossesse.

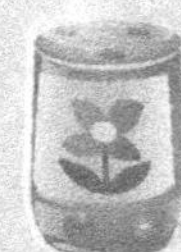

Un peu de chimie

Familles biochimique principales: esters terpéniques (acétate de linalyle), monoterpénols (linalol).

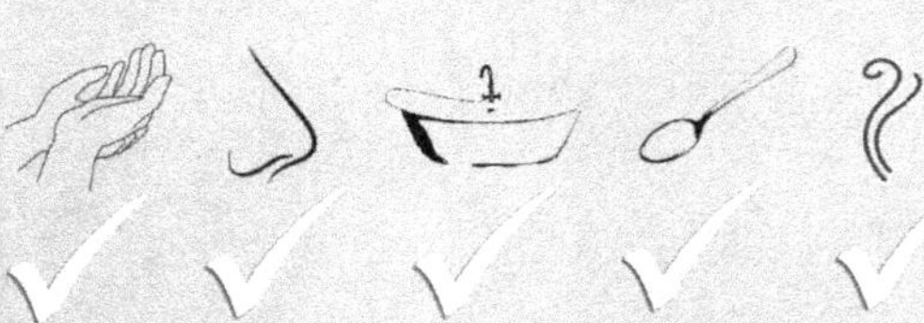

Voies d'administration

Dosages

Massage "plaisir" et cosmétique: 0,1 à 5%
Soins cutanés: jusqu'à 50%, voire pure (durée limitée dans le temps)
Cuisine: 1 goutte parfume un plat! (diluer dans une matière grasse)
Par voie orale: toujours diluer (miel, sur un sucre), prendre l'avis d'un médecin

Attention! Ces informations sont valables pour la lavande fine (voir le nom latin en haut de cette fiche). La composition chimique et les propriétés diffèrent selon l'espèce. La lavande aspic et la lavande stoechas qui ne sont pas traitées ici présentent des contre-indications.

Toutes les fiches du défi 50 huiles essentielles en 50 semaines sont sur plante-essentielle.com

Fiche 7- Eucalyptus radié >> ples.ovh/eucalyptusradie

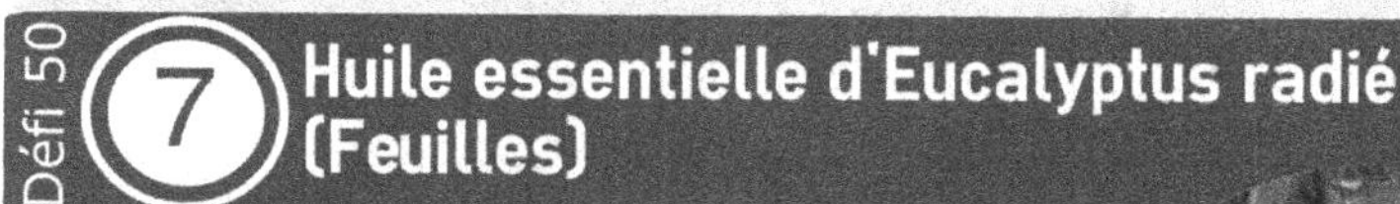

Eucalyptus radiata

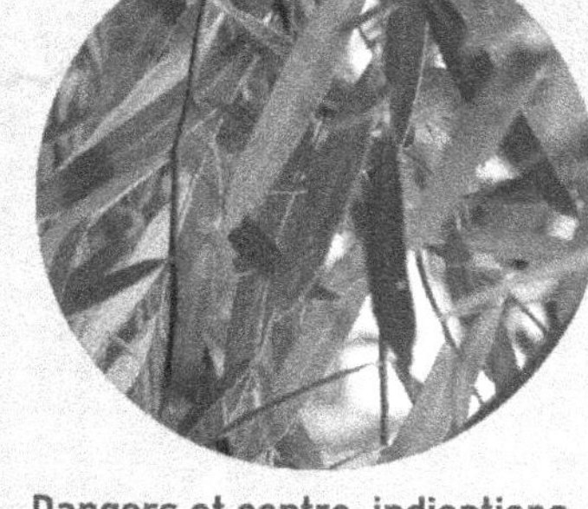

Propriétés

- Expectorante ++++
- Antivirale +++
- Anti-infectieuse, anti-bactérienne ++
- Immunostimulante
- Cicatrisante
- Stimulant psychique

Utilisations

- Toutes les maladies de la sphère ORL en préventif comme en curatif: bronchites, grippes, rhumes (elle "assèche" les voies respiratoires), sinusites, otites, toux (plutôt grasse car comme elle assèche...), rhinopharyngites, fièvre (voie cutanée, diffusion, olfaction)
- Fatigue liée à un manque de courage, de motivation, aide à se concentrer (diffusion, olfaction, voie cutanée)
-"Beauté": soins de la peau, lésions dues à l'acné notamment, indiqué pour les cheveux gras, entre dans les formulations de crèmes anti-cellulites
- Maison: produits ménagers, assainit, parfume, ferait fuir les moustiques

Attention: en cas d'asthme on évite le massage du thorax et on privilégie le dos

Dangers et contre-indications

Aucune! On évitera néanmoins par principe de précaution l'application avant l'âge de 3 mois et avant les 3 premiers mois de grossesse. La voie orale est seulement sur prescription d'un médecin.

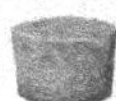

Un peu de chimie

Familles biochimique principales: oxydes terpéniques (1,8-cinéole ou eucalyptole)

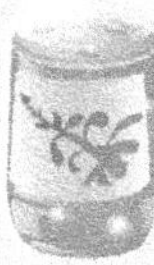

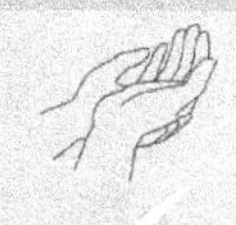

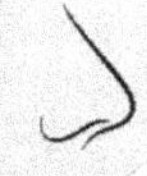

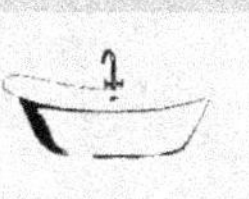

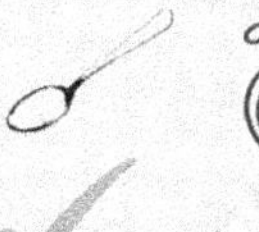

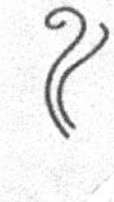

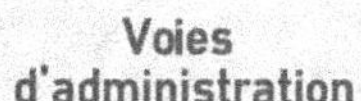

Dosages

Soins cutanés: jusqu'à 50%, voire pure (durée limitée dans le temps)
Par voie orale: seulement sur avis d'un médecin
Une goutte sur l'oreiller pour l'olfaction

Attention! Ces informations sont valables pour l'Eucalyptus radié. La composition chimique et surtout les contre-indicatons diffèrent selon l'espèce (attention à l'Eucalyptus globulus qui contient des cétones et est à proscrire sur les bébés et les enfants).

Toutes les fiches du défi 50 huiles essentielles en 50 semaines sont sur plante-essentielle.com

Fiche 8- Ravintsara >> ples.ovh/heravintsara

Défi 50

8 Huile essentielle de Ravintsara (Feuilles)

Cinnamomum camphora chemotype 1,8-cineole

(c) Kerpei

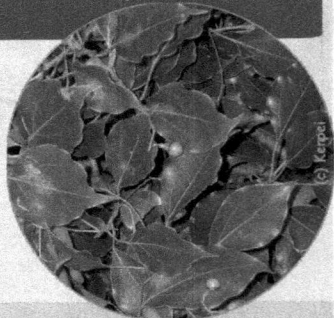

Propriétés

- Anti-infectieuse, Anti-virale ++++
- Expectorante +++
- Neurotonique +++
- Anti-bactérienne +
- Immuno-stimulante +++

Utilisations

- Refroidissements et maux de l'hiver: rhume, grippe, tous grasse, bronchite, rhynopharyngite, sinusite, otite (application cutanée, voie orale)
- Maladies de peau d'origine virale: zona, varicelle, herpès labial et génital (application cutanée)
- Maladies liées à une déficience immunitaire: mononucléose, sida (expérimental)
- Tensions musculaires courbatures (voie cutanée)
- sphère psychique: insomnie, épuisement (olfaction, voie cutanée)
- "Maison": assainir l'air (diffusion)

Dangers et contre-indications

Aucune! Une tolérance cutanée exceptionnelle. La plus belle antivirale et la plus sûre avancent certains auteurs. Par précaution, on ne l'utilisera pas sur les femmes enceintes avant 3 mois de grossesse et sur les bébés de moins de 3 mois (certains disent 6 mois)
Attention à la présence d'allergènes.

Un peu de chimie

Famille biochimique principale: oxydes terpéniques (1,8-cinéole), monoterpènes (sabinène)

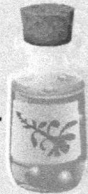

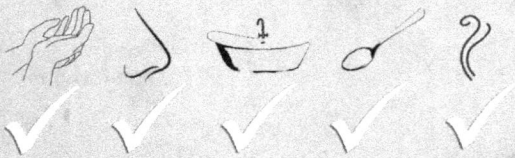

Voies d'administration

✓ ✓ ✓ ✓ ✓

Dosages

Massage "soin" : 50% (pourrait s'utiliser pure, ponctuellement)
Par voie orale: 1 goutte 3 fois/jour diluée dans une cuillerée de miel ou d'huile, dans de la mie de pain

Attention!
Ravintsara a longtemps été vendue sous le nom de Ravensara aromatica. Il y a des confusions fréquentes et au sein de la même espèce selon où pousse la plante et la qualité des feuilles récoltées, l'huile essentielle peut ne pas avoir les mêmes propriétés. Sur celle-ci plus encore qu'une autre, choisissez une huile essentielle de très bonne qualité et dont la composition chimique a été vérifiée.

Toutes les fiches du défi 50 huiles essentielles en 50 semaines sont sur plante-essentielle.com

Fiche 9- Tea tree ou Arbre à thé >> ples.ovh/arbreathe

Défi 50

9 Huile essentielle de Tea tree ou Arbre à thé (Feuilles)

Melaleuca alternifolia (terpinene-4-olifera)

Propriétés

- Antibactérienne, Anti-virale +++
- Stimulante immunitaire +++
- Fongicide, Parasiticide ++
- Radioprotectrice ++
- Anti-asthénique ++
- Décongestionnante veineuse, phlébotonique

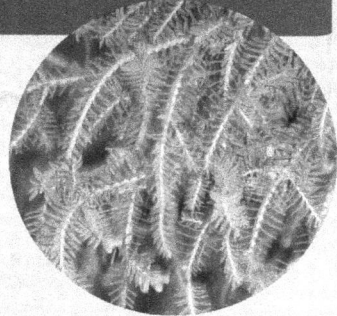

Utilisations

- Infections ORL virales ou bactériennes: bronchite, grippe, rhume, rhinopharyngite, sinusite, otite, toux... (voie cutanée, diffusion, voie orale)
- Infections bucco-dentaires: aphtose, gingivite, abcès dentaire, ulcère buccal (voie cutanée, voie orale)
- Infections intestinales virales, parasitaires ou mycosiques (voie cutanée, voie orale)
- Infections urinaires ou génitales: cystite, prostatite, mycoses,
- Dermatoses infectieuses, virales ou mycosiques: zona, varicelle, impétigo, psoriasis, herpes, verrue, gale, teigne, furoncle... (voie cutanée)
- plaies: désinfecte (voie cutanée)
- piqûres d'insectes (voie cutanée)
- Fatigue, dépression (voie cutanée, olfaction, diffusion)
- Jambes lourdes, varices, phlébite (voie cutanée)
- "Beauté" : régénérant cellulaire, acné, boutons, blanchit les dents
- Maison: produits ménagers, assainit, désinfecte

Dangers et contre-indications

Aucune! On évitera néanmoins par principe de précaution l'application avant l'âge de 6 mois et avant les 3 premiers mois de grossesse. Attention aux personnes sensibles, car contient des allergènes et surtout l'oxydation des monoterpènes peut la rendre allergisante (mauvaise conservation etc)

Un peu de chimie

Familles biochimique principales: monoterpénols (terpinène-4-ol), monoterpènes, 1,8-cinéole

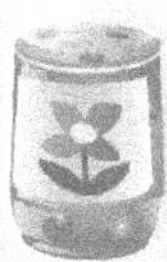

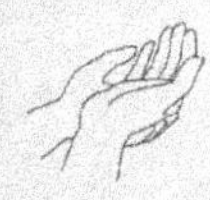

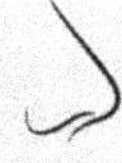

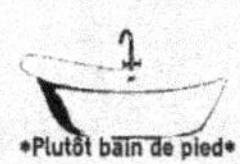

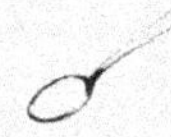

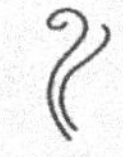

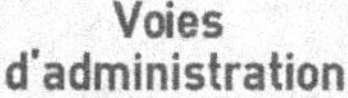

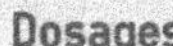

Soins cutanés: jusqu'à 50%, voire pure sur un bouton d'acné ou d'herpes ou dans le cas de la radiothérapie (durée limitée dans le temps)
Cosmétique: 1% pour les produits d'hygiène (y compris hygiène intime)
Par voie orale: toujours diluer (miel, sur un sucre), prendre l'avis d'un médecin ou consulter un ouvrage sérieux d'aromathérapie

Attention! Cette huile essentielle peut provoquer un dessèchement de la peau lorsqu'elle est appliquée régulièrement, même diluée. On peut l'associer à l'huile essentielle de lavande fine pour limiter ce désagrément

Toutes les fiches du défi 50 huiles essentielles en 50 semaines sont sur plante-essentielle.com

Fiche 10- Sarriette des montagnes >> ples.ovh/sarriette

Défi 50

10 Huile essentielle de Sarriette des montagnes (Sommités fleuries)

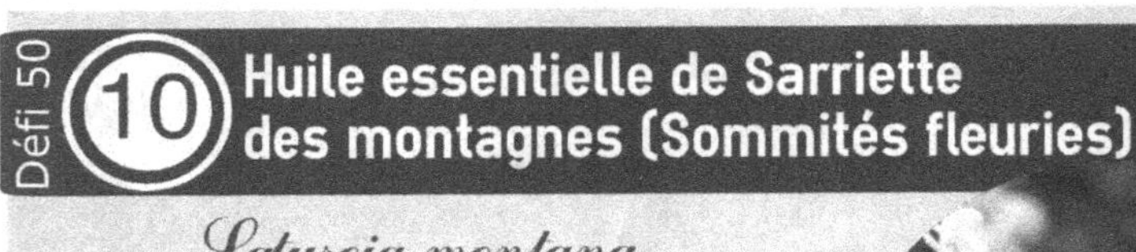

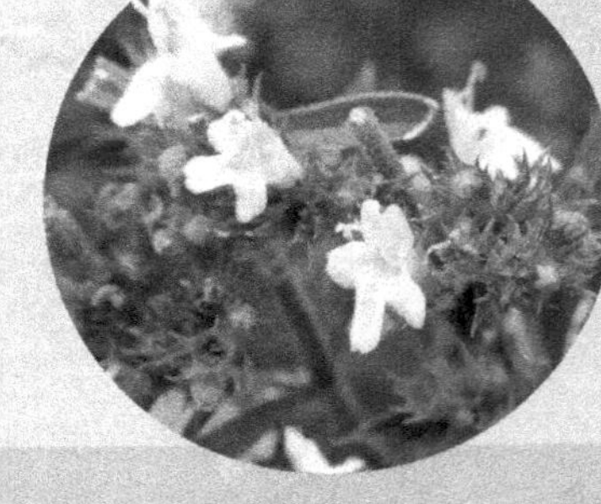

Propriétés

- Anti-bactérienne à spectre large +++
- Anti-virale et immuno-stimulante +++
- Fongicide +++
- Antiparasitaire ++
- Antalgique percutanée
- Tonique et stimulante générale +++

Utilisations

- Infections intestinales: entérites, amibiases (voie orale)
- Infections pulmonaires: bronchite, tuberculose (voie orale)
- Infections urinaires: cystite, prostatite (voie orale)
- Arthrite, rhumatismes, polyarthrite rhumatoïde (voie cutanée)
- Verrues (voie cutanée, pure)
- Paludisme (voie orale)
- sphère psychique: fatigue nerveuse, asthénie sexuelle (olfaction)
- "Maison": produits de ménage (antibactérien)

Dangers et contre-indications

Dermocaustique
=> Fortement diluée par la voie cutanée
Hépatotoxique
=> coupler avec l'he de citron
Interdite en diffusion, Interdite aux femmes enceintes et aux jeunes enfants.

Un peu de chimie

Famille biochimique principale: phénols (carvacrol)

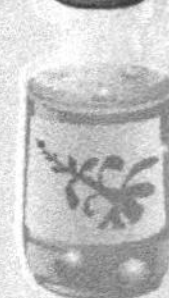

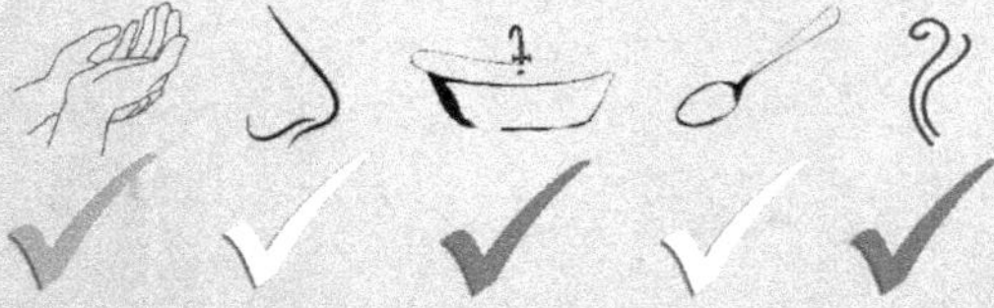

Voies d'administration

Dosages

Soin cutané : 5 à 10% max (ne pas utiliser pure, sauf verrue)
Par voie orale: 1 goutte diluée dans une cuillerée d'huile max 3 fois par jour sur une courte durée
En cuisine, 1 goutte diluée dans de la matière grasse parfume un plat

Cette huile essentielle s'utilise avec précaution. Certaines voies d'administration sont à proscrire et les traitements doivent être de courte durée.

Toutes les fiches du défi 50 huiles essentielles en 50 semaines sont sur plante-essentielle.com

Fiche 11- Romarin officinal à verbénone

>> ples.ovh/romarinverb

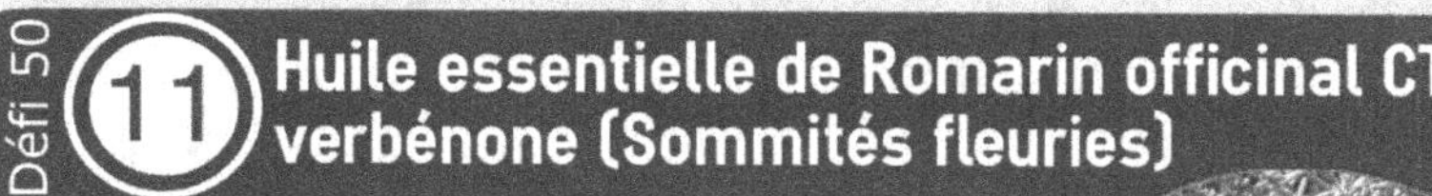

Rosmarinus officinalis verbenoniferum

Propriétés

- Cholérétique, détoxifiante hépatobiliaire +++
- Mucolytique, expectorante +++
- Lipolytique +++
- Cicatrisante, régénératrice cutanée +
- Equilibrante endocrinienne +++
- Equilibrante nerveuse (selon doses) +++
- Anti-infectieuse + -

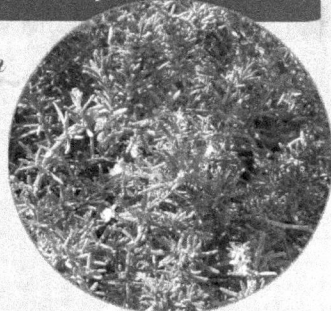

Utilisations

- Amie du foie: dépurative, stimuler les voies biliaires et hépatiques, hépatite (voie orale/ voie cutanée)
- Migraines et autres troubles d'origine hépatique (voie cutanée)
- Sphère digestive: entérocolites virales (voie orale/ voie cutanée en massage du ventre contre les spasmes)
- Et aussi, lutter contre l'obésité, le diabète, le surpoids (voie orale)
- Sphère ORL: Bronchite (asthmatiforme), rhume, sinusite, toux (voie cutanée)
- Sphère uro-génitale: leucorrhées (vaginite), aménorrhée (absence des règles)(voie cutanée)
- Stress, dépression, fatigue nerveuse, surmenage (olfaction/ diffusion/ voie cutanée)
- Difficulté de concentration, mémoire (olfaction/ diffusion/ voie cutanée en massage sur la zone du foie)
- "Peau": problèmes de peau sèche, acné, varices, couperose, vergetures (curatif), rides, cellulite, psoriasis (voie cutanée)

Dangers et contre-indications

En raison de la présence de cétones en plus ou moins forte concentration: neurotoxique et abortive donc interdiction pour les femmes enceintes et allaitantes et pour les enfants avant 8 ans quelle que soit la voie. Loi d'inversion des cétones (surtout par voie orale)

Un peu de chimie

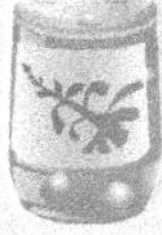

Familles biochimiques principales: monoterpènes, cétones (verbénone, camphre), oxydes terpéniques (1,8-cinéole)

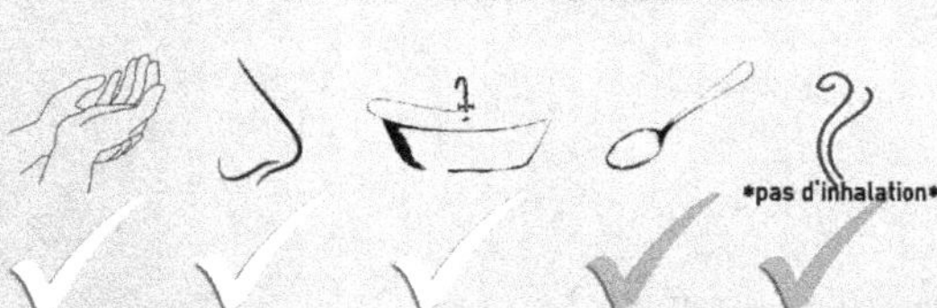

Voies d'administration

Dosages

Massage thérapeutique ou soins cosmétiques: 1 goutte dans une noisette de crème ou dans une cuillerée à soupe d'huile végétale ou de miel
Par voie orale: toujours diluer (miel, sur un sucre, huile, mie de pain), usage limité dans le temps, dosage délicat, max 1 goutte 3 fois par jour, prendre l'avis d'un médecin

Attention!
Les cétones contenues dans cette huile essentielle la rendent neurotoxique et abortive. Cette toxicité est surtout observée par la voie orale, de même que la manifestation de la loi d'inversion des cétones (effets inversés en fonction de la dose: excitant ou calmant!).

Toutes les fiches du défi 50 huiles essentielles en 50 semaines sont sur plante-essentielle.com

Fiche 12- Ylang-Ylang complet >> ples.ovh/ylangcomplet

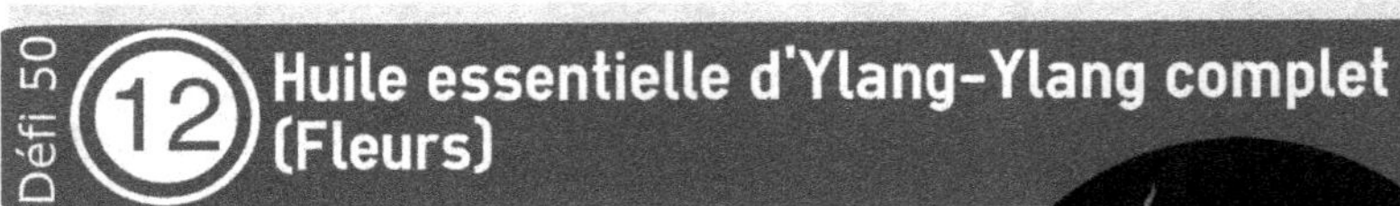

Cananga odorata totum

Propriétés

- Antispasmodique, équilibrante +++
- Hypotenseur +++
- Tonique sexuelle +
- Antidiabétique (adjuvant) +

Utilisations

- Contre les spasmes: spasmophilie, spasmes musculaires (crampes, contractures), spasmes digestifs, douleurs des règles (voie cutanée/ olfaction)
- Hypertension, troubles cardiaques (voie cutanée/ olfaction)
- Aphrodisiaque: asthénie sexuelle, frigidité, impuissance (voie cutanée/ olfaction/ diffusion)
- Cosmétique: redonne de l'éclat à la peau et aux cheveux. Il stimule la pousse des cheveux. Contre les vergetures. (voie cutanée)
- Stress, fatigue, tendance à être dans le mental, à ne pas lâcher prise (olfaction/ diffusion/ voie cutanée)
- Diabète (en tant qu'adjuvant)

Dangers et contre-indications

Utérotonique et stoppe la lactation: interdit aux femmes enceintes et aux femmes qui allaitent (sauf pour l'accouchement).
Pour les enfants après 6 ans.
Potentiellement irritante: toujours diluer (dépend de l'HE d'Ylang-Ylang choisie)
La voie orale est strictement réservée au médecin

Un peu de chimie

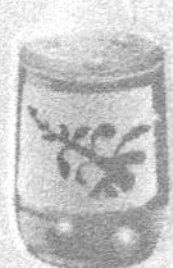

Familles biochimiques principales: sesquiterpènes (germacrène), esters

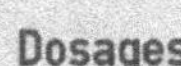

Réservé au médecin

Voies d'administration

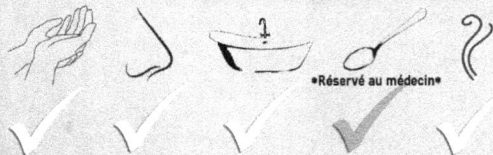

Dosages

Massage thérapeutique: certains auteurs la préconisent pure (attention, dépend de sa composition, faire un test d'allergie); lorsque c'est possible, toujours préférable de la diluer: 5 gouttes dans une cuiller à soupe d'huile végétale
Soins cosmétiques: 1 goutte dans une noisette de votre crème de jour ou shampoing si ponctuel; sinon, dilution à 3-4% max
Voie orale: strictement réservée au médecin

Attention!
Plusieurs huiles essentielles d'Ylang-Ylang dont la composition est légèrement différente sont obtenues par distillation fractionnée: extra, I, II, III et complet.

Toutes les fiches du défi 50 huiles essentielles en 50 semaines sont sur plante-essentielle.com

Fiche 13- Sapin pectiné, blanc, argenté

>> ples.ovh/sapinpectine

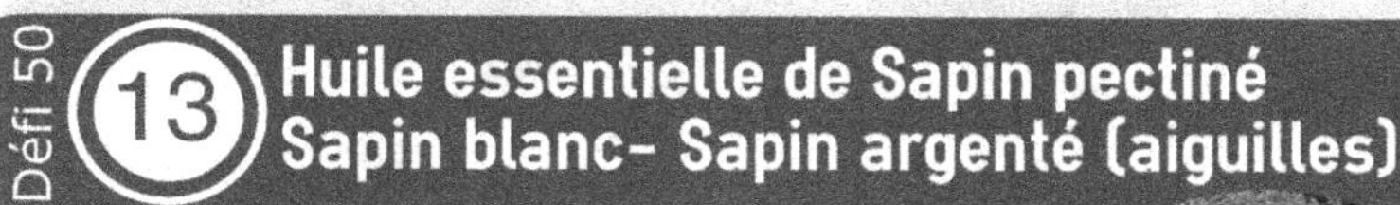

Défi 50
13
Huile essentielle de Sapin pectiné
Sapin blanc- Sapin argenté (aiguilles)

Abies alba

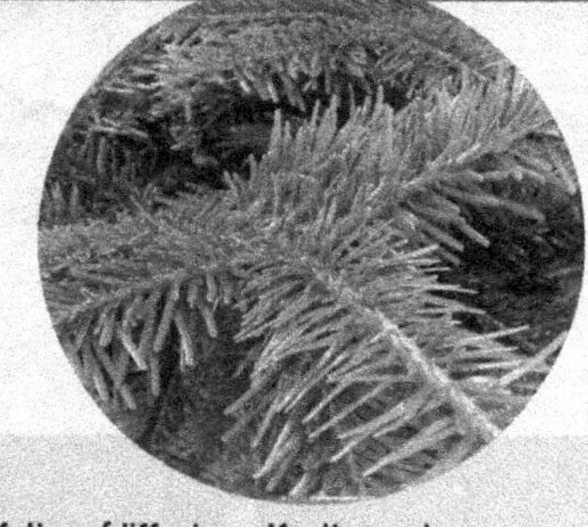

Propriétés

- Antiseptique ++
- Anti-catarrhale +
- Antiarthrosique
- Stimulante

Utilisations

- Bronchites, refroidissement (olfaction, diffusion, massage localisé sur le thorax)
- Arthrose, rhumatismes, crampes musculaires (voie cutanée)
- fatigue (diffusion, olfaction, voie cutanée)
- élève les vibrations de l'habitation (aromathérapie énergétique, en diffusion)

Dosages

Soins cutanés: toujours diluée, application localisée, 10% maximum
Par voie orale: non recommandé sauf avis contraire du médecin

Un peu de chimie

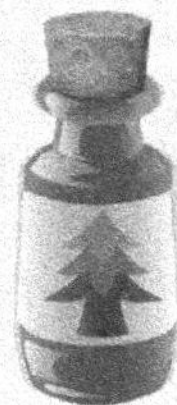

Famille biochimique principale: monoterpénes (alpha-pinène, limonène)

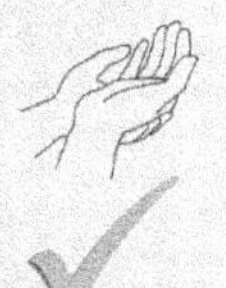

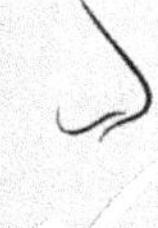

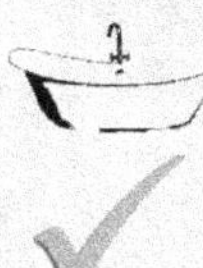

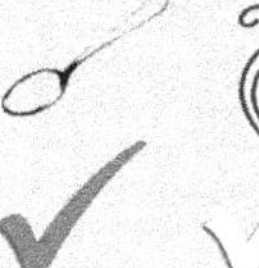

Voies d'administration

Dangers et contre-indications

Interdit aux femmes enceintes et allaitantes ainsi qu'aux enfants avant 6 ans. La possible présence de trace d'acétone la rend neurotoxique et c'est pour cette raison que la voie orale est fortement déconseillée.
La présence de monoterpènes en grande quantité (plus de 90%) la rend dermocaustique et potentiellement allergène par la voie cutanée.

En raison de la présence majoritaire de monoterpènes, et notamment de limonène, l'odeur fraîche du sapin pectiné évoque davantage les agrumes que la senteur résineuse de ses cousins le sapin baumier ou le pin.

Toutes les fiches du défi 50 huiles essentielles en 50 semaines sont sur plante-essentielle.com

Fiche 14- Laurier noble >> ples.ovh/lauriernoble

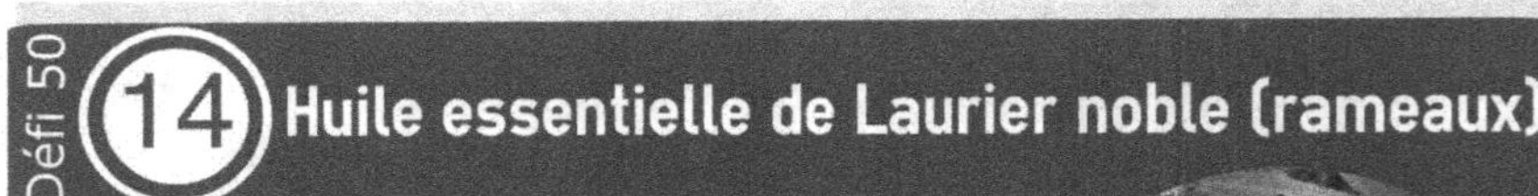

Défi 50
14
Huile essentielle de Laurier noble (rameaux)

Laurus nobilis

Propriétés

- Antibactérienne, Anti-virale (grippe) +++
- Fongicidde +++
- Mucolytique et expectorante +++
- Antalgique puissante +++
- Régulatrice du système nerveux, équilibrante (sympathique et parasympathique)+++
- Neurotonique, stimulant cérébral
- Vasocoronarodilatateur, régulateur lymphatique

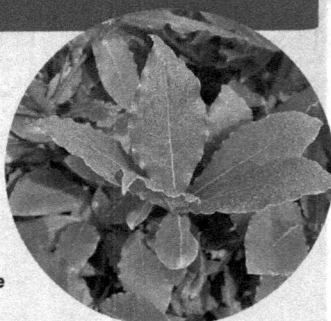

Utilisations

- Grippe, infections ORL (voie cutanée, diffusion, voie orale)
- Infections bucco-dentaires: aphtes, gingivite, parodontite, odontalgie (voie cutanée)
- Infections intestinales et digestives, colite, flatulence (voie orale)
- Dermatoses : acné, psoriasis, mycoses cutanées, ulcères variqueux, escarres, furoncles (voie cutanée)
- Fatigue, dépression, stress (voie cutanée, olfaction, diffusion)
- Arthrite, rhumatismes, névralgie y compris dentaire (eugénol), contractures musculaires (voie cutanée)
- Anti-dégénérant: confort des cancéreux, sclérose en plaques (voie orale)
- paludisme (??)
-"Beauté": pousse des cheveux, pousse des cils
- Maison: produits ménagers, assainit, désinfecte

Dangers et contre-indications

ATTENTION! Cette huile essentielle est potentiellement allergisante. Réaliser SYSTEMATIQUEMENT un test d'allergie et limiter l'usage cutané. Interdit avant les 3 premiers mois de grossesse et aux enfants de moins de six ans. Narcotique à forte dose.

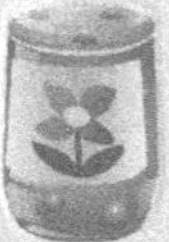

Un peu de chimie

Familles biochimique principales: 1,8-cinéole, monoterpènes, monoterpénols, esters

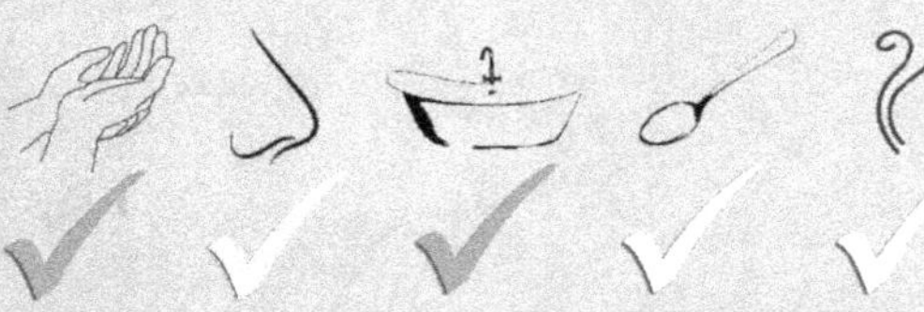

Voies d'administration

Dosages

Soins cutanés: 50% max (durée limitée dans le temps)
Cosmétique: éviter l'usage cutané prolongé
Par voie orale: toujours diluer (miel, sur un sucre), prendre l'avis d'un médecin ou consulter un ouvrage sérieux d'aromathérapie. Une goutte par prise suffit.
Cuisine: une goutte parfume un plat

Le TEST D'ALLERGIE

Appliquez au pli du coude 1 goutte d'HE avec 1 goutte d'huile végétale, frotter et attendez 48h. Si une réaction immédiate se produit, ce n'est pas une allergie mais une réaction cutanée (brûlures, irritations, boutons). Vous pouvez éventuellement ré-essayer en diluant davantage, sinon, n'insistez pas.

Toutes les fiches du défi 50 huiles essentielles en 50 semaines sont sur plante-essentielle.com

Fiche 15- Orange douce >> ples.ovh/orangedouce

Défi 50

15 Huile essentielle d'Orange douce (zeste)

Citrus sinensis

Propriétés

- Antiseptique, antibactérienne, antivirale++
- Stomachique, carminative (gaz) +
- Calmante, sédative +
- Lymphotonique, circulatoire

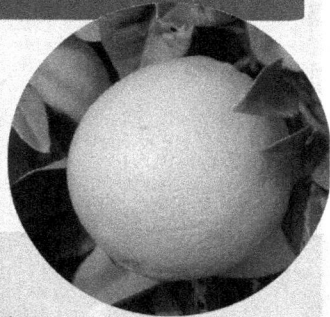

Utilisations

- Désinfection atmosphérique (diffusion)
- Digestion, dyspepsie (gaz) (voie orale)
- Cellulite- décongestionne les tissus en cas d'oedème (voie cutanée)
- Anxiété, nervosité (diffusion, olfaction)
- Ménage: additionnée à du vinaigre blanc ou de l'alcool par exemple

Dangers et contre-indications

Photosensibilisante, dermocaustique et potentiellement irritante, la voie cutanée doit être utilisée avec précaution: en très forte dilution et pas avant de s'exposer au soleil (attendre au moins 8h).
Interdites chez les femmes enceintes de moins de trois mois et chez les enfants de moins de 3 mois (olfaction) et de moins d'un an (application).

Un peu de chimie

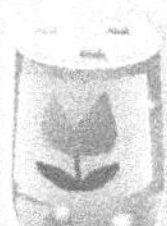

Famille biochimique principale: monoterpénes (limonène), furocoumarines

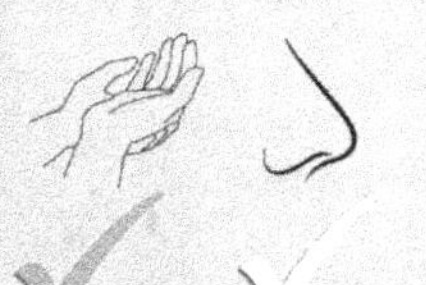

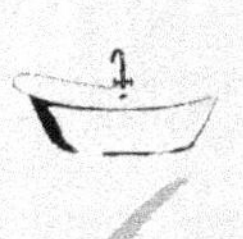

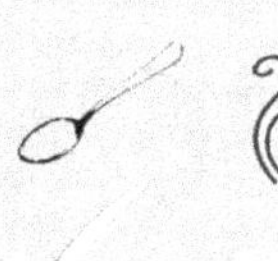

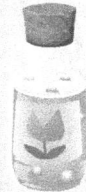

Voies d'administration

Dosages

Soins cutanés: 2% (4 gouttes pour 1 cuillère à soupe d'huile végétale) et JAMAIS pure
Cuisine: 1 goutte parfume un plat! (diluer dans une matière grasse)
Par voie orale: toujours diluer (miel, sur un sucre), en dehors d'une utilisation ponctuelle d'une goutte après un repas pour digérer, prendre l'avis d'un médecin

Attention!!!
L'huile essentielle d'orange douce, n'est pas l'huile essentielle d'orange amère. Vérifiez bien le nom, car cette dernière présente des contre-indications au niveau cardiaque en raison de la présence de sinéphrines

Toutes les fiches du défi 50 huiles essentielles en 50 semaines sont sur plante-essentielle.com

Fiche 16- Bois d'Inde ou Bay St Thomas >> ples.ovh/boisdinde

Défi 50

16 Huile essentielle de Bois d'Inde ou Bay St Thomas (Feuilles)

Pimenta racemosa

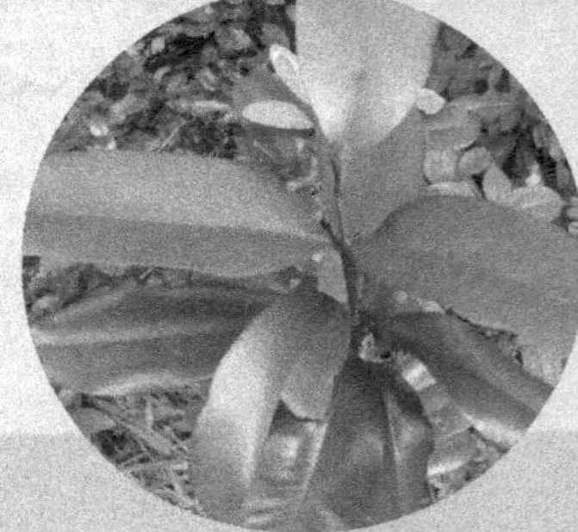

Propriétés

- Anti-bactérienne
- Anti-virale
- Fongicide
- Anti-inflammatoire
- Antalgique percutanée
- Tonique et stimulante générale

Utilisations

- Troubles digestifs, constipation (voie cutanée)
- Grippe, coup de froid (voie cutanée)
- Arthrite, arthrose, tensions musculaires (voie cutanée)
- Insectifuge (voie cutanée)
- Alopécie, chute des cheveux (voie cutanée)
- Névralgies, notamment dentaire (voie cutanée)
- Asthénie (olfaction)

Dangers et contre-indications

Dermocaustique
=> Fortement diluée par la voie cutanée
Hépatotoxique
=> coupler avec l'he de citron par voie orale
Interdite en diffusion, Interdite aux femmes enceintes et aux jeunes enfants.

Un peu de chimie

Famille biochimique principale: phénols (eugénol, chavicol), monoterpènes (myrcène)

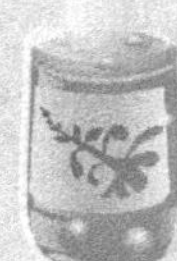

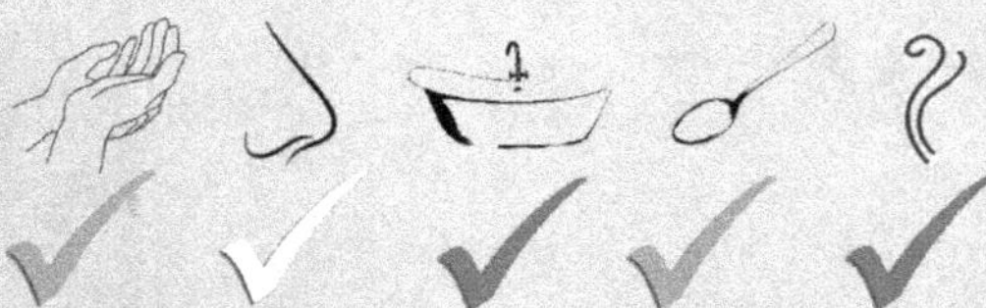

Voies d'administration

Dosages

Soin cutané : 0,5 à 1% max (1 goutte pour 1 cuillerée à soupe d'huile)
Par voie orale: ?? usage non documenté
En cuisine, 1 goutte diluée dans de la matière grasse parfume un plat

Cette huile essentielle peut présenter 3 types différents dont les spécialités thérapeutiques ne seront pas les mêmes. Le type girofle est plutôt anti-douleurs, le type anis pour les cheveux et le type citronnelle pour les moustiques et antibactérien

Toutes les fiches du défi 50 huiles essentielles en 50 semaines sont sur plante-essentielle.com

Fiche 17- Mélèze >> ples.ovh/meleze

Défi 50

17 Huile essentielle de Mélèze (aiguilles)

Larix decidua

Propriétés

- Antiseptique, anti-infectieux (pneumocoques) ++
- Anti-inflammatoire
- Neurotonique

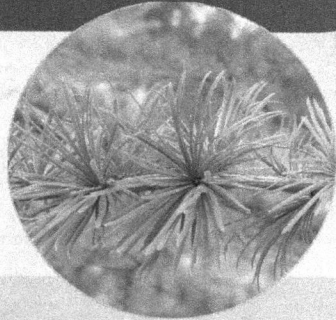

Utilisations

- Bronchites, pneumonie (olfaction, diffusion, massage localisé sur le thorax)
- Arthrose, rhumatismes, crampes musculaires, dystrophie osseuse (voie cutanée)
- fatigue (diffusion, olfaction, voie cutanée)
- stimule la créativité par une action sur le cerveau gauche (olfaction, diffusion)

Dosages

Soins cutanés: toujours diluée, application localisée, 10% maximum
Par voie orale: non recommandé sauf avis contraire du médecin

Un peu de chimie

Famille biochimique principale: monoterpénes (alpha-pinène, limonène), esters

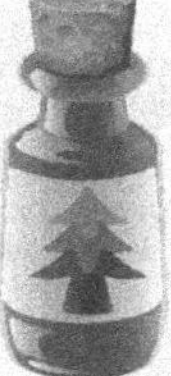

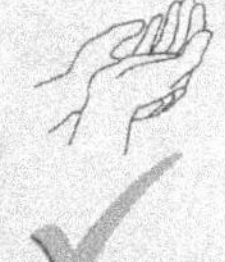

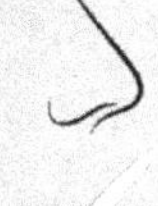

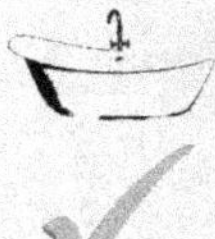

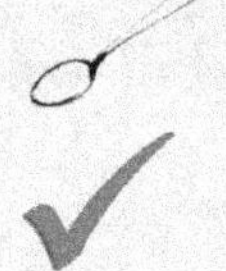

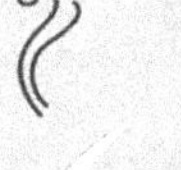

Voies d'administration

Dangers et contre-indications

Interdit aux femmes enceintes et allaitantes ainsi qu'aux enfants avant 6 ans.
Le peu de données disponibles rend la voie orale hasardeuse.

Difficile d'obtenir des informations sur l'utilisation du Mélèze, comme pour les autres conifères. Boudé par les thérapeutes, il retrouve une considération auprès des praticiens en énergétique: il est un symbole de renouvellement, de nouveau départ car c'est le seul conifère qui perd ses épines à l'automne.

Toutes les fiches du défi 50 huiles essentielles en 50 semaines sont sur plante-essentielle.com

Fiche 18- Bois de rose >> ples.ovh/boisderose

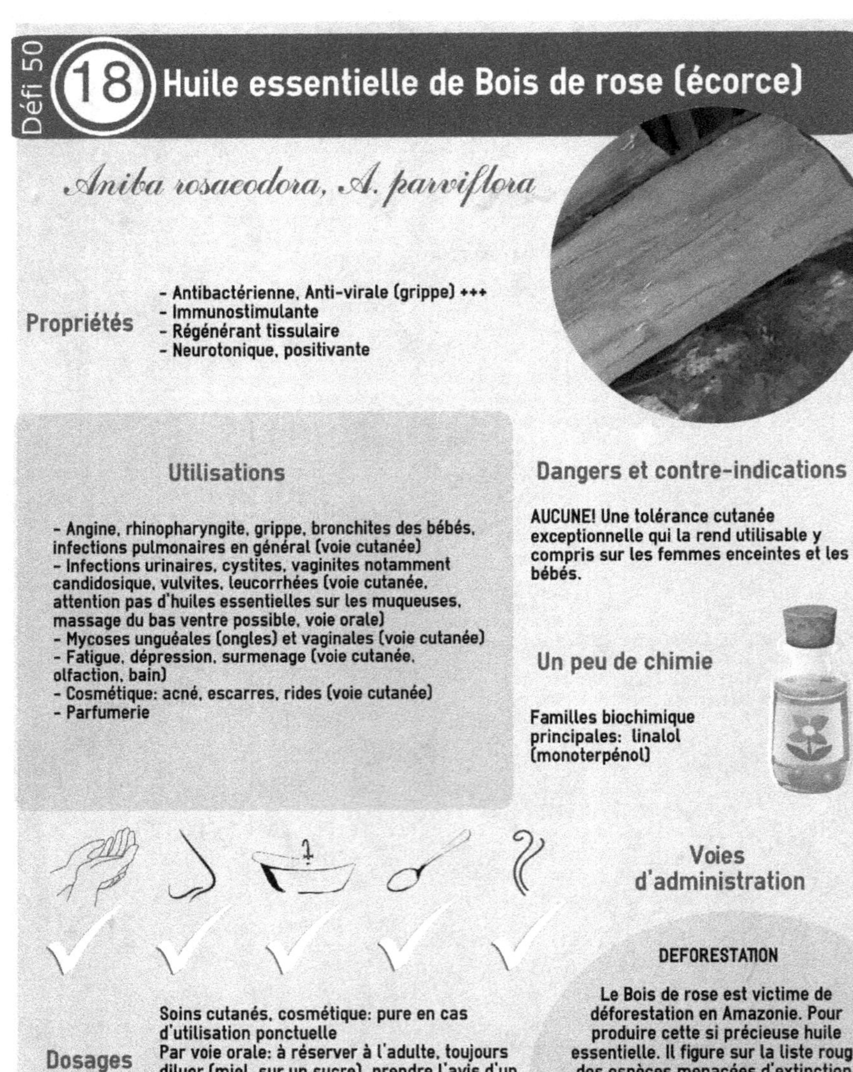

Défi 50
18 Huile essentielle de Bois de rose (écorce)
Aniba rosaeodora, A. parviflora
Propriétés
- Antibactérienne, Anti-virale (grippe) +++
- Immunostimulante
- Régénérant tissulaire
- Neurotonique, positivante
Utilisations
- Angine, rhinopharyngite, grippe, bronchites des bébés, infections pulmonaires en général (voie cutanée)
- Infections urinaires, cystites, vaginites notamment candidosique, vulvites, leucorrhées (voie cutanée, attention pas d'huiles essentielles sur les muqueuses, massage du bas ventre possible, voie orale)
- Mycoses unguéales (ongles) et vaginales (voie cutanée)
- Fatigue, dépression, surmenage (voie cutanée, olfaction, bain)
- Cosmétique: acné, escarres, rides (voie cutanée)
- Parfumerie
Dangers et contre-indications
AUCUNE! Une tolérance cutanée exceptionnelle qui la rend utilisable y compris sur les femmes enceintes et les bébés.
Un peu de chimie
Familles biochimique principales: linalol (monoterpénol)
Voies d'administration
Dosages
Soins cutanés, cosmétique: pure en cas d'utilisation ponctuelle
Par voie orale: à réserver à l'adulte, toujours diluer (miel, sur un sucre), prendre l'avis d'un médecin ou consulter un ouvrage sérieux d'aromathérapie. Pas plus d'une goutte par prise.
DEFORESTATION
Le Bois de rose est victime de déforestation en Amazonie. Pour produire cette si précieuse huile essentielle. Il figure sur la liste rouge des espèces menacées d'extinction. Privilégiez dans la mesure du possible des filières transparentes (nom du producteur, lieu précis de récolte). Elle est substituable par d'autres huiles essentielles.
Toutes les fiches du défi 50 huiles essentielles en 50 semaines sont sur plante-essentielle.com

Fiche 19- Patchouli >> ples.ovh/hepatchouli

Défi 50 19

Huile essentielle de Patchouli (Feuilles)

Pogostemon cablin

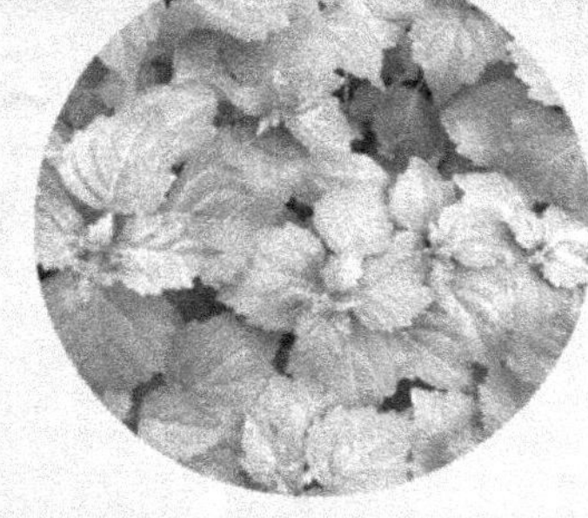

Propriétés

- Lymphotonique +++
- Phlébotonique, décongestionnante +++
- Insectifuge ++
- Relaxante, antispasmodique
- Régénérant cutané

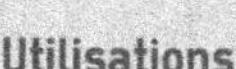

Utilisations

- Troubles veineux, varices, hémorroïdes, jambes lourdes, œdèmes lymphatiques, rétention d'eau (voie cutanée)
- Régénérante cutanée: eczéma, acné, escarres, crevasses, cicatrices, hématomes, dermatoses, mycoses et parasitoses (voie cutanée)
- Aphrodisiaque: asthénie sexuelle, frigidité, impuissance (voie cutanée/ olfaction/ diffusion)
- Stress, nervosité, difficulté à affirmer ses idées (olfaction/ diffusion/ voie cutanée)
- Insectes: insectifuge, contre les mites (diffusion)

Dangers et contre-indications

La voie orale est strictement réservée au médecin

Interdit aux femmes enceintes de moins de 3 mois et aux jeunes enfants.

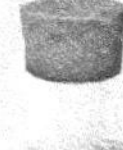

Un peu de chimie

Familles biochimiques principales: sesquiterpènes, sesquiterpénols (patchoulol)

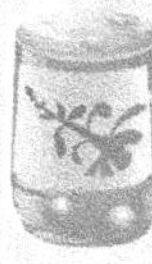

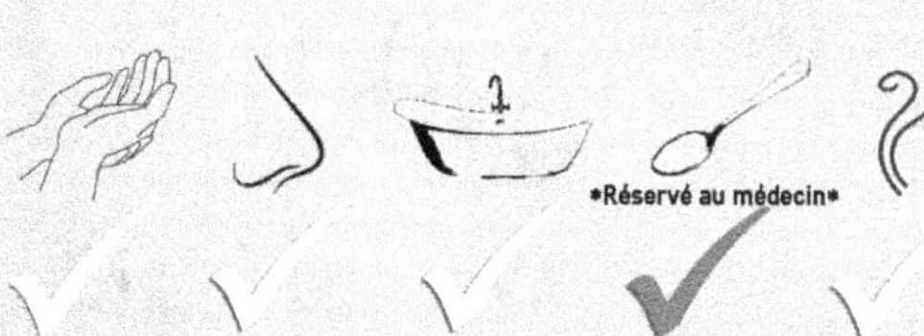

Voies d'administration

Dosages

Massage thérapeutique: possibilité de l'utiliser pure pour un usage ponctuel, toujours préférable de la diluer: 5 gouttes dans une cuiller à soupe d'huile végétale
Soins cosmétiques: 1 goutte dans une noisette de votre crème; sinon, dilution à 3-4% max
Voie orale: strictement réservée au médecin

L'huile essentielle de patchouli se bonifie avec le temps. Laissez-lui donc le temps de mâturer et de développer tous ses arômes avant de l'utiliser!

Toutes les fiches du défi 50 huiles essentielles en 50 semaines sont sur plante-essentielle.com

Fiche 20- Saro ou Mandravasorotra

>> ples.ovh/mandravasarotra

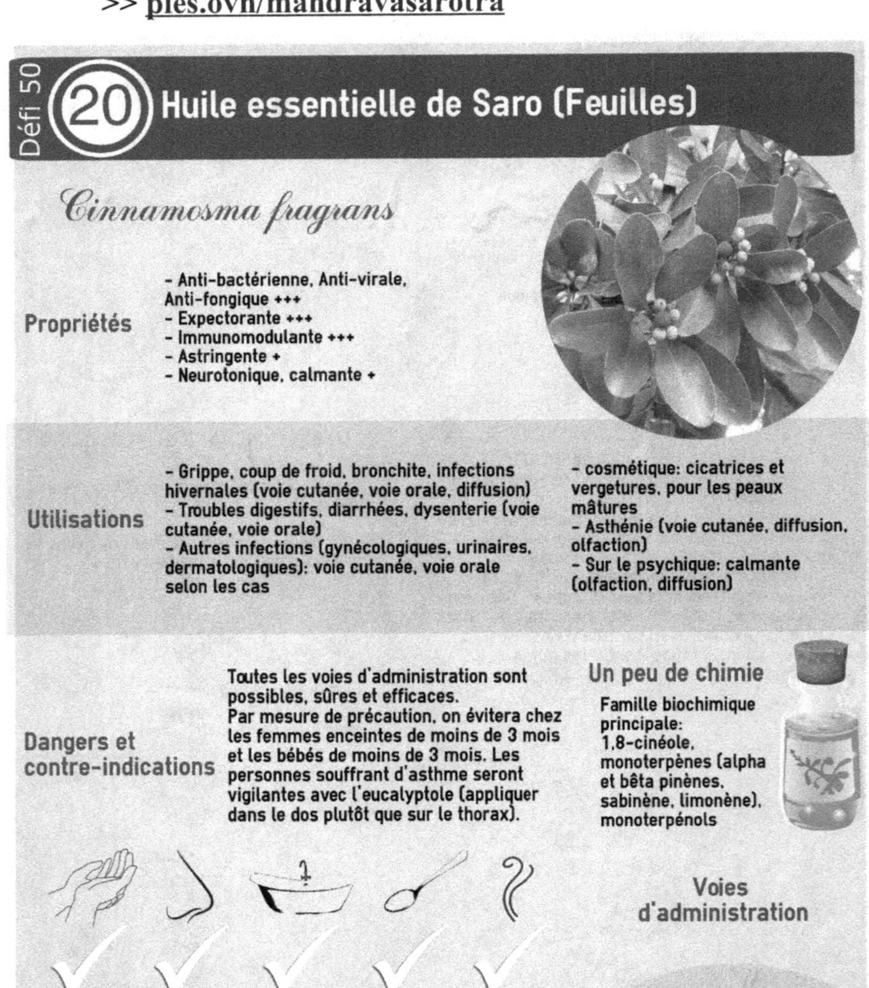
Défi 50
20 Huile essentielle de Saro (Feuilles)
Cinnamosma fragrans
Propriétés
- Anti-bactérienne, Anti-virale, Anti-fongique +++
- Expectorante +++
- Immunomodulante +++
- Astringente +
- Neurotonique, calmante +
Utilisations
- Grippe, coup de froid, bronchite, infections hivernales (voie cutanée, voie orale, diffusion)
- Troubles digestifs, diarrhées, dysenterie (voie cutanée, voie orale)
- Autres infections (gynécologiques, urinaires, dermatologiques): voie cutanée, voie orale selon les cas
- cosmétique: cicatrices et vergetures, pour les peaux mâtures
- Asthénie (voie cutanée, diffusion, olfaction)
- Sur le psychique: calmante (olfaction, diffusion)
Dangers et contre-indications
Toutes les voies d'administration sont possibles, sûres et efficaces.
Par mesure de précaution, on évitera chez les femmes enceintes de moins de 3 mois et les bébés de moins de 3 mois. Les personnes souffrant d'asthme seront vigilantes avec l'eucalyptole (appliquer dans le dos plutôt que sur le thorax).
Un peu de chimie
Famille biochimique principale: 1,8-cinéole, monoterpènes (alpha et bêta pinènes, sabinène, limonène), monoterpénols
Voies d'administration
Dosages
Voie cutanée : jusqu'à 50% voire pure en usage ponctuel chez l'adulte
Par voie orale: 1 à 2 gouttes par prise max 2-3 fois par jour, chez l'adulte, prendre l'avis d'un médecin
Attention, cette huile essentielle très proche du Ravintsara a fait l'objet, comme ce dernier, de confusions. Vérifiez bien le nom latin, car le Saro désigne parfois Cinnamosma madagascariensis qui n'est pas la plante dont est tirée l'huile essentielle décrite ici.
Toutes les fiches du défi 50 huiles essentielles en 50 semaines sont sur plante-essentielle.com

Fiche 21- Menthe poivrée >> ples.ovh/menthepoivree

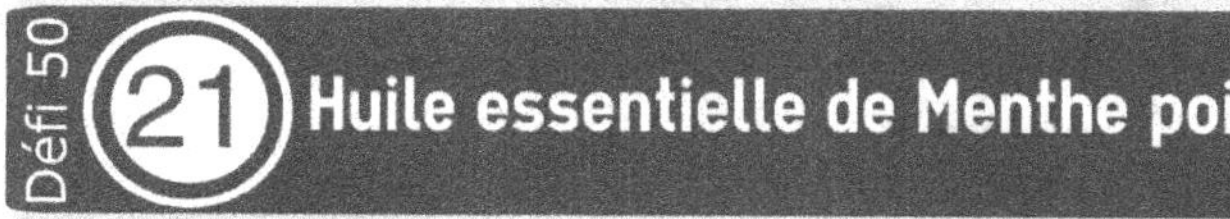

Mentha piperita

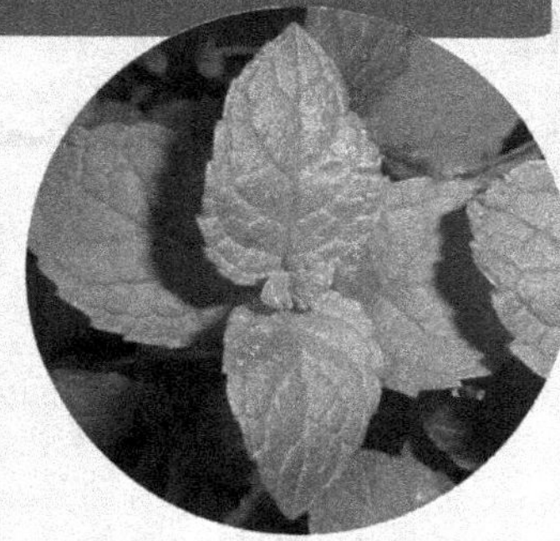

Propriétés

- Tonique et stimulante (digestif, cardiaque, pancréatique, hépatique et nerveuse) +++
- Cholagogue et cholérétique +++
- Anesthésique, analgésique +++
- Anti-inflammatoire urinaire et intestinale ++
- Antibactérienne, antifongique, antivirale ++
- Hormon like: empêche la montée de lait et favorise les règles

Utilisations

- Digestion, nausées, vomissements, gaz, ballonnements, spasmes digestifs, bonne haleine (voie orale)
- Migraines, maux de tête (voie cutanée sur les tempes)
- Mal des transports, vertiges (voie cutanée, olfaction, voie orale)
- Douleurs, chocs, sciatique, goutte (voie cutanée)
- Fatigue, asthénie, hypotension (voie cutanée, olfaction)
- Cosmétique: pour son effet froid, à doser très légèrement dans les crèmes "jambes lourdes" ou dans les shampoing anti-pelliculaires
- Aromathérapie énergétique: pour "garder la tête froide"

Dangers et contre-indications

Interdit aux femmes enceintes et allaitantes et aux enfants (avant 6-8 ans), neurotoxique, abortive, hormon-like. Attention chez les personnes épileptiques. Elle peut provoquer l'hypothermie et le réflexe laryngé létal chez les jeunes enfants

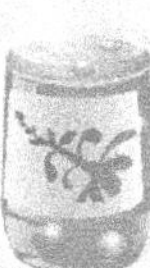

Un peu de chimie

Familles biochimiques principales: monoterpénols (menthol), cétones monoterpéniques (menthones)

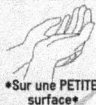

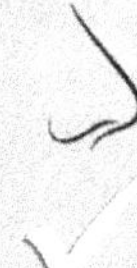

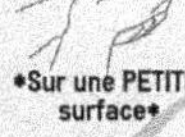

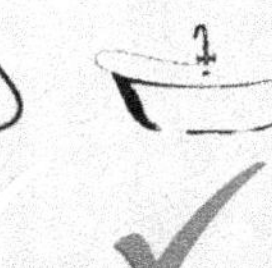

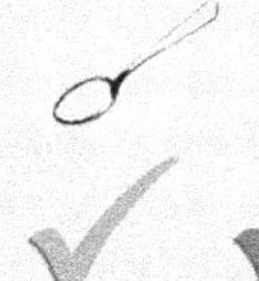

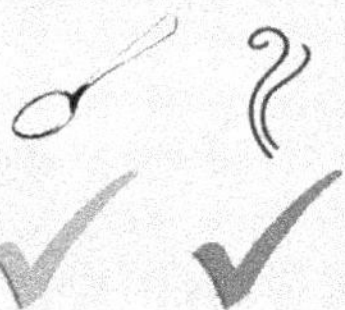

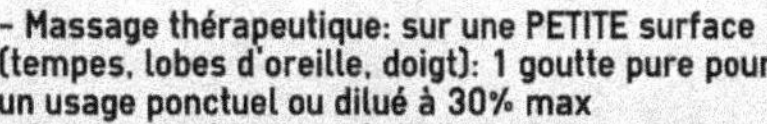

Voies d'administration

Dosages

- Massage thérapeutique: sur une PETITE surface (tempes, lobes d'oreille, doigt): 1 goutte pure pour un usage ponctuel ou dilué à 30% max
- Soins cosmétiques: très faible dilution, suivre la formulation d'un professionnel
- Voie orale: 1 goutte sur un support ou sur la langue pour un usage ponctuel
- Cuisine: à éviter
- Diffusion: en mélange avec d'autres HE, 15% max (neurotoxique, agressive pour les yeux)

L'huile essentielle de Menthe poivrée a la particularité de créer un "effet froid" qui peut provoquer une hypothermie lorsque l'huile essentielle est appliquée sur une grande surface de peau (ex dans un bain). Chez les jeunes enfants, elle peut provoquer un réflexe laryngé létal.

Toutes les fiches du défi 50 huiles essentielles en 50 semaines sont sur plante-essentielle.com

Fiche 22- Niaouli >> ples.ovh/niaouli

Défi 50

22 Huile essentielle de Niaouli (Feuilles)

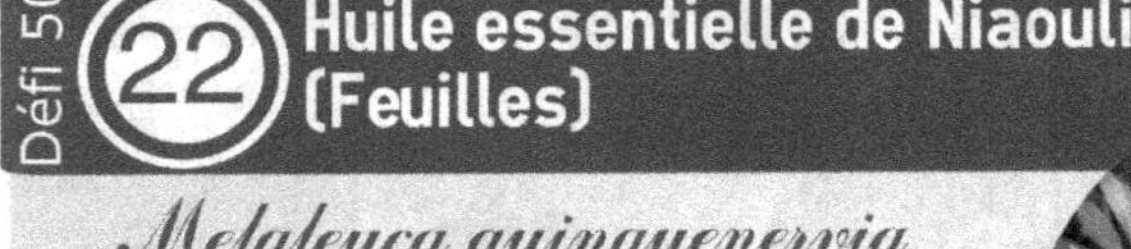

Melaleuca quinquenervia ct cineole

Propriétés

- Anti-virale, Antibactérienne +++
- Stimulante immunitaire +++
- Expectorante, anti-catarrhale +++
- Tonique cutanée +++
- Radioprotectrice +++
- Anti-fongique, anti-parasitaire ++
- Décongestionnante veineuse ++

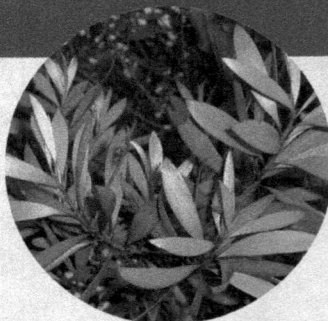

Utilisations

- Infections ORL virales ou bactériennes: bronchite, grippe, angine, rhume, toux grasse, rhinopharyngite, laryngite, fièvre, sinusite, tuberculose, coqueluche... (voie cutanée, diffusion, voie orale)
- Sphère urinaire/ génitale: herpès génital, vaginite, urétrite, prostatite, cystite, fibromes, leucorrhées (voie cutanée, voie orale)
- Dermatoses infectieuses, virales ou mycosiques: psoriasis, furoncles, lèpre, herpes, panaris, zona, varicelle, acné ... (voie cutanée)
- Affections circulatoires: jambes lourdes, varices, phlébites, artérites, artériosclérose, hémorroïdes (voie cutanée)
- Asthme (voie cutanée en massage du dos)
- Troubles de la ménopause, règles irrégulières (voie cutanée, massage du bas-ventre)
- Fatigue (voie cutanée, olfaction)
- Radioprotection: traitements radio contre le cancer (voie cutanée)
- Insectes: répulsif (voie cutanée, diffusion)
- "Beauté": anti-vergetures, vieillissement cutané, raffermi les tissus (voie cutanée)
- Maison: produits ménagers, assainit, désinfecte

Dangers et contre-indications

Aucune! On évitera néanmoins par principe de précaution l'application avant l'âge de 3 ans et avant les 3 premiers mois de grossesse. Elle peut assécher les voies respiratoires et la peau, provoquer de rares irritations. Hormon-like

Un peu de chimie

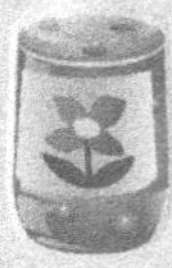

Familles biochimique principales: 1,8-cinéole, monoterpénols (terpinéol), sesquiterpénols (viridiflorol, nérolidol)

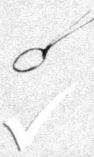

Voies d'administration

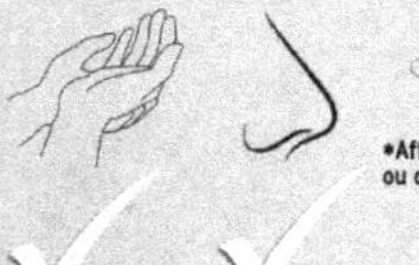

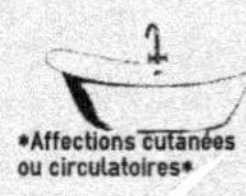

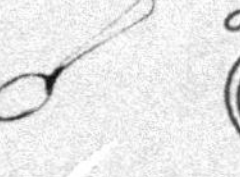

Dosages

Soins cutanés: jusqu'à 50%, voire pure sur un bouton d'acné ou d'herpes (durée limitée dans le temps)
Cosmétique: 1%
Par voie orale: toujours diluer (miel, sur un sucre), prendre l'avis d'un médecin ou consulter un ouvrage sérieux d'aromathérapie

Une huile essentielle multi-usages à la valeur thérapeutique exceptionnelle et utilisable par toute la famille!

Toutes les fiches du défi 50 huiles essentielles en 50 semaines sont sur plante-essentielle.com

Fiche 23- Cannelle de Ceylan >> ples.ovh/cannellefeuille

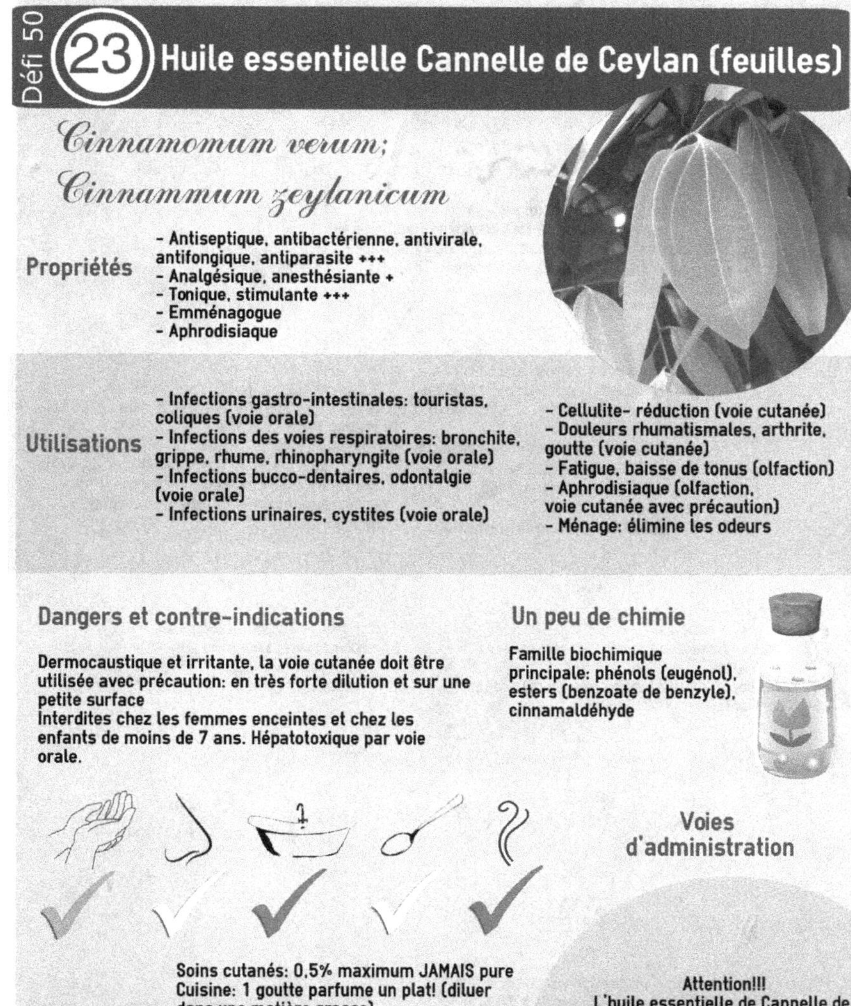

Défi 50
23 Huile essentielle Cannelle de Ceylan (feuilles)
Cinnamomum verum;
Cinnammum zeylanicum
Propriétés
- Antiseptique, antibactérienne, antivirale, antifongique, antiparasite +++
- Analgésique, anesthésiante +
- Tonique, stimulante +++
- Emménagogue
- Aphrodisiaque
Utilisations
- Infections gastro-intestinales: touristas, coliques (voie orale)
- Infections des voies respiratoires: bronchite, grippe, rhume, rhinopharyngite (voie orale)
- Infections bucco-dentaires, odontalgie (voie orale)
- Infections urinaires, cystites (voie orale)
- Cellulite- réduction (voie cutanée)
- Douleurs rhumatismales, arthrite, goutte (voie cutanée)
- Fatigue, baisse de tonus (olfaction)
- Aphrodisiaque (olfaction, voie cutanée avec précaution)
- Ménage: élimine les odeurs
Dangers et contre-indications
Dermocaustique et irritante, la voie cutanée doit être utilisée avec précaution: en très forte dilution et sur une petite surface
Interdites chez les femmes enceintes et chez les enfants de moins de 7 ans. Hépatotoxique par voie orale.
Un peu de chimie
Famille biochimique principale: phénols (eugénol), esters (benzoate de benzyle), cinnamaldéhyde
Voies d'administration
Dosages
Soins cutanés: 0,5% maximum JAMAIS pure
Cuisine: 1 goutte parfume un plat! (diluer dans une matière grasse)
Par voie orale: toujours diluer (miel, sur un sucre), en dehors d'une utilisation ponctuelle d'une goutte par jour, à l'occasion d'un voyage en prévention de la tourista, prendre l'avis d'un médecin
Attention!!!
L'huile essentielle de Cannelle de Ceylan feuilles n'est pas la Cannelle de Ceylan écorce ni la Cannelle de Chine (Cinnamomum cassia)...
Toutes les fiches du défi 50 huiles essentielles en 50 semaines sont sur plante-essentielle.com

Fiche 24- Poivre noir >> ples.ovh/poivrenoir

Défi 50

24 Huile essentielle de Poivre noir

Piper nigrum

Propriétés

- Antalgique, odontalgique +++
- Tonique, stimulante des glandes digestives ++
- Anticatarrhale, expectorante, fluidifiante ++
- Réchauffante, hyperémiante ++
- Fébrifuge +
- Aphrodisiaque +

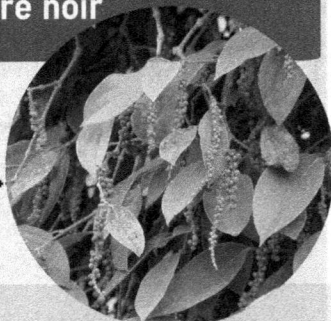

Utilisations

- Douleurs dentaires, articulaires, musculaires, tendineuses: sciatique, rhumatismes, tensions musculaires, odontalgie (voie cutanée)
- Troubles digestifs: ballonnements, flatulences, constipation, troubles hépato-pancréatiques (voie cutanée, voie oale)
- Coupe-faim, boulimie (olfaction)
- Infections des voies respiratoires: bronchite, sinusite, laryngite, toux grasse, angine (voie cutanée)
- Fièvre (voie cutanée)
- Aphrodisiaque, asthénie sexuelle (olfaction, diffusion, voie cutanée)
- Dépression (voie cutanée, olfaction, diffusion)

Dangers et contre-indications

Interdit aux femmes enceintes et aux enfants avant 6-8 ans.
Irritante, dermocaustique, ne jamais appliquer pure. Cortison-like.

Un peu de chimie

Famille biochimique principale: sesquiterpènes (caryophyllène), monoterpènes

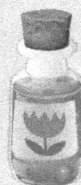

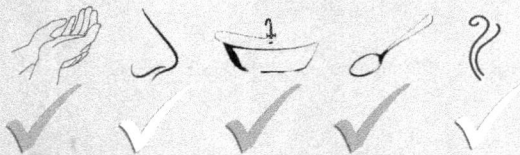

Voies d'administration

Dosages

Pas d'utilisation en cosmétique
Soins cutanés: jusqu'à 20 % max
Cuisine: 1 goutte parfume un plat! (diluer dans une matière grasse avant incorporation)
Par voie orale: toujours diluer (huile, miel), prendre l'avis d'un médecin

Il existe une autre huile essentielle de Poivre, celle de Poivre vert obtenue avec les grains immatures de cette même liane. Ses propriétés sont sensiblement les mêmes.

Toutes les fiches du défi 50 huiles essentielles en 50 semaines sont sur plante-essentielle.com

Fiche 25- Basilic Grand vert >> ples.ovh/basilicGV

Défi 50

25 Huile essentielle de Basilic Grand Vert (Feuilles et fleurs)

Ocimum basilicum var. "Grand Vert"

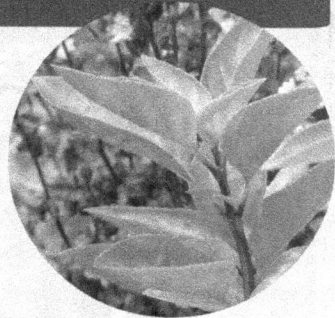

Propriétés

- Antispasmodique puissant (digestive) +++
- Anti-infectieux (tout ou rien) ++

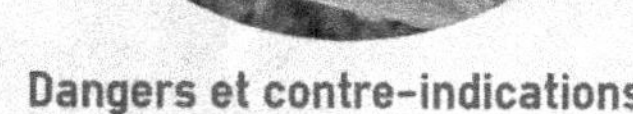

Dangers et contre-indications

Interdit aux femmes enceintes et allaitantes et aux enfants (avant 8 ans). Dermocaustique (toujours diluer). Un de ses composés est suspecté d'être cancérigène (cancer du sein).

Utilisations

- Difficultés digestives: ballonnements, gaz, crampes, nausées (voie cutanée, voie orale)
- Colites infectieuses, gastro, turista (voie orale)
- Douleurs des règles: spasmes (voie cutanée)
- Spasmophilie
- Stress, manque de recul, sensation d'être noué (olfaction/ diffusion à privilégier, voie cutanée)

Un peu de chimie

Famille biochimique principale: phénols méthyl-ethers (eugénol M.E., chavicol M.E.)

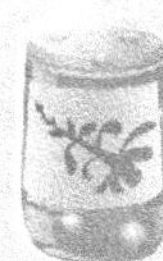

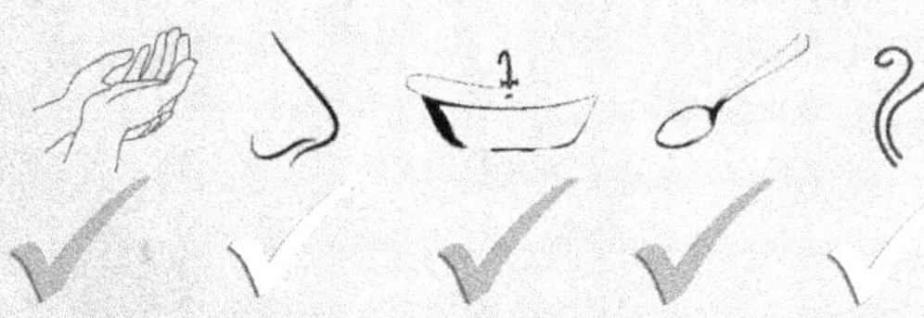

Voies d'administration

Dosages

Massage thérapeutique: diluer à 20% max
Voie orale: 1 goutte sur un support neutre. Prendre l'avis d'un médecin
Cuisine: 1 goutte parfume un plat (bien diuler dans une matière grasse au préalable)

Plusieurs huiles essentielles de Basilic existent. Le basilic Saint à beta caryophyllène, le Basilic doux à linalol, le Basilic tropical à phénols méthyl-ethers et le Basilic commun à phénols (eugénol ou thymol). Tous ont bien évidemment des propriétés rédicalement différentes

Toutes les fiches du défi 50 huiles essentielles en 50 semaines sont sur plante-essentielle.com

Fiche 26- Fragonia >> ples.ovh/fragonia

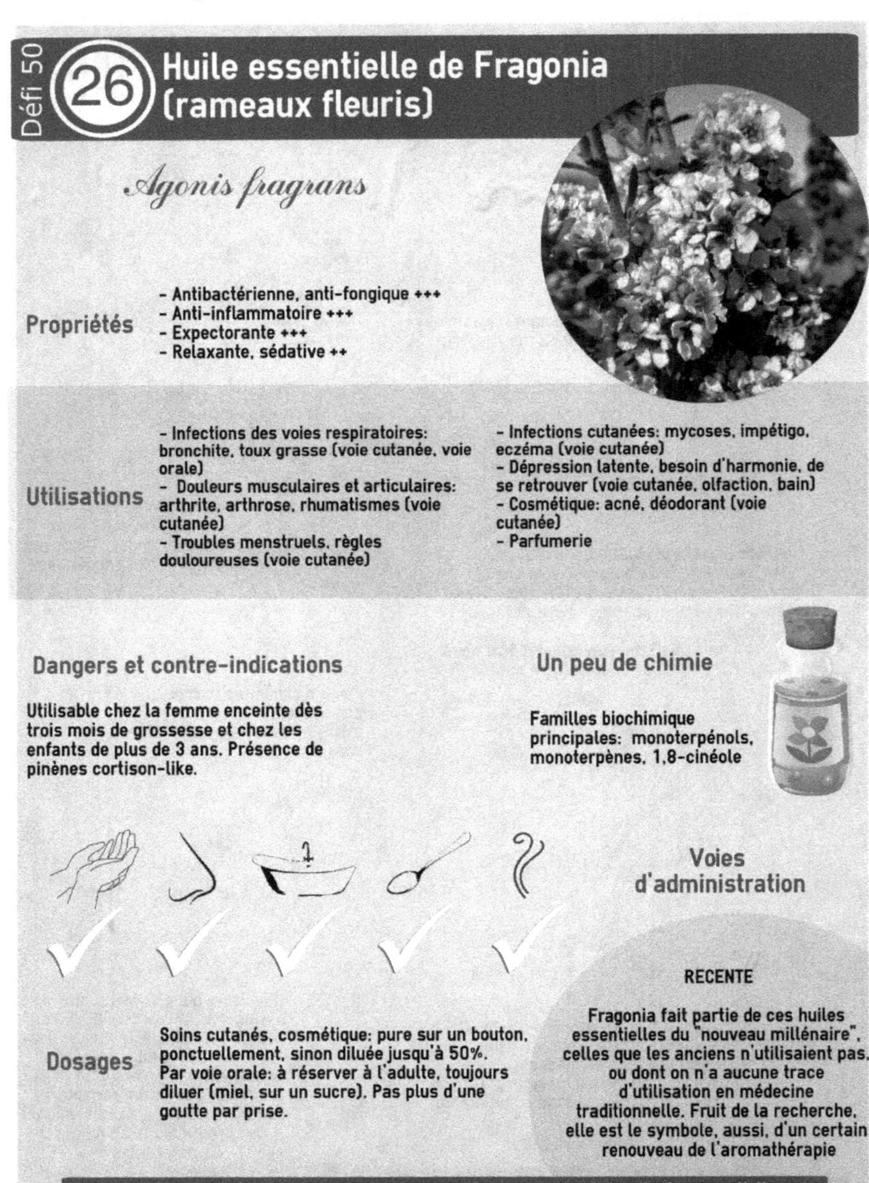

Défi 50
26
Huile essentielle de Fragonia (rameaux fleuris)
Agonis fragrans
Propriétés
- Antibactérienne, anti-fongique +++
- Anti-inflammatoire +++
- Expectorante +++
- Relaxante, sédative ++
Utilisations
- Infections des voies respiratoires: bronchite, toux grasse (voie cutanée, voie orale)
- Douleurs musculaires et articulaires: arthrite, arthrose, rhumatismes (voie cutanée)
- Troubles menstruels, règles douloureuses (voie cutanée)
- Infections cutanées: mycoses, impétigo, eczéma (voie cutanée)
- Dépression latente, besoin d'harmonie, de se retrouver (voie cutanée, olfaction, bain)
- Cosmétique: acné, déodorant (voie cutanée)
- Parfumerie
Dangers et contre-indications
Utilisable chez la femme enceinte dès trois mois de grossesse et chez les enfants de plus de 3 ans. Présence de pinènes cortison-like.
Un peu de chimie
Familles biochimique principales: monoterpénols, monoterpènes, 1,8-cinéole
Voies d'administration
RECENTE
Fragonia fait partie de ces huiles essentielles du "nouveau millénaire", celles que les anciens n'utilisaient pas, ou dont on n'a aucune trace d'utilisation en médecine traditionnelle. Fruit de la recherche, elle est le symbole, aussi, d'un certain renouveau de l'aromathérapie
Dosages
Soins cutanés, cosmétique: pure sur un bouton, ponctuellement, sinon diluée jusqu'à 50%.
Par voie orale: à réserver à l'adulte, toujours diluer (miel, sur un sucre). Pas plus d'une goutte par prise.
Toutes les fiches du défi 50 huiles essentielles en 50 semaines sont sur plante-essentielle.com

Fiche 27- Vetiver >> ples.ovh/racinevetiver

Défi 50

27 Huile essentielle de Vetiver (Racines)

Vetiveria zizanioides

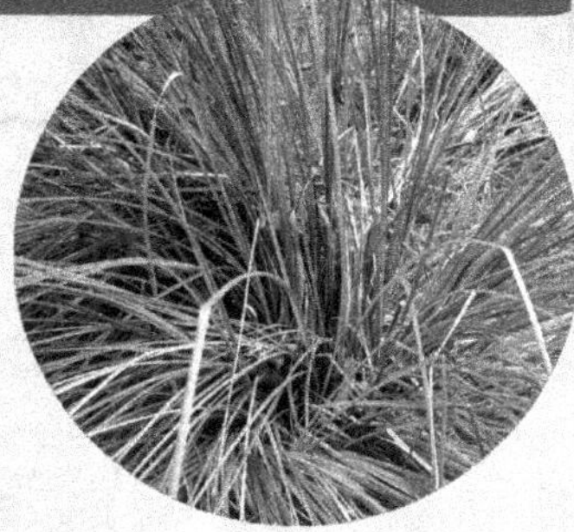

Propriétés

- Lymphotonique, Phlébotonique +++
- Immunostimulante ++
- Stimulante endocrine ++
- Emménagogue ++
- Relaxante, antispasmodique
- Régénérant cutané

Utilisations

- Troubles veineux, circulation sanguine, varices, hémorroïdes, jambes lourdes, œdèmes lymphatiques, rétention d'eau, coronarite, vascularite (voie cutanée)
- Aménorrhée, dysménorrhée, symptômes de la ménopause (voie cutanée)
- Infections cutanées, urticaires, démangeaisons d'origine nerveuse, acné (voie cutanée)
- Cosmétique, parfumerie, savonnerie
- Stress, nervosité, angoisse, sommeil (olfaction/ diffusion/ voie cutanée)
- Troubles addictifs, notamment tabagisme (olfaction)
- Aphrodisiaque (olfaction/ diffusion, voie cutanée)
- Insectifuge (mites)

Dangers et contre-indications

Interdit aux femmes enceintes de moins de 3 mois et aux jeunes enfants.

La voie orale est strictement réservée au médecin

Un peu de chimie

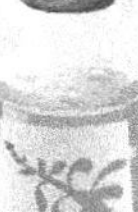

Familles biochimiques principales: sesquiterpènes (vétivène), sesquiterpénols (vétivénol)

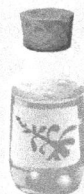

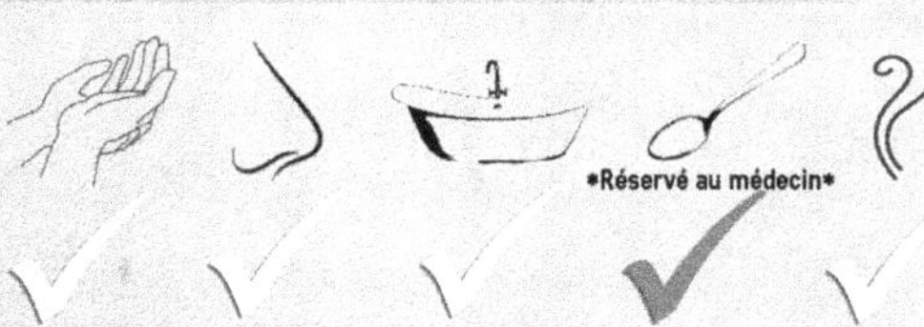

Voies d'administration

Dosages

Massage thérapeutique: possibilité de l'utiliser pure pour un usage ponctuel, toujours préférable de la diluer: 5 gouttes dans une cuiller à soupe d'huile végétale
Soins cosmétiques: 1 goutte dans une noisette de votre crème; sinon, dilution à 3-4% max
Voie orale: strictement réservée au médecin

La qualité de l'huile essentielle de Vetiver est différente selon que la racine est distillée fraîche (odeur verte) ou séchée (odeur plus terreuse, lourde). Dans le deuxième cas, le rendement est moindre mais l'huile essentielle est réputée de meilleure qualité

Toutes les fiches du défi 50 huiles essentielles en 50 semaines sont sur plante-essentielle.com

Fiche 28- Sauge sclarée >> ples.ovh/saugesclaree

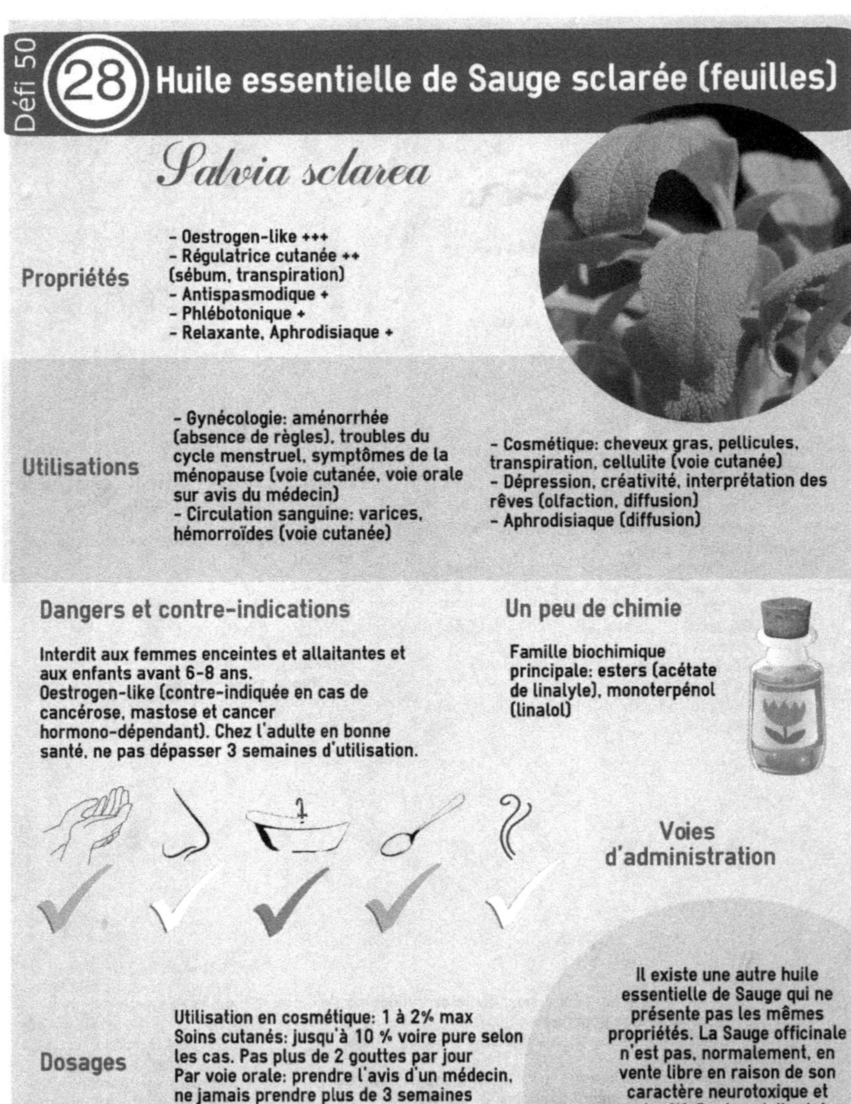

Défi 50
28 Huile essentielle de Sauge sclarée (feuilles)
Salvia sclarea
Propriétés
- Oestrogen-like +++
- Régulatrice cutanée ++ (sébum, transpiration)
- Antispasmodique +
- Phlébotonique +
- Relaxante, Aphrodisiaque +
Utilisations
- Gynécologie: aménorrhée (absence de règles), troubles du cycle menstruel, symptômes de la ménopause (voie cutanée, voie orale sur avis du médecin)
- Circulation sanguine: varices, hémorroïdes (voie cutanée)
- Cosmétique: cheveux gras, pellicules, transpiration, cellulite (voie cutanée)
- Dépression, créativité, interprétation des rêves (olfaction, diffusion)
- Aphrodisiaque (diffusion)
Dangers et contre-indications
Interdit aux femmes enceintes et allaitantes et aux enfants avant 6-8 ans.
Oestrogen-like (contre-indiquée en cas de cancérose, mastose et cancer hormono-dépendant). Chez l'adulte en bonne santé, ne pas dépasser 3 semaines d'utilisation.
Un peu de chimie
Famille biochimique principale: esters (acétate de linalyle), monoterpénol (linalol)
Voies d'administration
Dosages
Utilisation en cosmétique: 1 à 2% max
Soins cutanés: jusqu'à 10 % voire pure selon les cas. Pas plus de 2 gouttes par jour
Par voie orale: prendre l'avis d'un médecin, ne jamais prendre plus de 3 semaines d'affilé!!!
Il existe une autre huile essentielle de Sauge qui ne présente pas les mêmes propriétés. La Sauge officinale n'est pas, normalement, en vente libre en raison de son caractère neurotoxique et abortif. Restez vigilants!
Toutes les fiches du défi 50 huiles essentielles en 50 semaines sont sur plante-essentielle.com

Fiche 29- Carotte sauvage >> ples.ovh/carottesauvage

Défi 50

29 Huile essentielle de Carotte (Semences)

Daucus carota

Propriétés

- Régénératrice hépato-cellulaire +++
- Régénérante cutanée, cicatrisante +++
- Dépurative hépato-rénale (foie et reins) ++
- hypocholestérolémiante +
- Régulateur cardio-vasculaire, hypertensive +
- Tonique, stimulante

Utilisations

- Régénération, drainage du foie: cure détox, insuffisance hépatique ou rénale légère, hépatite virale, cirrhose (voie orale, voie cutanée)
- Action sur les reins: en cas de cystite, néphrite mais pas seule car elle n'est pas antibactérienne (voie orale, voie cutanée)
- Problèmes de peau: acné, furoncle, eczéma (voie cutanée, voie orale)
- Brûlures (voie cutanée)
- Cosmétique: raffermit la peau, antirides, illumine le teint, taches de vieillesse, couperose (voie cutanée)
- Hypotension (voie cutanée, voie orale)
- Fatigue (voie cutanée, voie orale)

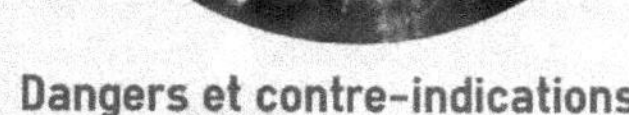

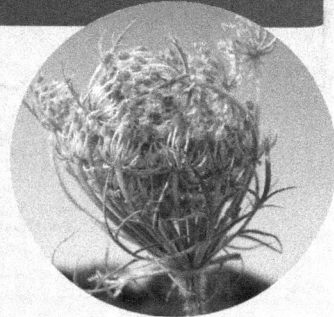

Dangers et contre-indications

Attention pour les personnes souffrant d'hypertension
Femmes enceintes: pas avant le 3ème mois de grossesse. Enfants: pas avant 12 mois.

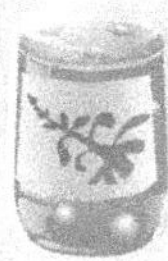

Un peu de chimie

Familles biochimiques principales: sesquiterpénols (carotol), sesquiterpènes

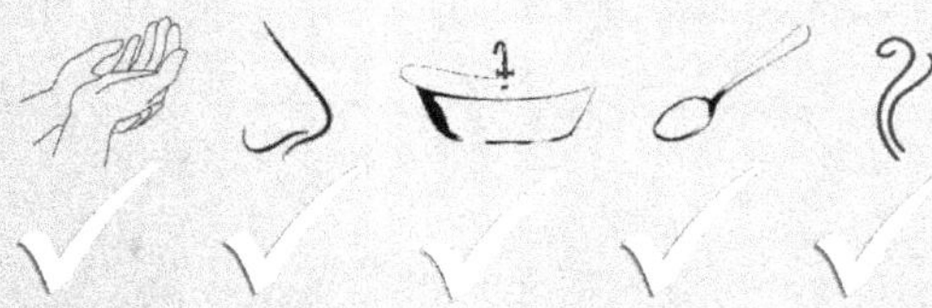

Voies d'administration

Dosages

Massage thérapeutique: possibilité de l'utiliser pure pour un usage ponctuel, toujours préférable de la diluer: 5 gttes/ cuiller à soupe d'huile végétale
Soins cosmétiques: 1 goutte dans une noisette de votre crème; sinon, dilution à 3-4% max
Voie orale: une cure detox ne dépasse pas 21 jours à raison de 2 gouttes max/ jour
Olfaction, diffusion, bain: aucun usage n'est renseigné

Les huiles essentielles de Carotte sauvage et de Carotte cultivées ont les mêmes utilisations mais pas tout à fait la même composition. La Carotte sauvage a davantage de carotol qui est le composé qui agit particulièrement sur le foie.

Toutes les fiches du défi 50 huiles essentielles en 50 semaines sont sur plante-essentielle.com

Fiche 30- Palmarosa >> ples.ovh/hepalmarosa

Défi 50

30 Huile essentielle de Palmarosa (herbe)

Cymbopogon martinii var Motia

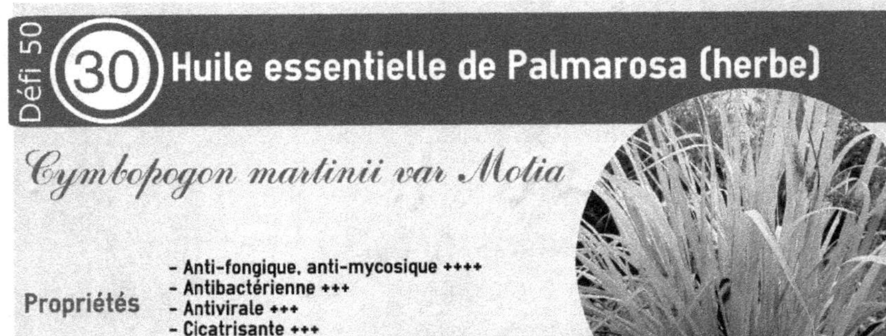

Propriétés

- Anti-fongique, anti-mycosique ++++
- Antibactérienne +++
- Antivirale +++
- Cicatrisante +++
- Utérotonique, Neurotonique, Cardiotonique +++

Utilisations

- Infections intestinales, ORL (rhinite, bronchite, grippe, otite, sinusite), génitales (cystite, vaginite, urétrite) (voie cutanée, voie orale)
- Mycoses vaginales, dermatoses fongiques (voie cutanée)
- Aphrodisiaque- utérotonique (olfaction, diffusion, voie cutanée)
- Accouchement, pour faciliter (voie cutanée)
- Fatigue, surmenage, tonifie (olfaction/ diffusion/ voie cutanée)
- Cosmétiques: déodorant, pellicules, peau à problèmes, acné, eczéma, dartres... (voie cutanée)
- "Maison": contre les insectes- répulsif (diffusion/ voie cutanée)

Dangers et contre-indications

Interdite aux femmes enceinte (sauf pendant l'accouchement) car elle est utérotonique. Sur les enfants à partir de 3 ans. Malgré sa bonne tolérance cutanée, elle contient des allergènes.

Un peu de chimie

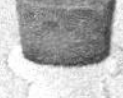

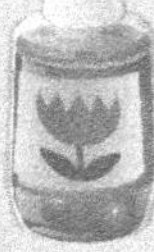

Familles biochimique principales: monoterpénols (géraniol), esters

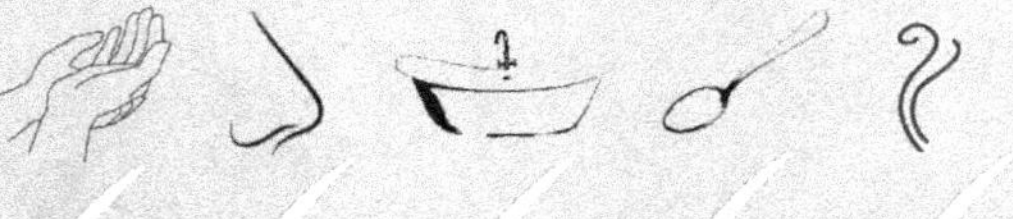

Voies d'administration

Dosages

Massage "plaisir" et cosmétique: 0,1 à 5%
Soins cutanés: jusqu'à 20%, voire pure (durée limitée dans le temps)
Par voie orale: toujours diluer (miel, sur un sucre), prendre l'avis d'un médecin

Attention! Bien regarder la variété car il existe une autre huile essentielle de Cymbopogon martinii, variété Sofia: "Gingergrass"

Toutes les fiches du défi 50 huiles essentielles en 50 semaines sont sur plante-essentielle.com

Fiche 31- Camomille noble ou romaine

>> ples.ovh/camomillenoble

Défi 50

31 Huile essentielle de Camomille romaine ou Camomille noble (fleurs)

Chamaemelum nobile

Propriétés

- Anti-inflammatoire +++
- Antispasmodique, relaxante, sédative +++
- Antalgique, analgésique, pré-anesthésiante +++
- Parasiticide +++
- Anti-allergique, anti-prurigineuse ++
- Tonique digestive ++

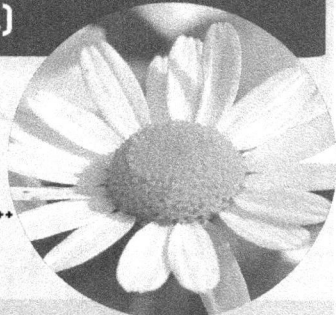

Utilisations

- Douleurs musculaires, articulaires, nerveuses: arthrite, névralgie, entorse, rhumatismes (voie cutanée)
- Règles douloureuses (voie cutanée)
- Maux de ventre, coliques du nourrisson (voie cutanée)
- Poussées dentaires, maux de dent (voie cutanée)
- Parasites intestinaux: oxyures, ascaris (voie orale)
- Stress, surmenage, burnout, choc émotionnel (voie cutanée, olfaction, diffusion)
- Asthme d'origine nerveuse (olfaction, voie cutanée)
- Spasmophilie (olfaction, voie cutanée)
- Problèmes de peau: eczéma, urticaire, zona, prurit, psoriasis, acné, dermatite (voie cutanée)
- cosmétique: peaux sensibles, irritées, feu du rasoir

Dangers et contre-indications

Utilisable chez la femme enceinte dès trois mois de grossesse et chez les enfants de plus de 3 mois. Peu de risque

Un peu de chimie

Famille biochimique principale: esters (angélate d'isobutyle)

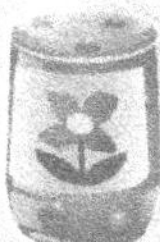

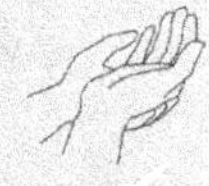
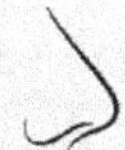
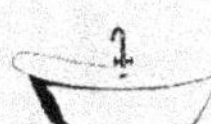
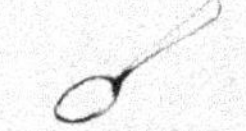
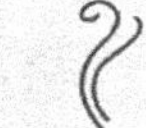

Voies d'administration

Dosages

Soins cutanés: 30% max pour des douleurs, notamment musculaires et articulaires. 5% pour une action sur le système nerveux. Possibilité d'utiliser pur pour un usage ponctuel.
Cosmétique: 1 à 2% max
Par voie orale: à réserver à l'adulte, toujours diluer (miel, sucre, huile).

Ne pas la confondre avec d'autres camomilles qui n'ont ni les mêmes utilisations, ni les mêmes contre-indications, ni le même prix: Tanaisie annuelle (Camomille bleue), Camomille allemande (Matricaire) ou encore Camomille sauvage. Se référer au nom latin!

Toutes les fiches du défi 50 huiles essentielles en 50 semaines sont sur plante-essentielle.com

Fiche 32- Cyprès toujours vert ou de Provence
>> ples.ovh/cypresvert

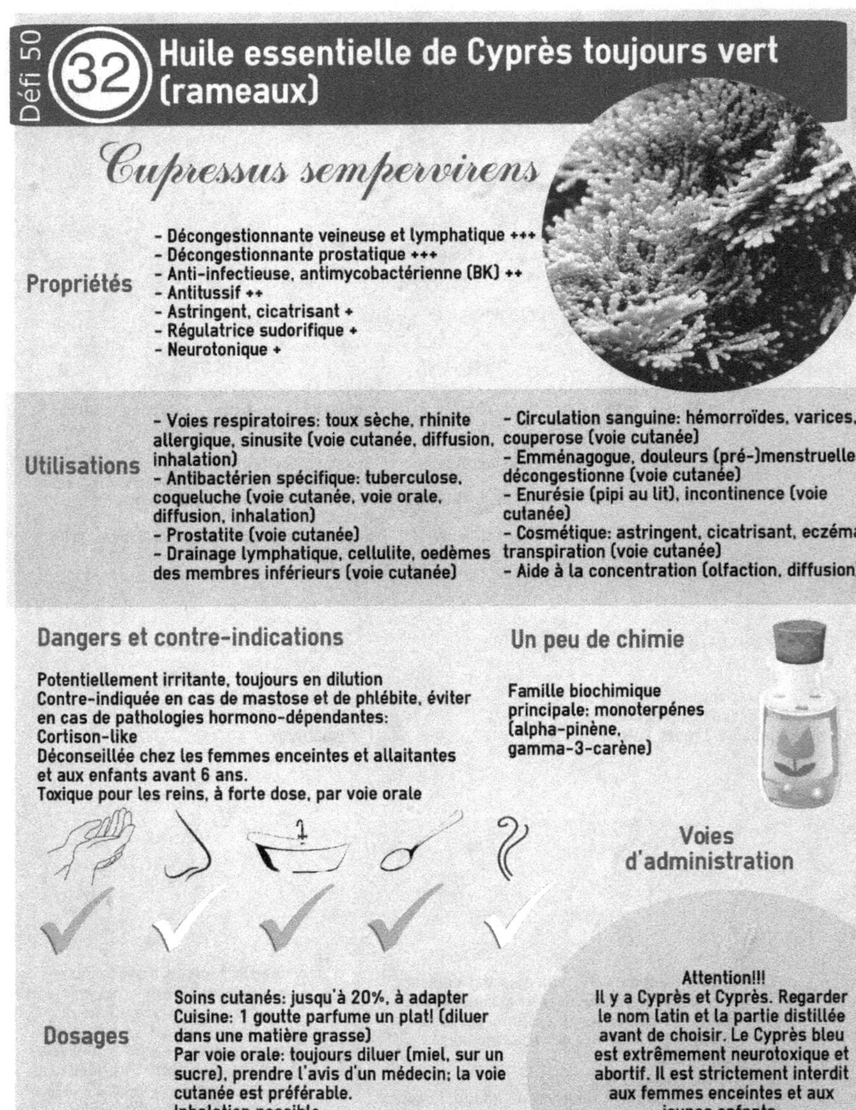

Défi 50
32
Huile essentielle de Cyprès toujours vert (rameaux)
Cupressus sempervirens
Propriétés
- Décongestionnante veineuse et lymphatique +++
- Décongestionnante prostatique +++
- Anti-infectieuse, antimycobactérienne (BK) ++
- Antitussif ++
- Astringent, cicatrisant +
- Régulatrice sudorifique +
- Neurotonique +
Utilisations
- Voies respiratoires: toux sèche, rhinite allergique, sinusite (voie cutanée, diffusion, inhalation)
- Antibactérien spécifique: tuberculose, coqueluche (voie cutanée, voie orale, diffusion, inhalation)
- Prostatite (voie cutanée)
- Drainage lymphatique, cellulite, oedèmes des membres inférieurs (voie cutanée)
- Circulation sanguine: hémorroïdes, varices, couperose (voie cutanée)
- Emménagogue, douleurs (pré-)menstruelles, décongestionne (voie cutanée)
- Enurésie (pipi au lit), incontinence (voie cutanée)
- Cosmétique: astringent, cicatrisant, eczéma, transpiration (voie cutanée)
- Aide à la concentration (olfaction, diffusion)
Dangers et contre-indications
Potentiellement irritante, toujours en dilution
Contre-indiquée en cas de mastose et de phlébite, éviter en cas de pathologies hormono-dépendantes: Cortison-like
Déconseillée chez les femmes enceintes et allaitantes et aux enfants avant 6 ans.
Toxique pour les reins, à forte dose, par voie orale
Un peu de chimie
Famille biochimique principale: monoterpénes (alpha-pinène, gamma-3-carène)
Voies d'administration
Dosages
Soins cutanés: jusqu'à 20%, à adapter
Cuisine: 1 goutte parfume un plat! (diluer dans une matière grasse)
Par voie orale: toujours diluer (miel, sur un sucre), prendre l'avis d'un médecin; la voie cutanée est préférable.
Inhalation possible
Attention!!!
Il y a Cyprès et Cyprès. Regarder le nom latin et la partie distillée avant de choisir. Le Cyprès bleu est extrêmement neurotoxique et abortif. Il est strictement interdit aux femmes enceintes et aux jeunes enfants.
Toutes les fiches du défi 50 huiles essentielles en 50 semaines sont sur plante-essentielle.com

Fiche 33- Katrafay >> ples.ovh/katrafay

Défi 50

33 Huile essentielle de Katrafay (Ecorce)

Cedrelopsis grevei ct. ishwarane

Propriétés

- Anti-inflammatoire
- Antalgique
- Tonique, stimulante
- Décongestionnante veineuse et lymphatique

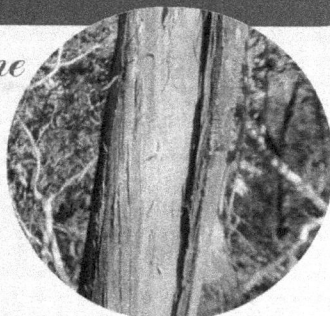

Utilisations

- Douleurs articulaires: arthrites, polyarthrite, rhumatismes, maux de dos (voie cutanée)
- Troubles veineux, varices, hémorroïdes, jambes lourdes, œdèmes lymphatiques, rétention d'eau (voie cutanée)
- Antiprurigineuse: eczéma, acné, psoriasis, éruptions cutanées d'origine allergique (voie cutanée)
- Migraines, maux de tête (voie cutanée, olfaction, diffusion)
- Fatigue, convalescence (voie cutanée, olfaction, diffusion)

Dangers et contre-indications

Cortison-like: Interdit aux personnes souffrant de cancer hormono-dépendant (ou ayant des antécédents)
Déconseillée chez les femmes enceintes et allaitantes et aux enfants (avant 6 ans)
La voie orale est strictement réservée au médecin

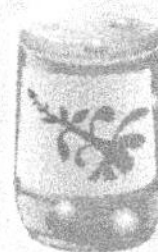

Un peu de chimie

Famille biochimique principale: sesquiterpènes (ishwarane, alpha-copaène)

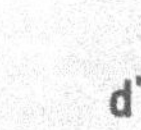

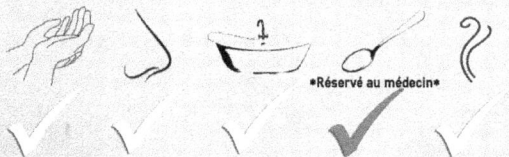

•Réservé au médecin•

Voies d'administration

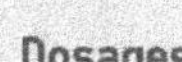

Dosages

Massage thérapeutique: possibilité de l'utiliser pure pour un usage ponctuel, toujours préférable de la diluer: 20% max
Soins cosmétiques: 1 goutte dans une noisette de votre crème; sinon, dilution à 1 à 2% max
Voie orale: strictement réservée au médecin

L'huile essentielle de Katrafay recouvre beaucoup de choses différentes: arbres différents, composition chimique différente selon le lieu de distillation. Soyez vigilants et exigeants sur la présence d'une analyse vous renseignant sur le chémotype

Toutes les fiches du défi 50 huiles essentielles en 50 semaines sont sur plante-essentielle.com

Fiche 34- Estragon >> ples.ovh/estragonherbe

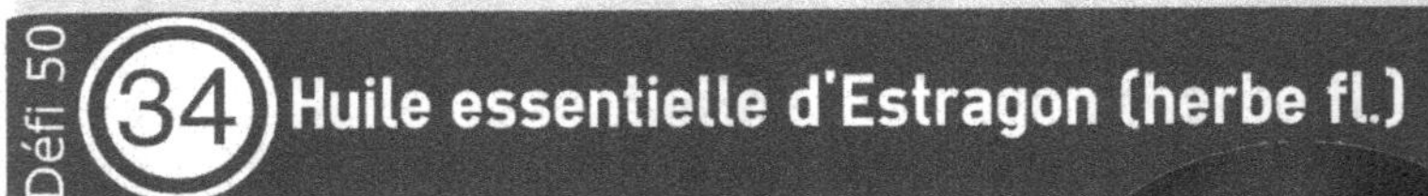

Artemisia dracunculus

Propriétés

- Antispasmodique neuromusculaire ++++
- Anti-infectieux, antiviral +++
- Apéritive, eupeptique, stomachique, carminative +++
- Anti-allergique ++
- Anti-inflammatoire ++
- Antibactérien (tout ou rien)
- Tonique mentale

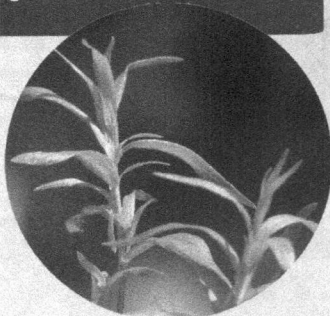

Utilisations

- Difficultés digestives: ballonnements, gaz, crampes, nausées notamment des femmes enceintes, aérophagie, hoquet (!) (voie cutanée, voie orale)
- Colites infectieuses et spasmodiques (voie orale, voie cutanée)
- Douleurs des règles: dysménorrhées, spasmes (voie cutanée, voie orale)
- Spasmophilie
- Crampes, rhumatismes, massage des sportifs (voie cutanée)
- Allergies respiratoires (olfaction, voie cutanée)
- Insomnies, anxiété, surmenage (olfaction/ diffusion à privilégier, voie cutanée)
- Cuisine: pour une huile parfumée!

Dangers et contre-indications

Interdit aux femmes enceintes avant 3 mois de grossesse et aux enfants avant 3 ans. Dermocaustique et irritante (toujours diluer).

Un peu de chimie

Famille biochimique principale: phénols méthyl-ethers (chavicol M.E.), monoterpènes

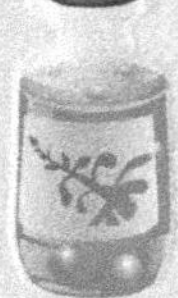

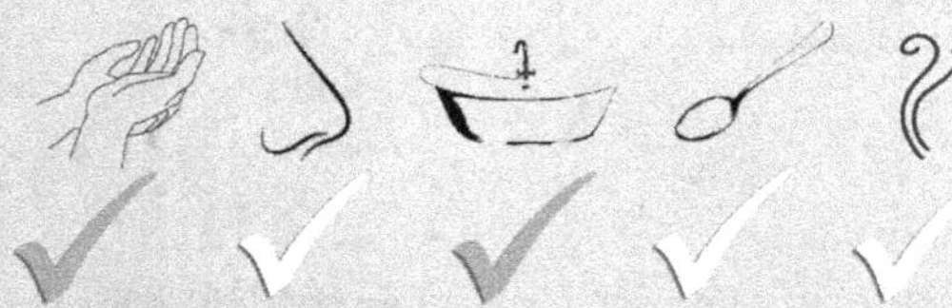

Voies d'administration

Dosages

Massage thérapeutique: diluer à 20% max
Voie orale: 1 goutte sur un support neutre. Prendre l'avis d'un médecin
Cuisine: 1 goutte parfume un plat (bien diuler dans une matière grasse au préalable)

L'huile essentielle d'Estragon est précieuse sur le plan thérapeutique. Elle ne doit pas être confondue avec d'autres Artemisia, qui elles sont souvent toxiques.

Toutes les fiches du défi 50 huiles essentielles en 50 semaines sont sur plante-essentielle.com

Fiche 35- Encens oliban >> ples.ovh/encensoliban

Défi 50

35 Huile essentielle d'Encens Oliban (résine)

Boswellia carterii

(B. serrata)

Propriétés

- Immunostimulante +++
- Antidépressive ++
- Anticatarrhale, expectorante ++
- Cicatrisante +
- Anti-inflammatoire, analgésique

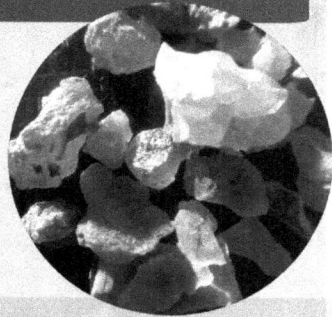

Utilisations

- Voies respiratoires: bronchite, infection (voie cutanée)
- Problèmes de peau, ulcères, acné, rides (voie cutanée)
- Rhumatismes, douleurs musculaires (voie cutanée)
- Dépression, peurs, angoisses, méditation (Olfaction, diffusion, voie cutanée)

Dangers et contre-indications

Potentiellement irritante, toujours en dilution. Risque de sensibilisation lié à l'oxydation des monoterpènes (jamais dans une émulsion type crème; être vigilant sur la conservation). Présence de limonène réputé allergène. Cortison-like. Déconseillée chez les femmes enceintes de moins de 3 mois. Toxique pour les reins, à forte dose, par voie orale

Un peu de chimie

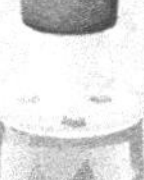

Famille biochimique principale: monoterpénes (alpha-pinène, limonène)

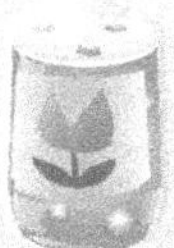

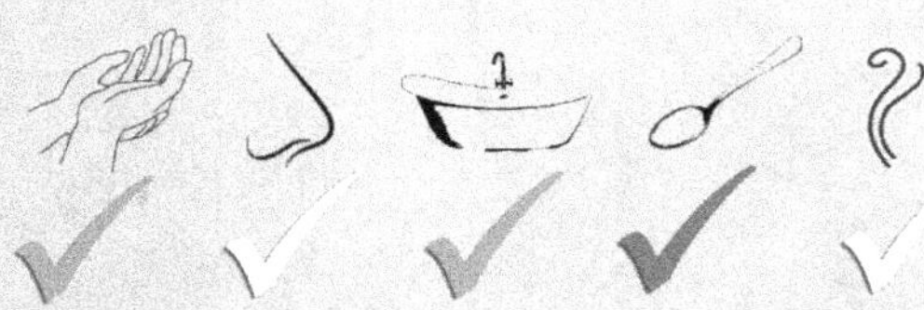

Voies d'administration

Dosages

Soins cutanés: 20% max, à adapter
Voie orale: trop peu de données biblio. A réserver au médecin

Astuce

D'après Baudoux, l'huile essentielle d'encens peut aussi être déposée directement sur un charbon allumé (ardent) comme la résine dont elle est issue pour profiter de ses effets sur les plans psychiques, énergétiques, spirituels, etc.

Toutes les fiches du défi 50 huiles essentielles en 50 semaines sont sur plante-essentielle.com

Fiche 36- Néroli bigarade >> ples.ovh/fleurneroli

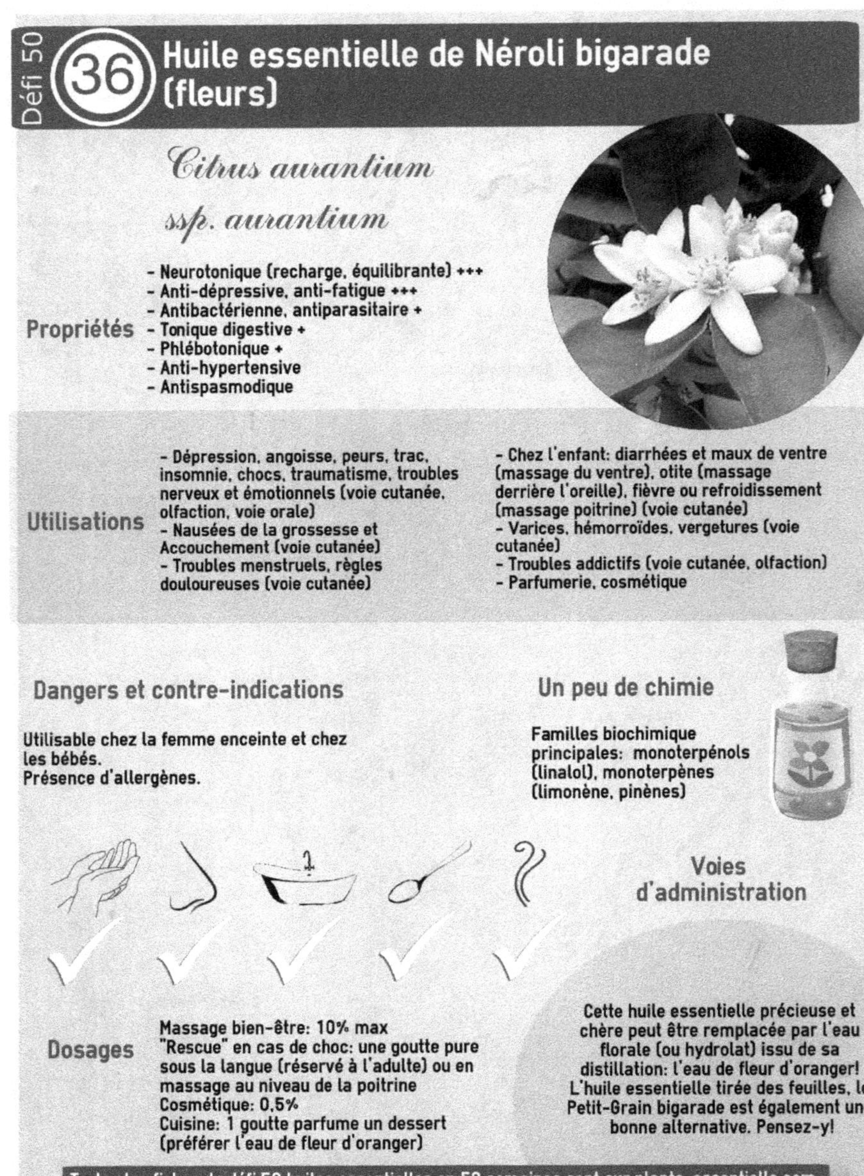

Défi 50
36
Huile essentielle de Néroli bigarade (fleurs)
Citrus aurantium
ssp. aurantium
Propriétés
- Neurotonique (recharge, équilibrante) +++
- Anti-dépressive, anti-fatigue +++
- Antibactérienne, antiparasitaire +
- Tonique digestive +
- Phlébotonique +
- Anti-hypertensive
- Antispasmodique
Utilisations
- Dépression, angoisse, peurs, trac, insomnie, chocs, traumatisme, troubles nerveux et émotionnels (voie cutanée, olfaction, voie orale)
- Nausées de la grossesse et Accouchement (voie cutanée)
- Troubles menstruels, règles douloureuses (voie cutanée)
- Chez l'enfant: diarrhées et maux de ventre (massage du ventre), otite (massage derrière l'oreille), fièvre ou refroidissement (massage poitrine) (voie cutanée)
- Varices, hémorroïdes, vergetures (voie cutanée)
- Troubles addictifs (voie cutanée, olfaction)
- Parfumerie, cosmétique
Dangers et contre-indications
Utilisable chez la femme enceinte et chez les bébés.
Présence d'allergènes.
Un peu de chimie
Familles biochimique principales: monoterpénols (linalol), monoterpènes (limonène, pinènes)
Voies d'administration
Dosages
Massage bien-être: 10% max
"Rescue" en cas de choc: une goutte pure sous la langue (réservé à l'adulte) ou en massage au niveau de la poitrine
Cosmétique: 0,5%
Cuisine: 1 goutte parfume un dessert (préférer l'eau de fleur d'oranger)
Cette huile essentielle précieuse et chère peut être remplacée par l'eau florale (ou hydrolat) issu de sa distillation: l'eau de fleur d'oranger! L'huile essentielle tirée des feuilles, le Petit-Grain bigarade est également une bonne alternative. Pensez-y!
Toutes les fiches du défi 50 huiles essentielles en 50 semaines sont sur plante-essentielle.com

Fiche 37- Immortelle Corse ou Hélichryse italienne

>> ples.ovh/immortellecorse

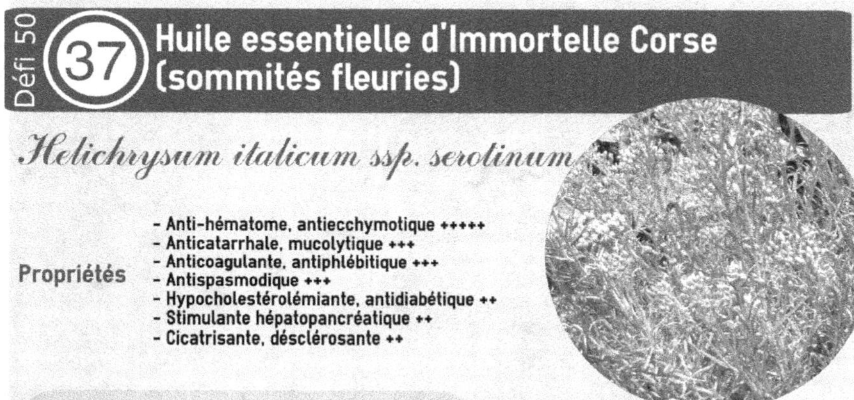

Défi 50

37 Huile essentielle d'Immortelle Corse (sommités fleuries)

Helichrysum italicum ssp. serotinum

Propriétés

- Anti-hématome, antiecchymotique +++++
- Anticatarrhale, mucolytique +++
- Anticoagulante, antiphlébitique +++
- Antispasmodique +++
- Hypocholestérolémiante, antidiabétique ++
- Stimulante hépatopancréatique ++
- Cicatrisante, désclérosante ++

Utilisations

- Chocs, bleus, bosses (voie cutanée)
- Cicatrices, brûlures, coups de soleil (voie cutanée)
- "Cosmétique": acné rosacée, couperose, eczéma, psoriasis (voie cutanée)
- Circulation sanguine, phlébite, varice, artérite, coronarite, oedème, maladie de Raynaud (voie cutanée)
- Douleurs: arthrite, rhumatismes, maladie de Dupuytren (voie cutanée)
- Bronchite, rhinite, coqueluche (voie cutanée, olfaction)
- Cholestérol, légère insuffisance hépatique, céphalée d'origine hépatique, diabète (prendre l'avis d'un médecin)
- Choc psychologique, blessures de l'enfance (voie cutanée, voie olfactive)

Dangers et contre-indications

Déconseillée aux femmes enceinte et aux enfants avant 6 ans (cétones). Attention aux personnes allergiques aux plantes de la famille des Astéracées.

Un peu de chimie

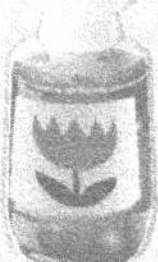

Familles biochimique principales: esters (acétate de néryle), cétones (italidiones)

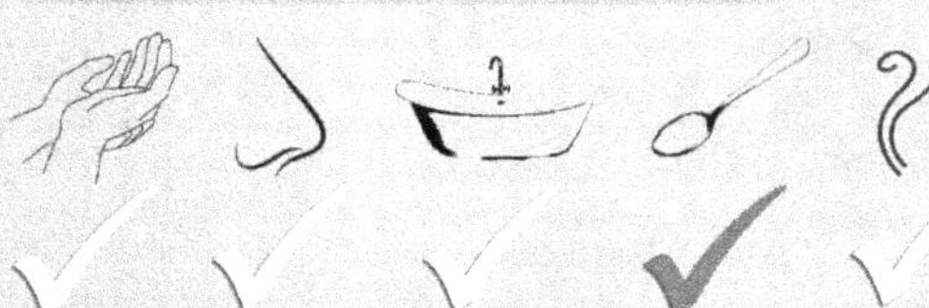

Voies d'administration

Dosages

Soins cutanés: ponctuellement, une goutte pure; dilution possible jusqu'à 50% selon les besoins
Pas d'inhalation
Voie orale: à réserver au médecin

Ne pas confondre l'Immortelle Corse ou Helichryse italienne avec l'Hélichryse de Madagascar (Helichrysum gymnocephalum) ou avec l'Helichrysum angustifolium d'Europe de l'est!

Toutes les fiches du défi 50 huiles essentielles en 50 semaines sont sur plante-essentielle.com

Fiche 38- Marjolaine des jardins ou Marjolaine à coquilles

>> ples.ovh/marjolainejardin

Défi 50

38 Huile essentielle de Marjolaine des jardins (Som. fleuries)

Origanum majorana

Propriétés

- Neurotonique puissante, parasympathicotonique, calmante nerveuse ++++
- Anti-infectieuse, antibactérienne, fongicide +++
- Antalgique ++
- Antispasmodique ++
- Stomachique, digestive +

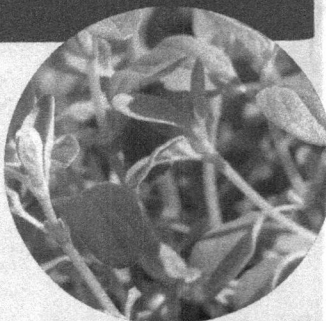

Utilisations

- Infections respiratoires: rhinite, rhume, sinusite, rhinopharyngite, bronchite, coqueluche (voie cutanée, diffusion, voie orale)
- Difficultés respiratoires: toux spasmodique, asthme nerveux, asthme allergique (voie cutanée, voie orale, diffusion)
- Système cardiovasculaire, tachycardie, hypertension, arythmie, syncope (voie cutanée)
- Douleurs: névralgie, rhumatismes, arthroses, sciatique, lumbago (voie cutanée)
- Troubles digestifs: spasmes, diarrhées, flatulences, aérophagie (voie cutanée, voie orale)
- Troubles nerveux: Fatigue, asthénie, irritation, angoisse, dépression, agitation, colère, insomnie (voie cutanée, olfaction)
- Troubles de la sexualité: obsession sexuelle, érotomanie (voie cutanée)

Dangers et contre-indications

Aucune! On évitera néanmoins par principe de précaution l'application avant l'âge de 3 ans et chez la femme enceinte ou allaitante. Irritante (diluer). Elle est hypotensive.

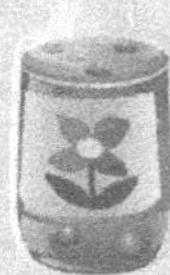

Un peu de chimie

Familles biochimique principales: monoterpènes (terpinènes), monoterpénols (terpinène-4-ol), esters, sesquiterpènes

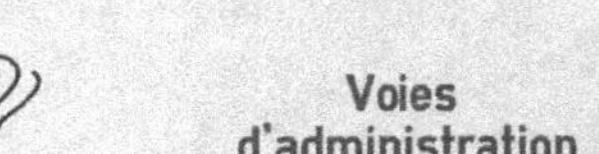

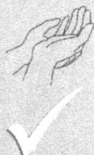

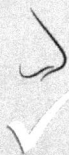

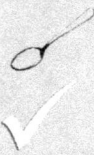

Voies d'administration

Dosages

Soins cutanés: jusqu'à 50%
Par voie orale: toujours diluer (miel, sur un sucre), prendre l'avis d'un médecin ou consulter un ouvrage sérieux d'aromathérapie
Cuisine: toujours diluer dans de la matière grasse, une goutte parfume un plat

Attention à ne pas confondre avec la Marjolaine d'Espagne ou Marjolaine sylvestre (Thymus mastichina).

Toutes les fiches du défi 50 huiles essentielles en 50 semaines sont sur plante-essentielle.com

Fiche 39- Gaulthérie couchée ou Wintergreen

>> ples.ovh/gaultheriecouchee

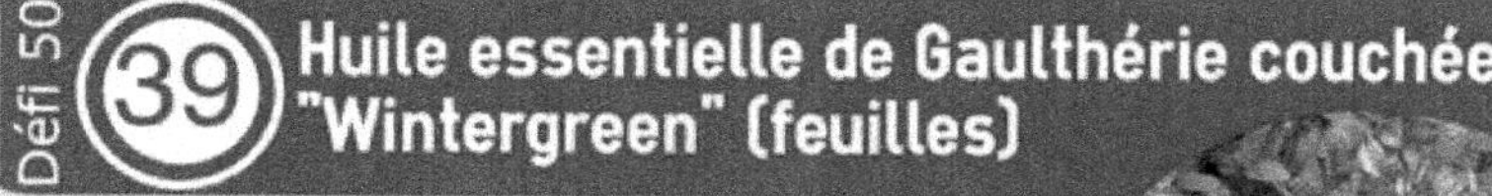

Défi 50
39
Huile essentielle de Gaulthérie couchée
"Wintergreen" (feuilles)

Gaultheria procumbens

Propriétés

- Anti-inflammatoire +++
- Antispasmodique +++
- Stimulante hépatocytaire +++
- Vasodilatatrice +
- Vulnéraire

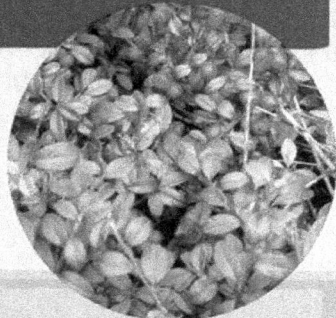

Utilisations

- Douleurs: tendinites, contractures musculaires, crampes, rhumatismes, arthrite, polyarthrite rhumatoïde, dysménorrhées, lithiase rénale (voie cutanée)
- Circulation sanguine: hypotensive, vasodilatatrice, fluidifiant sanguine, artériosclérose, coronarite (voie cutanée)
- Maux de tête d'origine circulatoire ou hépatique (voie cutanée)
- Fièvre (voie cutanée)
- Insuffisance hépatique légère (voie cutanée)
- Vulnéraire: plaies, blessures (voie cutanée)

Dangers et contre-indications

Très irritante, toujours diluer. Interdit aux femmes enceintes (tératogène) et allaitantes et aux enfants avant 6-8 ans.
Attention aux personnes allergiques aux salicylates ou qui prennent des anti-coagulants: mêmes restrictions que pour l'aspirine.

Un peu de chimie

Famille biochimique principale: esters (salicylate de méthyl)

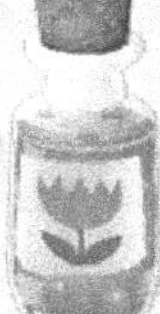

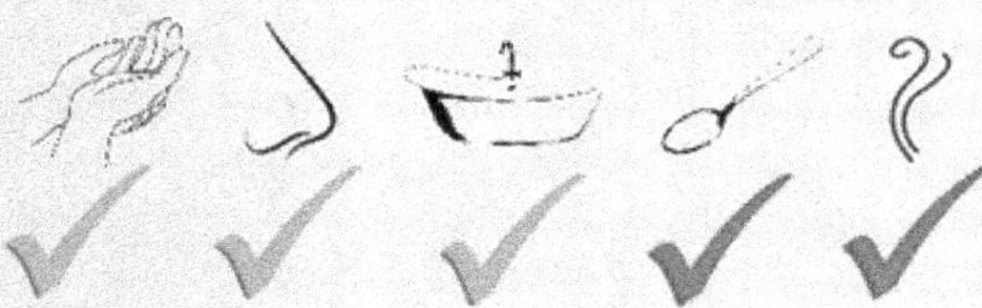

Voies d'administration

Dosages

Soins cutanés: jusqu'à 20 % max (peut provoquer des irritations cutanées à partir de 6%)
Par voie orale: à réserver exclusivement au médecin
Prudence par olfaction, diffusion déconseillée

Il existe une autre huile essentielle de Gaulthérie: la Gaulthérie odorante (Gaultheria fragantissima). Elle a une composition quasi identique et donc les mêmes propriétés et contre-indications. Comme son nom l'indique son parfum diffère légèrement

Toutes les fiches du défi 50 huiles essentielles en 50 semaines sont sur plante-essentielle.com

Fiche 40- Verveine citronnée ou Verveine odorante
>> ples.ovh/verveinecit

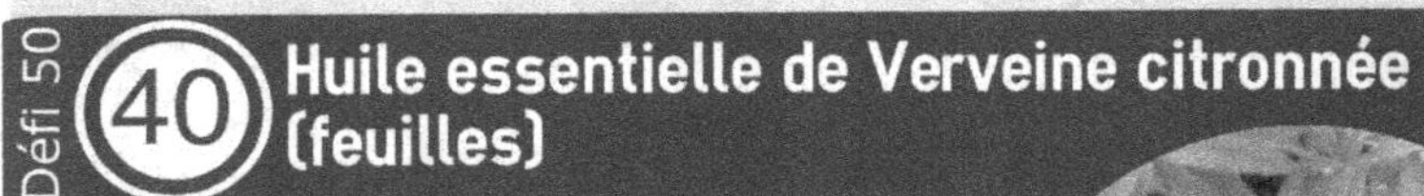

Lippia citriodora

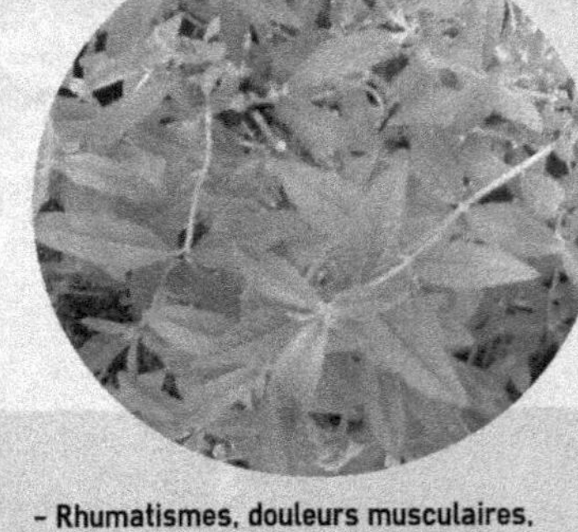

Propriétés

- Antidépressive, sédative +++
- Anti-inflammatoire, antinévralgique +++
- Stomachique, eupeptique ++
- Anti-infectieuse, litholytique,
- Stimulante vésiculaire et pancréatique

Utilisations

- Dépression, angoisse, fatigue nerveuse, stress, insomnie (Olfaction, diffusion, voie cutanée, voie orale)
- Infections: maladie de Crohn, amibiase, entérocolites, cystites (voie orale, voie cutanée)
- Problèmes de peau, dermatites, psoriasis, eczéma (voie cutanée)
- Rhumatismes, douleurs musculaires, articulaires, tendineuses, névralgies, sclérose en plaque (voie cutanée)
- Tachycardie, hypertension (olfaction, diffusion, voie cutanée)
- Asthme nerveux (olfaction, diffusion, voie cutanée)
- Troubles hormonaux (voie cutanée)

Dangers et contre-indications

Très irritante, toujours en dilution, privilégier l'olfaction. Présence de limonène réputé allergène. Photosensibilisante. Hormon-like (thyroïde, pancréas, ovaires, testicules). Déconseillée chez les femmes enceintes avant le terme de la grossesse et aux enfants avant 6 ans.

Un peu de chimie

Familles biochimiques principales: aldéhydes terpéniques (citrals), monoterpènes (limonène), monoterpénols, sesquiterpènes

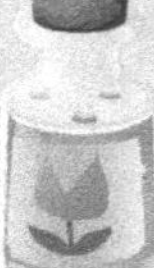

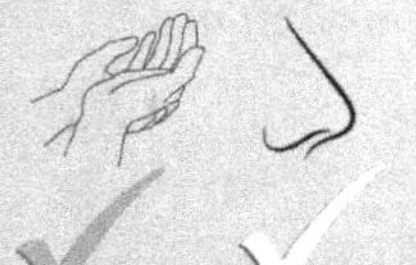

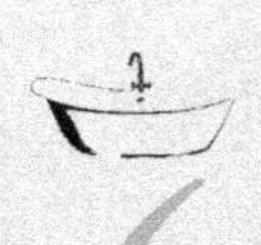

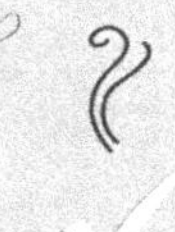

Voies d'administration

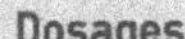

Dosages

Soins cutanés: 20% max. à adapter
Voie orale: 1 goutte sur un sucre à laisser fondre sous la langue le matin (L. Bosson)

Ne pas confondre avec la Litsée citronnée qui est une autre plante. Ici, il s'agit bien de la même Verveine que la tisane. Son coût qui peut paraître excessif est lié à un rendement très faible.

Toutes les fiches du défi 50 huiles essentielles en 50 semaines sont sur plante-essentielle.com

Fiche 41- Bergamote zeste >> ples.ovh/bergamotez

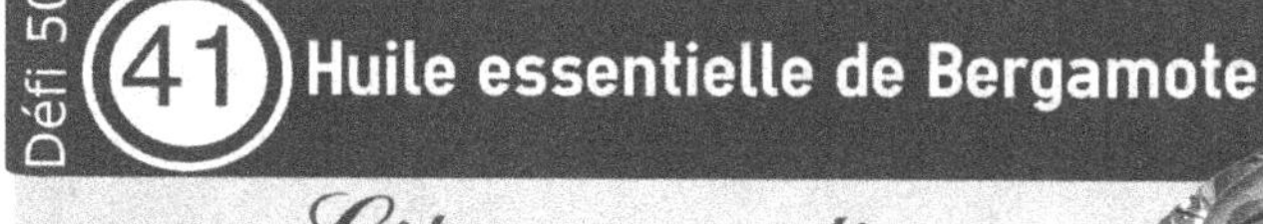

Défi 50
41
Huile essentielle de Bergamote (zeste)

Citrus aurantium ssp bergamia

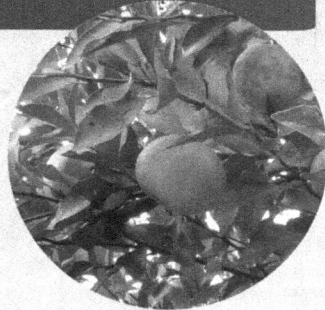

Propriétés

- Calmante, sédative +++
- Anti-infectieuse, antibactérienne, antiseptique ++
- Stomachique (estomac), Carminatif (gaz) ++
- Antispasmodique ++

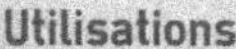

Utilisations

- Digestion: colites, manque d'appétit, gaz, dyspepsie (voie orale)
- Stress, dépression, angoisses, insomnies (olfaction, diffusion, voie orale)
- Varices, hémorroïdes, phlébites, cellulite (voie orale/ cutané)
- Infections, cystites (voie orale, diffusion pour les infections hivernales en prévention)
- Spasmes digestifs, spasmes des règles (voie orale, voie cutanée)
- "Beauté": peau grasse, cheveux gras (dans le shampoing), vergetures, varices, cellulites (raffermit et régénère la peau), dermatoses, psoriasis, eczéma, vitiligo
- Ménage: additionnée à du vinaigre blanc ou de l'alcool par exemple

Dangers et contre-indications

Photosensibilisante, potentiellement irritante, la voie cutanée est déconseillée sauf très forte dilution.
On peut l'utiliser chez les femmes enceintes et allaitantes à partir de 3 mois de grossesse et chez les enfants à partir de 6 ans.

Un peu de chimie

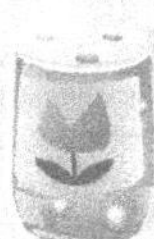

Familles biochimiques principales: esters (acétate de linalyle), monoterpénes (limonène), monoterpénols, furocoumarines

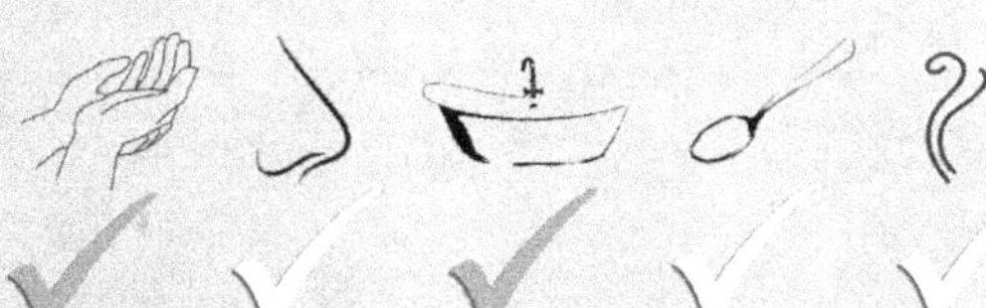

Voies d'administration

Dosages

Cosmétique: 0,4% max (8 gouttes pour 100 ml d'huile végétale)
Cuisine: 1 goutte parfume un plat! (diluer dans une matière grasse)
Par voie orale: toujours diluer (miel, sur un sucre), en utilisation ponctuelle, une goutte après un repas pour la digestion (pour d'autres utilisations, prendre l'avis d'un médecin)

C'est l'huile essentielle du thé Earl grey et des bergamotes, le bonbon originaire de Nancy!!!

Toutes les fiches du défi 50 huiles essentielles en 50 semaines sont sur plante-essentielle.com

Fiche 42- Lentique pistachier >> ples.ovh/lentisque

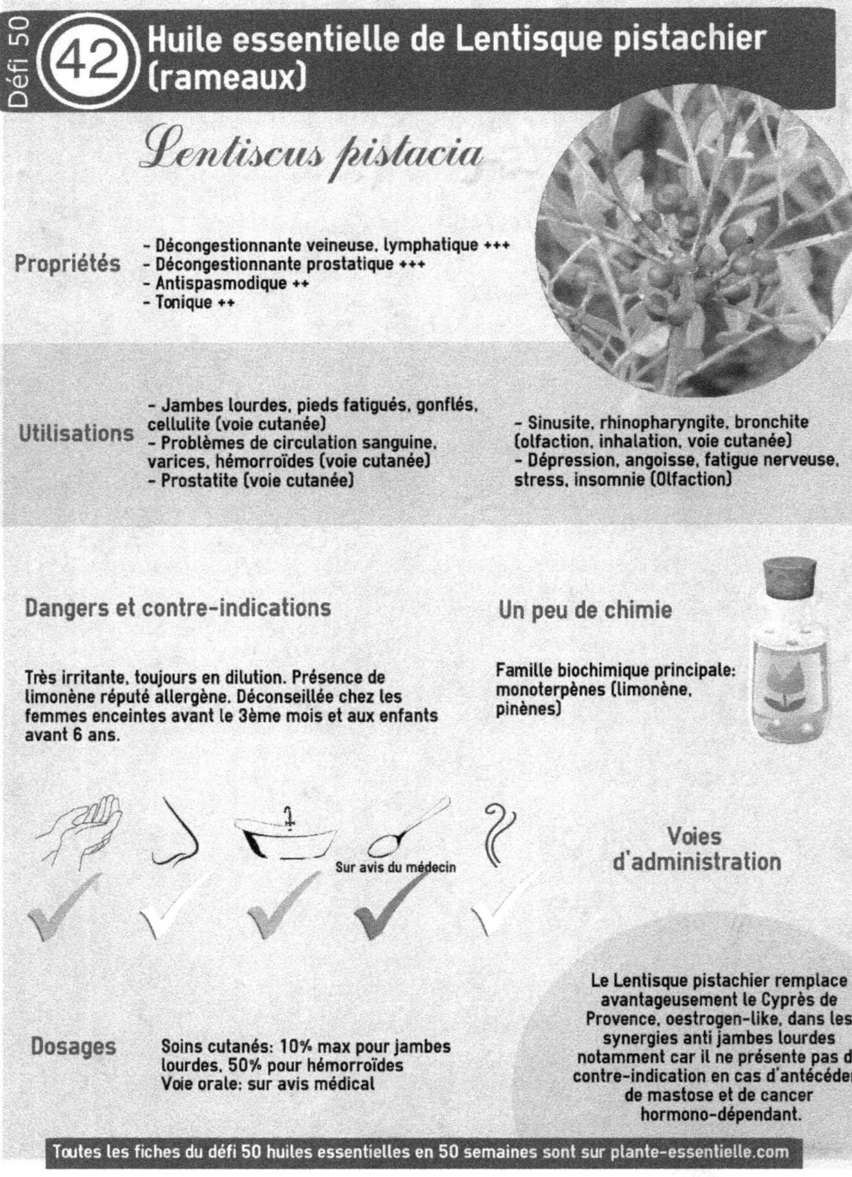

Défi 50
42
Huile essentielle de Lentisque pistachier (rameaux)
Lentiscus pistacia
Propriétés
- Décongestionnante veineuse, lymphatique +++
- Décongestionnante prostatique +++
- Antispasmodique ++
- Tonique ++
Utilisations
- Jambes lourdes, pieds fatigués, gonflés, cellulite (voie cutanée)
- Problèmes de circulation sanguine, varices, hémorroïdes (voie cutanée)
- Prostatite (voie cutanée)
- Sinusite, rhinopharyngite, bronchite (olfaction, inhalation, voie cutanée)
- Dépression, angoisse, fatigue nerveuse, stress, insomnie (Olfaction)
Dangers et contre-indications
Très irritante, toujours en dilution. Présence de limonène réputé allergène. Déconseillée chez les femmes enceintes avant le 3ème mois et aux enfants avant 6 ans.
Un peu de chimie
Famille biochimique principale: monoterpènes (limonène, pinènes)
Sur avis du médecin
Voies d'administration
Dosages
Soins cutanés: 10% max pour jambes lourdes, 50% pour hémorroïdes
Voie orale: sur avis médical
Le Lentisque pistachier remplace avantageusement le Cyprès de Provence, oestrogen-like, dans les synergies anti jambes lourdes notamment car il ne présente pas de contre-indication en cas d'antécédent de mastose et de cancer hormono-dépendant.
Toutes les fiches du défi 50 huiles essentielles en 50 semaines sont sur plante-essentielle.com

Fiche 43- Genévrier des montagnes >> ples.ovh/genevrier

Défi 50

43 Huile essentielle de Genévrier des Montagnes (rameaux à baies)

Juniperus communis

var nana ou montana

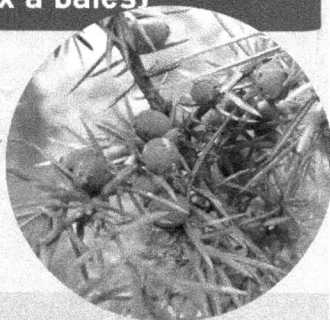

Propriétés

- Anti-inflammatoire, Antalgique ++
- Anti-spasmodique ++
- Régulatrice du système nerveux neuro-végétatif ++

Utilisations

- Douleurs inflammatoires: rhumatismes, arthrite, névrite, sciatique, crampes musculaires, lumbagos (voie cutanée)
- Digestion: colites inflammatoire et spasmodique, entérocolite, ballonnements (voie cutanée, voie orale)
- Dermatoses (voie cutanée)
- Dystonie neurovégétative (olfaction, voie cutanée)
- Peurs, phobies, paranoïas (olfaction, voie cutanée)

Dosages

Soins cutanés: toujours diluée, 20% maximum
Par voie orale: prendre l'avis du médecin, jamais sur de longues durées
Cuisine: une goutte parfume un plat (huile essentielle des baies uniquement)

Un peu de chimie

Familles biochimiques principales: monoterpénes (alpha et beta-pinène, limonène), esters (acétate de bornyle et de terpényle)

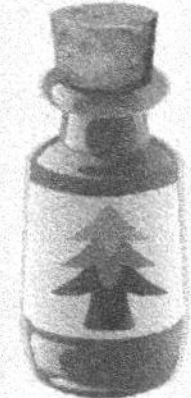

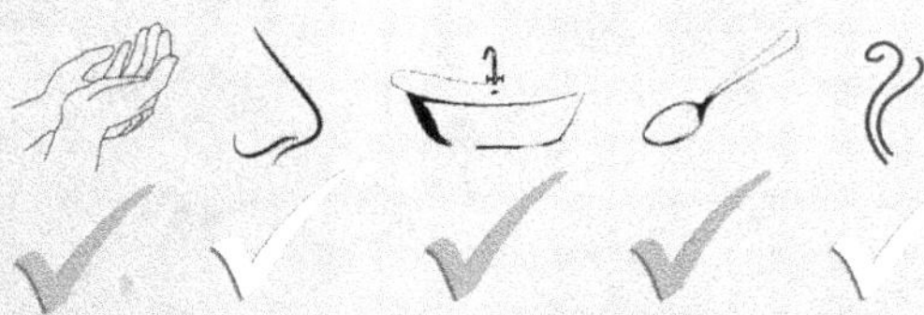

Voies d'administration

Dangers et contre-indications

Interdit aux femmes enceintes et allaitantes ainsi qu'aux enfants avant 6 ans.
C'est une HE réputée néphrotoxique donc attention aux usages prolongés en cas de problèmes aux reins (insuffisance rénale).
Cortison-like (attention aux pathologies hormono-dépendantes)
Le limonène est un allergène

Attention à ne pas confondre les indications de cette fiche avec celles pour d'autres Genévriers (bien regarder le nom latin). Ils ont chacun leurs spécificités! Les genévriers en provenance des Etats Unis (virginiana, oxycedrus, mexicana) sont plutôt dédiés à la circulation sanguine et on distille le bois !

Toutes les fiches du défi 50 huiles essentielles en 50 semaines sont sur plante-essentielle.com

Fiche 44- Ciste ladanifère >> ples.ovh/cisteladanifere

Défi 50

44 Huile essentielle de Ciste ladanifère (ram. feuillés)

Cistus ladaniferus (ct pinenes)

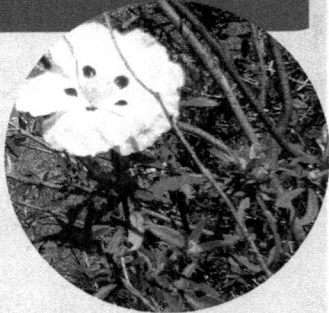

Propriétés

- Anti-infectieuse, antivirale, antibactérienne +++
- Immunostimulante +++
- Anti-hémorragique puissante, hémostatique +++
- Cicatrisante +++
- Neurotonique (action sur le SN parasympathique) ++

Utilisations

- Saignements, plaies infectées, coupures (voie cutanée)
- Hémorroïdes, varices, artérite, troubles menstruels (voie cutanée)
- Problèmes de peau, eczéma, psoriasis, acné, mycoses (candida albicans), rides en prévention (voie cutanée)
- Maladies infectieuses: varicelle, rougeole, coqueluche, rectocolite (voie cutanée)
- Maladies auto-immunes: sclérose en plaque, polyarthrite rhumatoïde (voie cutanée)
- blessures psychologiques, frigidité, dépression, insomnie (voie cutanée)

Dangers et contre-indications

Potentiellement irritante, toujours en dilution. Présence de cétones neurotoxiques et abortives (déconseillée chez les femmes enceintes et les enfants). Toxique pour les reins, à forte dose, par voie orale. Attention aux interactions avec l'emploi d'anticoagulants. Les pinènes sont cortison-like.

Un peu de chimie

Familles biochimiques principales: monoterpénes (alpha-pinène), esters

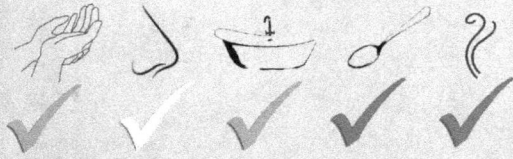

Voies d'administration

Dosages

Soins cutanés: 20% max, à adapter
Cosmétique: 1 à 2% max
Cas particulier des blessures, coupures: 1 à 2 gouttes, pures, sur la plaie (usage exceptionnel)
Voie orale: trop peu de données biblio. A réserver au médecin
Pas d'inhalation, éviter diffusion (neurotoxique)

Une huile essentielle précieuse, mais à savoir manier. On peut la remplacer dans les préparations par une teinture à défaut de l'huile essentielle.

Toutes les fiches du défi 50 huiles essentielles en 50 semaines sont sur plante-essentielle.com

Fiche 45- Cèdre de l'Atlas >> ples.ovh/cedreatlas

Défi 50

45 Huile essentielle de Cèdre de l'Atlas (bois)

Cedrus atlantica

Propriétés

- Lipolytique +++
- Lymphotonique, phlébotonique +++
- Décongestionnante prostatique +++
- Cicatrisante, régénératrice artérielle ++

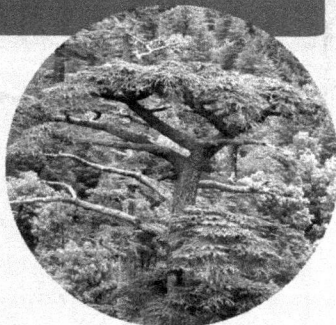

Utilisations

- Varices, hémorroïdes, jambes lourdes, œdèmes lymphatiques, rétention d'eau, cellulite, surcharge pondérale avec adiposités (voie cutanée)
- Congestion prostatique
- Arthérosclérose (voie cutanée, voie orale*)
- Régénérante cutanée: eczéma, dermatoses, hématomes (voie cutanée)
- Cosmétique: peau grasse, cheveux gras, chute des cheveux (voie cutanée)
- Stress, nervosité, angoisses (voie cutanée/ olfaction/ diffusion)

Dangers et contre-indications

Oestrogen-like selon certaines sources: interdit aux femmes enceintes et allaitantes et aux enfants (avant 6 ans)
Interdit aux personnes souffrant de cancer hormono-dépendant (ou ayant des antécédents)
La voie orale est strictement réservée au médecin

Un peu de chimie

Familles biochimiques principales: sesquiterpènes, sesquiterpénols (atlantol), cétones sesquiterpéniques

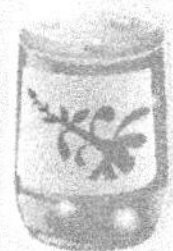

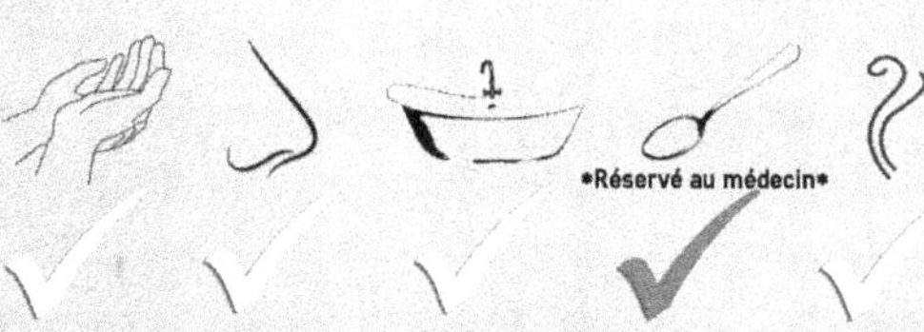

Voies d'administration

Dosages

Massage thérapeutique: possibilité de l'utiliser pure pour un usage ponctuel, toujours préférable de la diluer
Soins cosmétiques: dilution à 3-4% max sauf usage cellulite
Voie orale: strictement réservée au médecin

L'huile essentielle de Cèdre de l'Atlas est parfois confondue avec celle issue du Thuya appelée "Bois de Cèdre" et hautement toxique. Cette dernière est d'ailleurs interdite en vente libre en France.

Toutes les fiches du défi 50 huiles essentielles en 50 semaines sont sur plante-essentielle.com

Fiche 46- Pamplemousse >> ples.ovh/pamplemousseZ

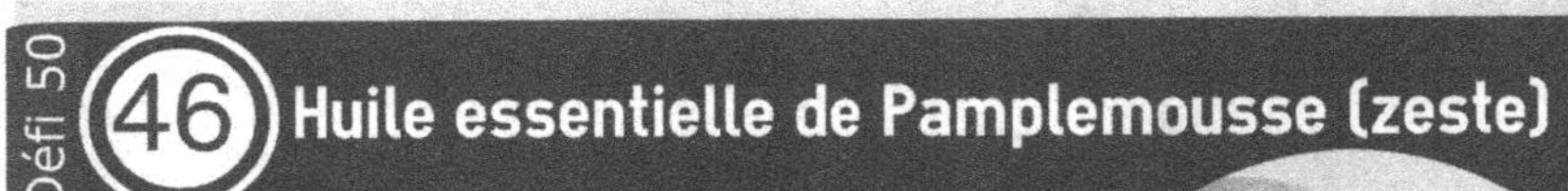

Citrus paradisii

Propriétés

- Antiseptique +++
- Eupeptique, stomachique (estomac) ++
- Drainante hépatique +++
- Tonique veineux, fluidifiante sanguine ++
- Lipolytique +++
- Astringente +++

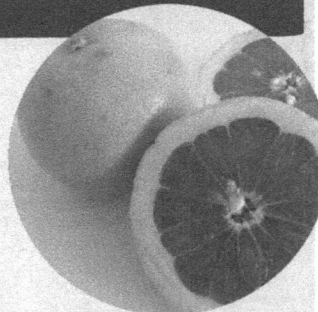

Utilisations

- Rhume, états grippaux, infection des voies respiratoires (inhalation/ diffusion)
- Digestion,ballonnements (voie orale)
- Coupe-faim, boulimie, anorexie (olfaction, voie orale)
- Varices, phlébites, jambes lourdes, cellulite (voie orale/ cutané)
- Faiblesse hépatique, engorgement de la vésicule biliaire (voie orale, avis d'un médecin)
- "Beauté": perte de cheveux, minceur, raffermissante (voie cutanée)
- Stress, dépression, concentration (olfaction, diffusion)

Dangers et contre-indications

Photosensibilisante et dermocaustique, la voie cutanée doit être utilisée avec précaution: en très forte dilution et pas avant de s'exposer au soleil (attendre 8-10h). On peut l'utiliser chez les femmes enceintes et allaitantes et chez les enfants à partir de 12 mois dans des dilutions adaptées.

Un peu de chimie

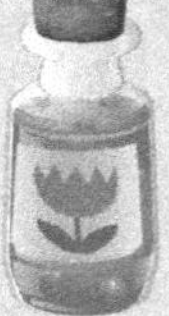

Famille biochimique principale: monoterpénes (limonène), furocoumarines, aldéhydes terpénique (citral, citronnellal)

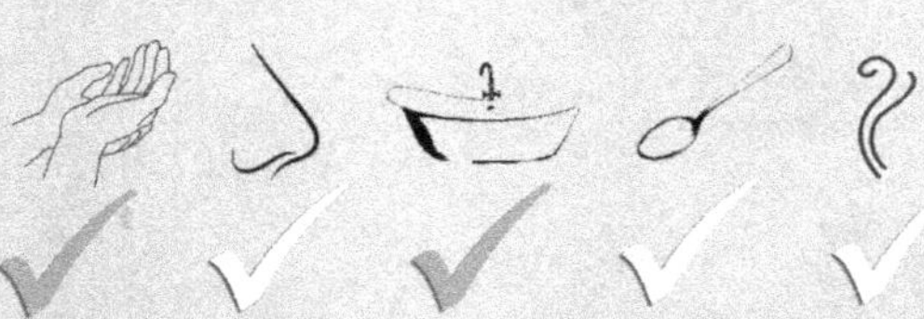

Voies d'administration

Dosages

Soins cutanés: 2% max et JAMAIS pure
Cuisine: 1 goutte parfume un plat! (diluer dans une matière grasse)
Par voie orale: toujours diluer (miel, sur un sucre), en dehors d'une utilisation ponctuelle d'une goutte après un repas pour digérer, prendre l'avis d'un médecin

Attention à sa conservation!!! L'huile essentielle de pamplemousse, comme toutes les essences d'agrumes ne devrait pas être conservée au-delà de 3 ans, car elles peuvent "virer" et devenir allergène. Mais ne la jetez pas: elle peut encore servir dans les produits de ménage par exemple

Toutes les fiches du défi 50 huiles essentielles en 50 semaines sont sur plante-essentielle.com

Fiche 47- Gingembre >> ples.ovh/gingembreracine

Défi 50

47 Huile essentielle de Gingembre frais (rhizome)

Zingiber officinalis

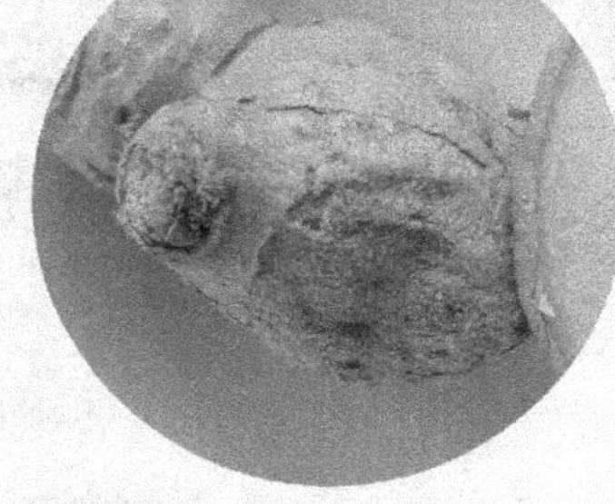

Propriétés

- Tonique digestive +++ (stomachique, carminative, apéritive)
- Anti-émétique +++
- Tonique sexuelle, aphrodisiaque +++
- Antalgique, anti-inflammatoire +
- Anticatarrhale, expectorante +

Utilisations

- Digestion: constipation, manque d'appétit, ballonnements, flatulences, crampes digestives (voie orale/ voie cutanée/ olfaction)
- Nausées de la grossesse, mal des transports (voie orale)
- Aphrodisiaque: asthénie sexuelle, frigidité, impuissance (voie orale/ voie cutanée/ olfaction/ diffusion)
- Cosmétique: alopécie (contre la chute des cheveux, parfums (voie cutanée)
- Stress, fatigue nerveuse, manque de tonus (olfaction/ diffusion/ voie cutanée)
- syndrome prémenstruel, syndrome de la ménopause (voie cutanée)
- rhumatismes, bronchites: en synergie avec d'autres huiles essentielles spécialistes

Dangers et contre-indications

Présence de composés potentiellement allergènes (limonène, linalol). Présence de monoterpènes (contre-indiqué en cas d'insuffisance rénale).
Selon certains auteurs (Festy), peut être utilisée chez la femme enceinte et le bébé à des dilutions adaptées.

Un peu de chimie

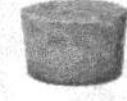

Familles biochimiques principales: sesquiterpènes (zingibérène), monoterpènes (limonène, pinènes), citronnellal , néral

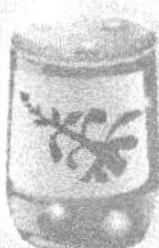

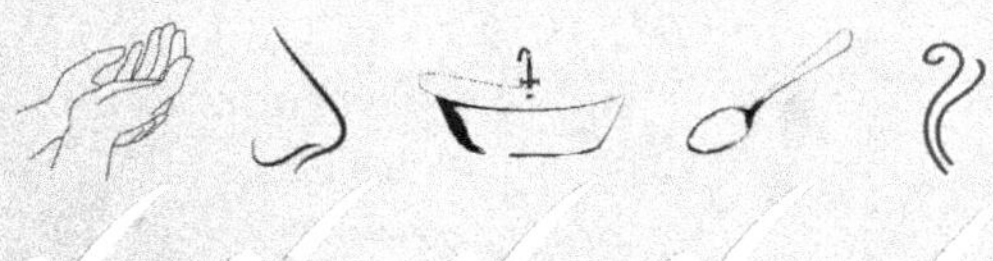

Voies d'administration

Dosages

Massage thérapeutique: dilution 20% max
Soins cosmétiques: 1 goutte dans une noisette de shampoing par exemple. Sinon, dilution à 3-4% max
Voie orale: 1 goutte par prise, 4 à 5 fois par jour sur un support adapté si ponctuel, sinon prendre l'avis d'un médecin
Cuisine: 1 goutte parfume un plat, à diluer au préalable

Attention!

Choisir une huile essentielle issue de la distillation de rhizomes frais et non séchés.

Toutes les fiches du défi 50 huiles essentielles en 50 semaines sont sur plante-essentielle.com

Fiche 48- Epinette noire >> ples.ovh/epinettenoire

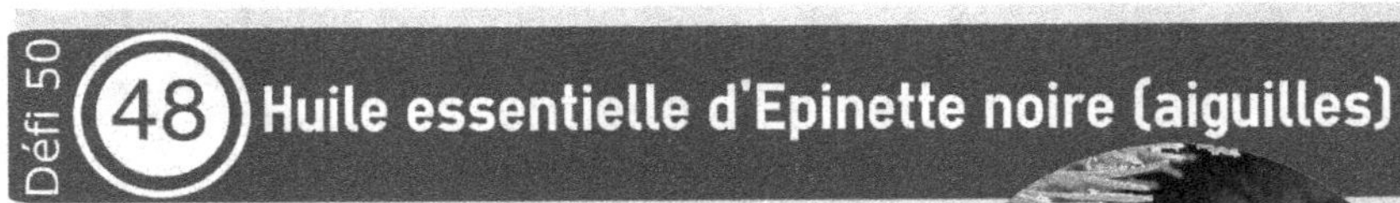

Picea mariana

Propriétés

- Antiseptique aérienne, anti-infectieuse, fongicide, parasiticide, antibactérienne ++
- Antispasmodique ++
- Anti-inflammatoire +++
- Neurotonique +++
- Cortisone-like ++

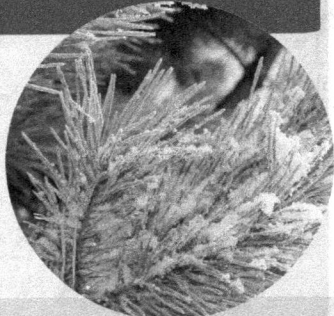

Utilisations

- Bronchite, sinusite (olfaction, diffusion, inhalation, voie cutanée)
- Arthrose, rhumatisme (voie cutanée)
- Problèmes de peau: acné, psoriasis, eczéma sec (voie cutanée)
- Mycoses intestinales, gynécologiques, parasitoses intestinales (voie orale, voie cutanée)

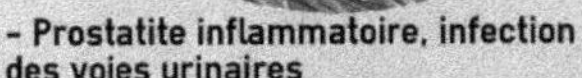

- Prostatite inflammatoire, infection des voies urinaires
- fatigue, convalescence, hyperthyroïdie (diffusion, olfaction, voie cutanée)
- plexus solaire noué, angoisse, stress (olfaction, diffusion, voie cutanée)

Dosages

Soins cutanés: toujours diluée, application localisée, 10 à 20% maximum car potentiellement irritante
Par voie orale: prendre l'avis d'un médecin

Un peu de chimie

Famille biochimique principale: monoterpènes (alpha-pinène), esters

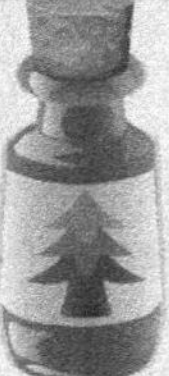

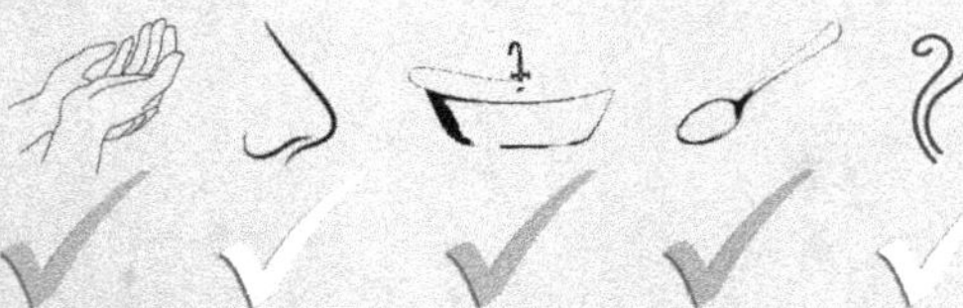

Voies d'administration

Dangers et contre-indications

Interdit aux femmes enceintes avant 3 mois ainsi qu'aux enfants avant 6 ans. Interdit aux personnes souffrant d'hypothyroïdie. Attention en cas de problèmes hormono-dépendant et de problèmes rénaux (insuffisance).

Il existe aussi une épinette blanche et une épinette bleue dont les propriétés thérapeutiques sont très proches. Elles se distinguent sur le plan psychique et sont utilisées en aromathérapie énergétique.

Toutes les fiches du défi 50 huiles essentielles en 50 semaines sont sur plante-essentielle.com

Fiche 49- Clou de girofle >> ples.ovh/clougirofle

Défi 50

49 Huile essentielle de Clou de Girofle (fleurs)

Eugenia caryophyllata

Propriétés

- Antiseptique, antibactérienne, antivirale, antifongique, antiparasite +++
- Antalgique, anesthésiante dentaire +++
- Stomachique, carminative, antiputride +++
- Tonique, stimulante nerveuse, utérine +++

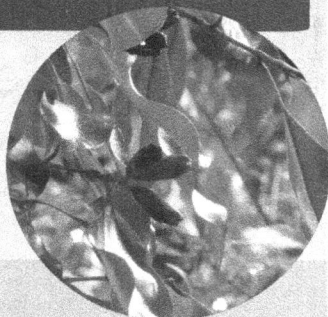

Utilisations

- Infections intestinales: entérocolite virale, colite bactérienne, hépatite virale (voie orale)
- Infections des voies respiratoires: bronchite, grippe, sinusite, tuberculose (voie orale)
- Infections bucco-dentaires, odontalgie, abcès, aphtes, poussées dentaires (voie cutanée)
- Infections urinaires, cystites (voie orale)
- Maladies tropicales: paludisme, bourbouille, amibiase
- Fatigue, baisse de tonus (olfaction)
- Douleurs rhumatismales, arthrite, polyarthrite rhumatoïde (voie cutanée)
- Accouchement: facilite, dépression post-partum (olfaction, voie cutanée avec précaution)
- Aphrodisiaque (olfaction, voie cutanée avec précaution)

Dangers et contre-indications

Dermocaustique et irritante, la voie cutanée doit être utilisée avec précaution: en très forte dilution et sur une petite surface
Interdites chez les femmes enceintes sauf pour l'acouchement) et chez les enfants de moins de 6 ans.
Hépatotoxique par voie orale.

Un peu de chimie

Famille biochimique principale: phénols (eugénol), esters (acétate d'eugényle)

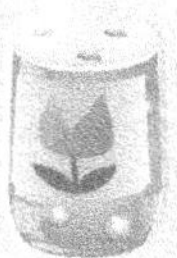

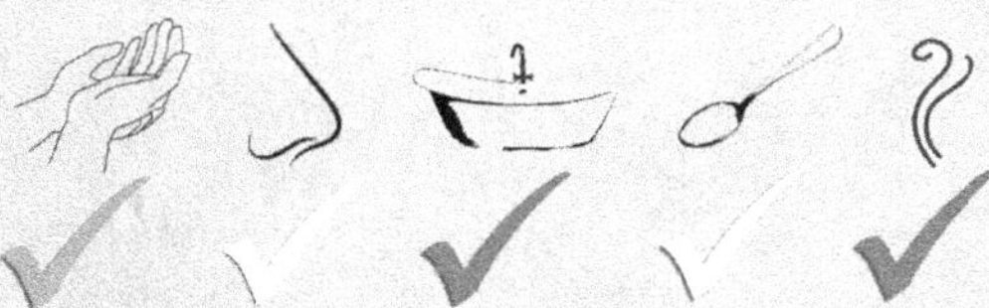

Voies d'administration

Dosages

Soins cutanés: 20% maximum JAMAIS pure
Cuisine: 1 goutte parfume un plat! (diluer dans une matière grasse)
Par voie orale: toujours diluer (miel, sur un sucre); utilisation ponctuelle sur une durée limitée à 5 jours, pas plus de 3 gouttes par jour

L'huile essentielle de clou de girofle est surnommée "l'accoucheuse". Elle est une aide précieuse à ce moment là pour les femmes, mais c'est aussi symboliquement une huile essentielle qui permet de renaître à soi-même.

Toutes les fiches du défi 50 huiles essentielles en 50 semaines sont sur plante-essentielle.com

Fiche 50- Ledon du Groënland >>ples.ovh/ledongroenland

Défi 50

50 Huile essentielle de Lédon du Groënland (feuilles)

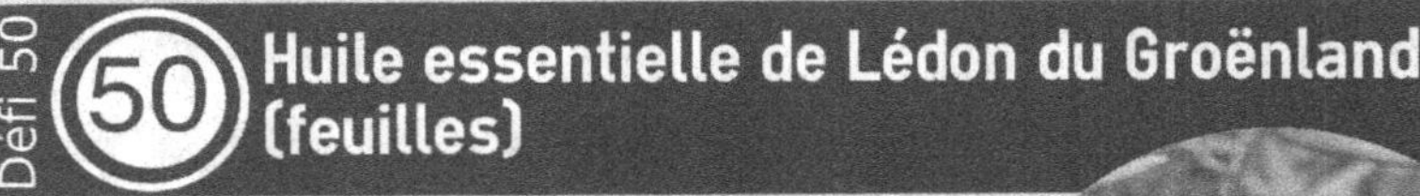

Ledum groenlandicum

Propriétés

- Décongestionnante et régénératricee hépatocellulaire ++++
- Calmante, relaxante, sédative ++++
- Antispasmodique +++
- Stimulante digestive, Stomachique (estomac), Carminative (gaz) ++
- Décongestionnante, antiallergique ++
- Anti-inflammatoire, antalgique ++
- Antibactérienne, antiseptique (aérienne)

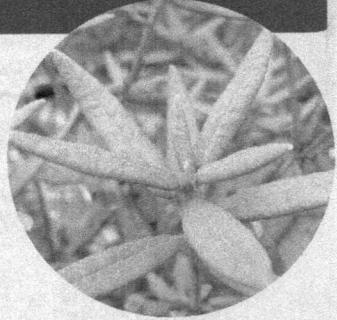

Utilisations

- Foie: drainage, intoxication hépatique, hépatite virale, insuffisance hépatique légère, cirrhose (voie cutanée, voie orale)
- Entérite virale (voie cutanée, voie orale)
- Reins: néphrite, dépurative (voie cutanée, voie orale)
- Prostate: congestion, adénome prostatique, prostatite infectieuse(voie cutanée, voie orale)
- Ganglions lymphatiques enflammés (voie cutanée, voie orale)
- Allergies et hypersensibilité cutanée (voie cutanée, voie orale)
- Insomnies, dépression, stress extrême (voie cutanée, voie orale, olfaction)
- Déséquilibres thyroïdiens
- Anti-tumoral (?)

Dangers et contre-indications

Potentiellement irritante. Les monoterpènes peuvent être néphrotoxiques à haute dose.
Cortison-like.
Déconseillée aux femmes enceintes et allaitantes et aux enfants avant 6 ans.

Un peu de chimie

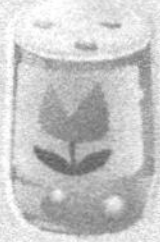

Familles biochimiques principales: monoterpénes (pinènes, sabinène, limonène), sesquiterpènes

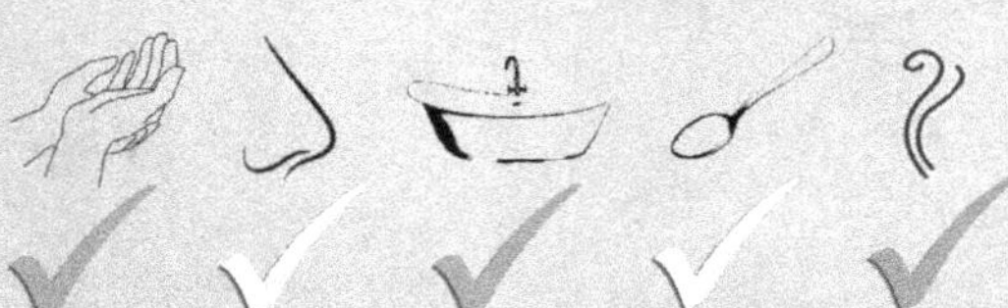

Voies d'administration

Dosages

Voie cutanée, toujours diluer, 50% max
Par voie orale: toujours diluer (miel, sur un sucre), en utilisation ponctuelle, pour d'autres utilisations, prendre l'avis d'un médecin
Diffusion: éviter

Le Lédon du Groënland ou thé du Labrador est une plante qui donne une huile essentielle rare, précieuse et donc chère. Pensez à l'hydrolat moins coûteux qui présente des propriétés similaires!

Toutes les fiches du défi 50 huiles essentielles en 50 semaines sont sur plante-essentielle.com

Fiche 51- Myrte verte >> ples.ovh/myrteverte

Défi 50

51 Huile essentielle de Myrte verte (rameaux feuillés)

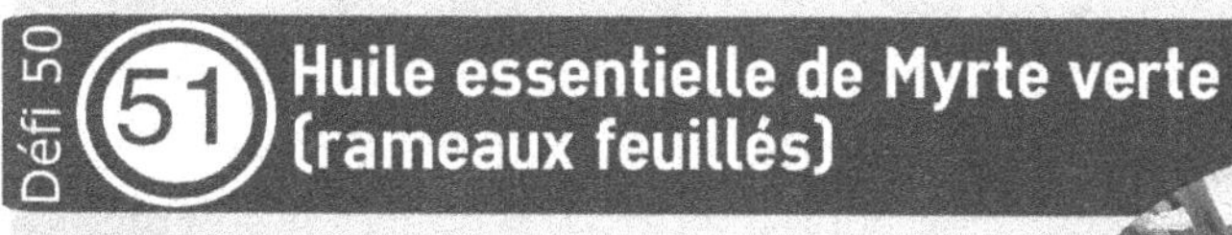

Propriétés

- Anticatarrhale, Mucolytique, Expectorante +++
- Stimulante hépatocytaire +++
- Préparatrice au sommeil +++
- Tonique et Astringente cutanée +++
- Décongestionnante veineuse et prostatique ++
- Antiseptique pulmonaire et urinaire
- Antispasmodique, hypotenseur (?)

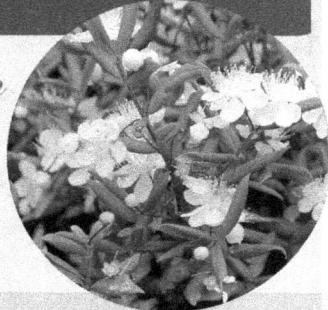

Utilisations

- Bronchite, rhinite, sinusite, angine, fièvre, toux sèche, toux des fumeurs, asthme (voie cutanée, voie orale, diffusion)
- Hémorroïdes, varices, congestion prostatique (voie cutanée)
- Insuffisance hépato-biliaire, indigestion, hépatite (voie cutanée, voie orale)
- Infections urinaires, prostatite, entérite (voie cutanée, voie orale selon les cas)
- cosmétique: antiride, cils et sourcils déficients, problèmes de peau (acné, psoriasis, zona), peau irritée
- Stress, anxiété, insomnie (voie cutanée, diffusion, olfaction)
- Citée également pour: mucoviscidose, hypothyroïdie, douleurs articulaires

Dangers et contre-indications

Par mesure de précaution, on évitera chez les femmes enceintes de moins de 3 mois et allaitantes. Huile essentielle hormon-like (thyroide, ovaire, cortison-like). Les monoterpènes sont néphrotoxiques à long terme (surtout par voie orale). Les personnes souffrant d'asthme doivent appliquer dans le dos et non sur le thorax (présence de 1,8-cinéole)

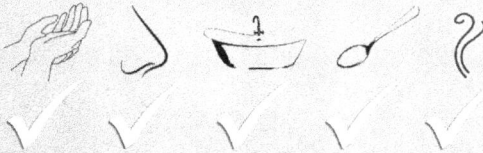

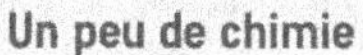

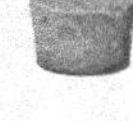

Famille biochimique principale: 1,8-cinéole, monoterpènes (pinènes), monoterpénols, esters

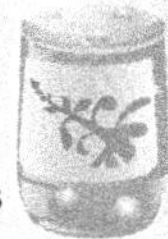

Voies d'administration

Dosages

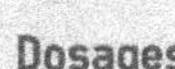

Voie cutanée : jusqu'à 50% voire pure en usage ponctuel chez l'adulte
Par voie orale: 1 à 2 gouttes par prise max 2-3 fois par jour, chez l'adulte, prendre l'avis d'un médecin

Il existe plusieurs types de Myrte donnant des huiles essentielles différentes. Le Myrte vert est considéré comme le plus précieux et le plus puissant. Cette huile essentielle provient de Corse ou de Tunisie.

Toutes les fiches du défi 50 huiles essentielles en 50 semaines sont sur plante-essentielle.com

Fiche 52- Lavandin abrial >> ples.ovh/lavandin

Défi 50

52 Huile essentielle de Lavandin abrial (Sommités fleuries)

Lavandula hybrida var. abrialis

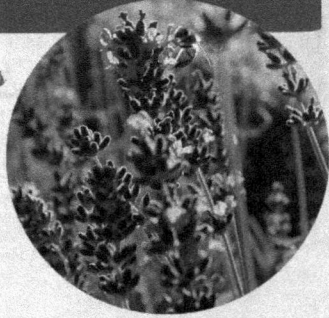

Propriétés

- Décontractante musculaire +++
- Antispasmodique +++
- Anti-inflammatoire +++
- Calmante, sédative, hypotensive +++
- Anti-infectieuse +
- Tonique cardiovasculaire +
- Vulnéraire +

Utilisations

- Crampes, contractures musculaires, claquage et préparation à l'effort (voie cutanée)
- Plaies et petites coupures (voie cutanée)
- Problèmes de circulation: varices, phlébites, hémorroïdes (voie cutanée)
- Poux, puces en préventif (voie cutanée)
- Stress, agitation, insomnies ((iffusion)

Dangers et contre-indications

Déconseillée aux femmes enceintes et allaitantes (présence de cétones) et aux bébés et enfants de moins de 6 ans.

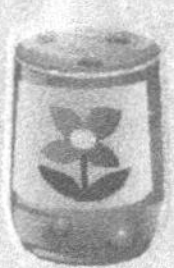

Un peu de chimie

Familles biochimique principales: monoterpénols (linalol), esters terpéniques (acétate de linalyle), cétones (camphre)

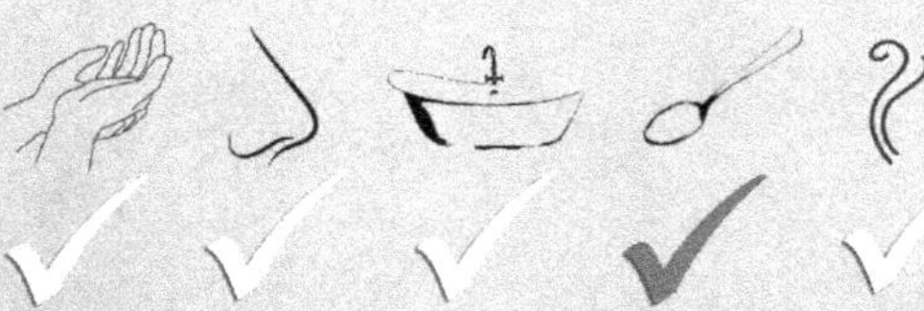

Voies d'administration

Dosages

Massage pour les sportifs : 10%
Peut être utilisée pure (usage ponctuel)
Par voie orale: peu documenté, risqué en présence de camphre

Il existe plusieurs variétés de lavandins, résultants d'un croisement entre la lavande fine et la lavande aspic: grosso (destinée à la savonnerie), super (proche de la lavande fine, mais moins cher) et abrial qui a les propriétés recherchées par les sportifs.

Toutes les fiches du défi 50 huiles essentielles en 50 semaines sont sur plante-essentielle.com

Fiche 53- Fenouil doux >> ples.ovh/fenouil

Défi 50

53 Huile essentielle de Fenouil doux (semences)

Foeniculum vulgare var. dulce

Propriétés

- Oestrogen-like, emménagogue, galactogène +++
- Antispasmodique, antalgique +++
- Carminative, stomachique, apéritive, eupeptique +++
- Cholagogue, cholérétique +++
- Tonique nerveuse, cardiaque, respiratoire +++

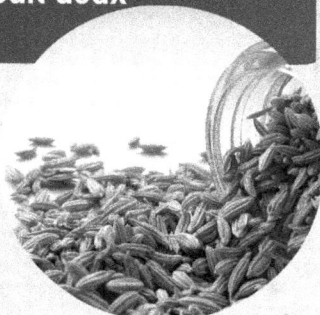

Utilisations

- Allaitement maternel (stimule la montée de lait) (voie orale, voie cutanée)
- Régles douloureuses, aménorrhée, dysménorrhée, symptomes de la ménopause (voie orale, voie cutanée)
- Bronchite asthmatiforme, fausse angine de poitrine, troubles du rythme cardiaque, stress (voie orale, voie cutanée)
- Digestion: dyspepsie, aérophagie, hoquet, nausées, colites, colites inflammatoires (maladie de Crohn), flatulences, coliques, constipation, anorexie (voie orale, voie cutanée)
- Douleurs musculaires, lombaires, spasmophilie (voie cutanée)

Dangers et contre-indications

Irritante (diluer), neurotoxique (fenchone), photosensibilisante, oestrogen-like
=> Déconseillée aux enfants de moins de six ans et aux femmes enceintes
=> déconseillée aux hypothyroïdiens
=> déconseillée aux personnes souffrant de cancer hormono-dépendant

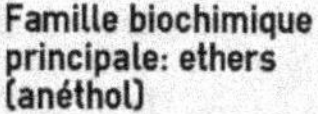

Un peu de chimie

Famille biochimique principale: ethers (anéthol)

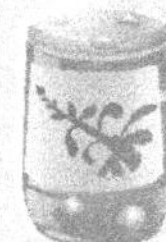

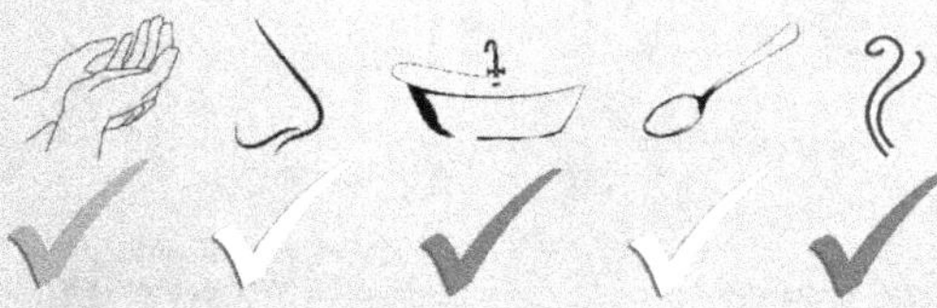

Voies d'administration

Dosages

Soin cutané : 20% (ne pas utiliser pure)
Par voie orale: 1 à 2 gouttes diluée dans une cuillerée d'huile max 3 fois par jour sur une courte durée
En cuisine, 1 ou 2 gouttes diluées dans de la matière grasse parfume un plat

Il existe également le Fenouil amer (var. vulgare) qui contient davantage de fenchone et des huiles essentielles obtenues par distillation des parties aériennes dans leur ensemble et non seulement des semences.

Toutes les fiches du défi 50 huiles essentielles en 50 semaines sont sur plante-essentielle.com

Fiche 54- Origan compact >> ples.ovh/origan

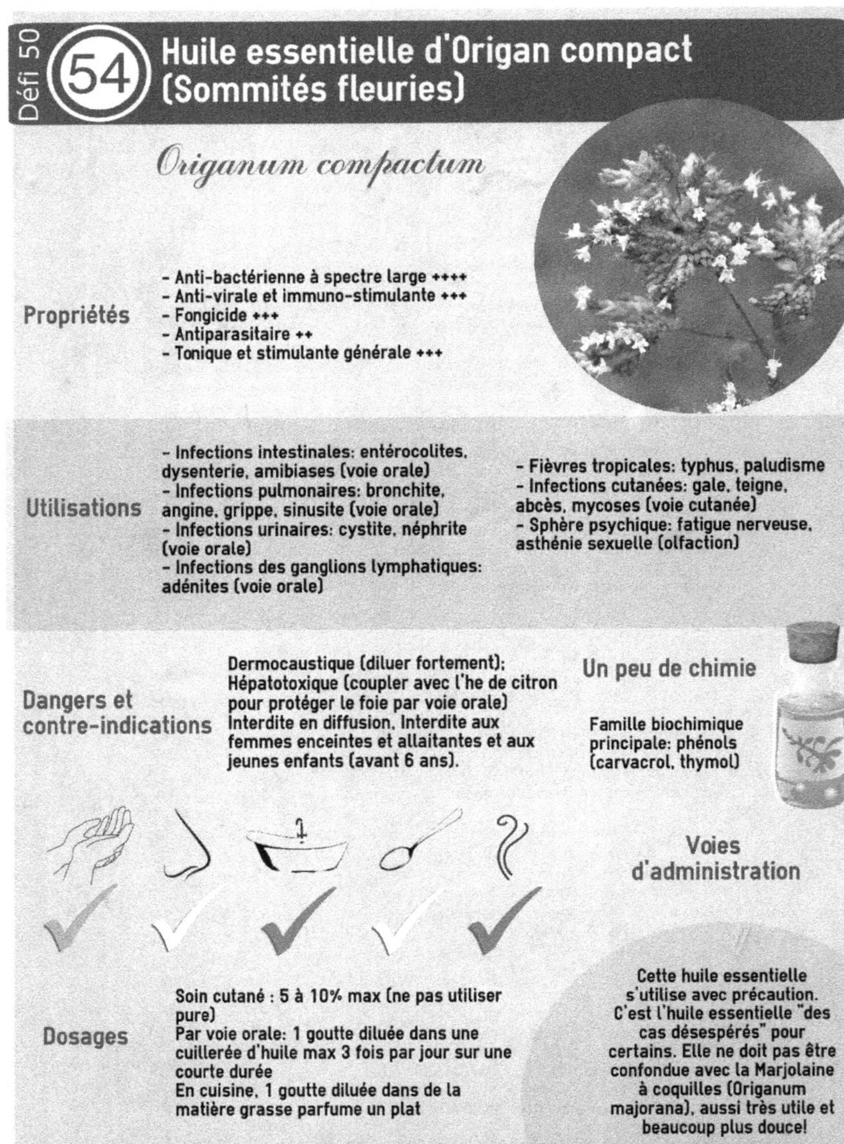

Défi 50
54
Huile essentielle d'Origan compact (Sommités fleuries)
Origanum compactum
Propriétés
- Anti-bactérienne à spectre large ++++
- Anti-virale et immuno-stimulante +++
- Fongicide +++
- Antiparasitaire ++
- Tonique et stimulante générale +++
Utilisations
- Infections intestinales: entérocolites, dysenterie, amibiases (voie orale)
- Infections pulmonaires: bronchite, angine, grippe, sinusite (voie orale)
- Infections urinaires: cystite, néphrite (voie orale)
- Infections des ganglions lymphatiques: adénites (voie orale)
- Fièvres tropicales: typhus, paludisme
- Infections cutanées: gale, teigne, abcès, mycoses (voie cutanée)
- Sphère psychique: fatigue nerveuse, asthénie sexuelle (olfaction)
Dangers et contre-indications
Dermocaustique (diluer fortement); Hépatotoxique (coupler avec l'he de citron pour protéger le foie par voie orale) Interdite en diffusion. Interdite aux femmes enceintes et allaitantes et aux jeunes enfants (avant 6 ans).
Un peu de chimie
Famille biochimique principale: phénols (carvacrol, thymol)
Voies d'administration
Dosages
Soin cutané : 5 à 10% max (ne pas utiliser pure)
Par voie orale: 1 goutte diluée dans une cuillerée d'huile max 3 fois par jour sur une courte durée
En cuisine, 1 goutte diluée dans de la matière grasse parfume un plat
Cette huile essentielle s'utilise avec précaution. C'est l'huile essentielle "des cas désespérés" pour certains. Elle ne doit pas être confondue avec la Marjolaine à coquilles (Origanum majorana), aussi très utile et beaucoup plus douce!
Toutes les fiches du défi 50 huiles essentielles en 50 semaines sont sur plante-essentielle.com

Fiche 55- Hysope couchée >> ples.ovh/hysope

Défi 50

55 Huile essentielle d'Hysope couchée (Sommitéss fleuries)

Hyssopus officinalis var. decumbens; var. montana

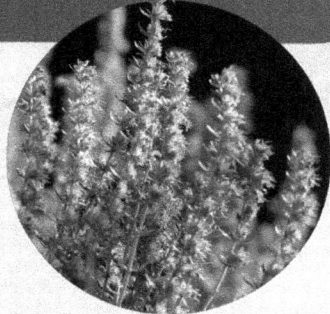

Propriétés
- Anticatarrhale, expectorante +++
- Anti-asthmatique
- Antivirale ++++
- Anti-inflammatoire ++
- Sympathicotonique ++

Utilisations

- Sphère ORL: bronchites, bronchiolites du nourrisson, sinusites, otites, toux, enrouement, rhinopharyngites (voie cutanée, olfaction)
- Asthme sécrétoire, inflammatoire, non allergique (voie cutanée)
- Fatigue liée à la maladie, au stress, dépression, difficultés à se concentrer (olfaction, voie cutanée)
- Autres utilisations possibles en synergie avec d'autres huiles essentielles: cystites, parasitoses intestinales, infections fongiques

Dangers et contre-indications

Aucune! On évitera néanmoins par principe de précaution l'application avant les 3 premiers mois de grossesse. La voie orale est à réserver au thérapeute

Un peu de chimie

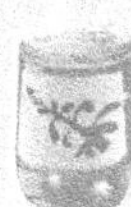

Familles biochimiques principales: oxydes terpéniques (1,8 cinéole), monoterpènes

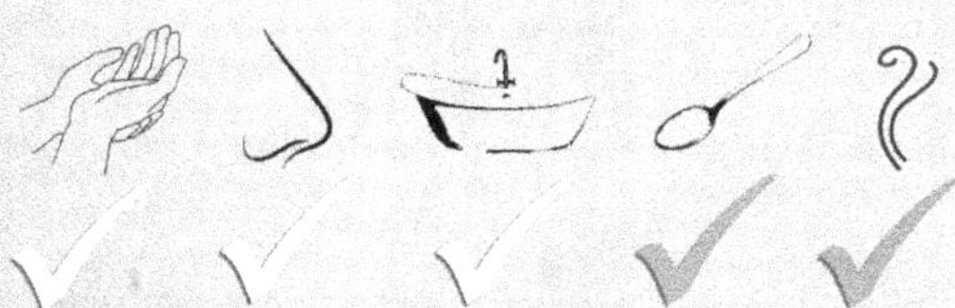

Voies d'administration

Dosages

Soins cutanés: jusqu'à 50% voire pure
Par voie orale: seulement sur avis d'un médecin
Préférer l'olfaction à la diffusion (huile essentielle coûteuse)

Attention ! Ces informations sont valables pour l'Ysope couchée ou Hysope decumbens. il existe l'Hysope officinale (var. officinalis) qui elle peut contenir jusqu'à 50% de cétones et est extrêmement toxique et abortive. Celle-là est contre-indiquée chez les femmes enceintes, les enfants et même les personnes âgées.

Toutes les fiches du défi 50 huiles essentielles en 50 semaines sont sur plante-essentielle.com

Fiche 56- Livèche >> ples.ovh/liveche

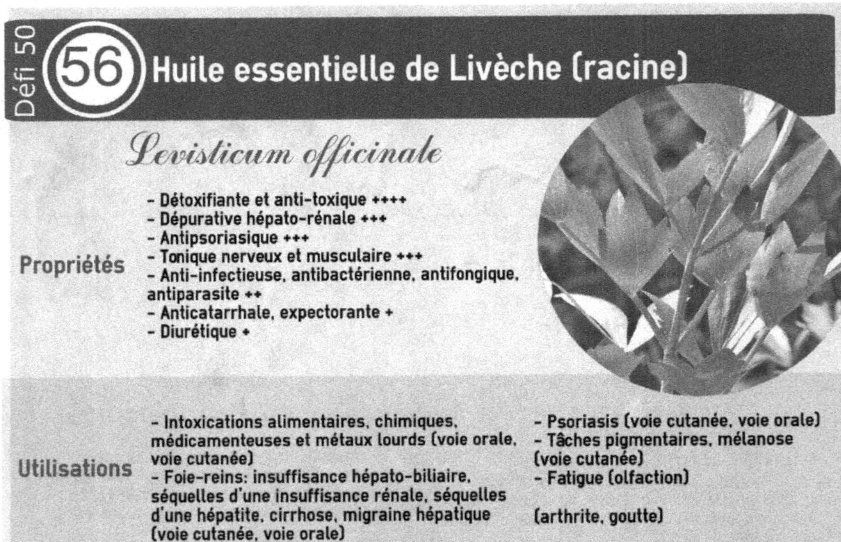

Défi 50

56 Huile essentielle de Livèche (racine)

Levisticum officinale

Propriétés

- Détoxifiante et anti-toxique ++++
- Dépurative hépato-rénale +++
- Antipsoriasique +++
- Tonique nerveux et musculaire +++
- Anti-infectieuse, antibactérienne, antifongique, antiparasite ++
- Anticatarrhale, expectorante +
- Diurétique +

Utilisations

- Intoxications alimentaires, chimiques, médicamenteuses et métaux lourds (voie orale, voie cutanée)
- Foie-reins: insuffisance hépato-biliaire, séquelles d'une insuffisance rénale, séquelles d'une hépatite, cirrhose, migraine hépatique (voie cutanée, voie orale)
- Psoriasis (voie cutanée, voie orale)
- Tâches pigmentaires, mélanose (voie cutanée)
- Fatigue (olfaction)

(arthrite, goutte)

Dangers et contre-indications

Photosensibilisante, la voie cutanée doit être utilisée avec précaution
En raison d'une action oestrogénique, de la présence de cétones et de ses propriétés, interdites chez les femmes enceintes ou allaitantes et chez les enfants.
Les personnes allergiques aux apiacées doivent être vigilantes.

Un peu de chimie

Famille biochimique principale: phtalides, coumarines

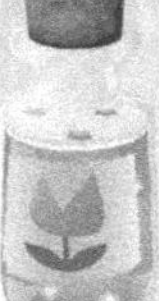

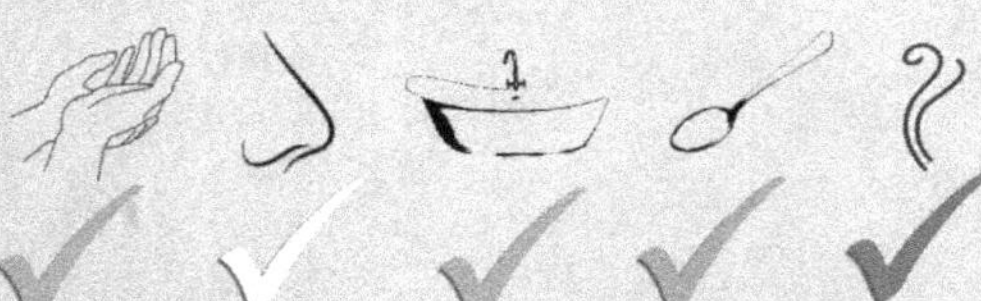

Voies d'administration

Dosages

Soins cutanés: 50% maximum JAMAIS d'exposition au soleil
Cuisine: 1 goutte parfume un plat! (diluer dans une matière grasse)
Par voie orale: toujours utiliser un support (miel, sur un sucre, dans de l'huile...): utilisation ponctuelle sur une durée limitée à une semaine, pas plus de 3 gouttes par jour

Attention, ce qui fait la particularité de l'huile essentielle de Livèche est sa haute teneur en phtalides, en bien moindre quantité dans l'HE issue de la distillation des parties aériennes. Ils ont tendance à se transformer avec le rayonnement UV: protégez bien vos flacons!

Toutes les fiches du défi 50 huiles essentielles en 50 semaines sont sur plante-essentielle.com

Fiche 57- Angélique archangélique >> ples.ovh/angelique

Défi 50

57 Huile essentielle d'Angélique archangélique (racine)

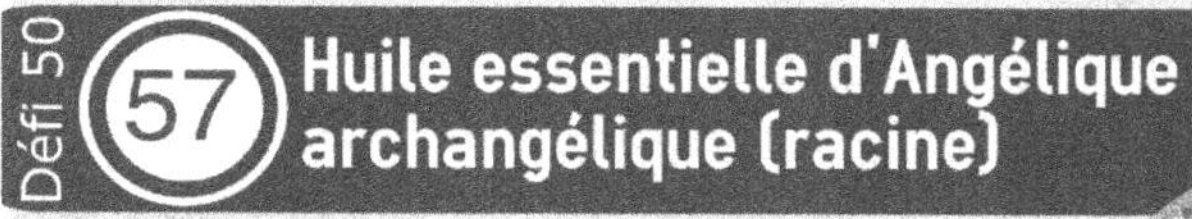

Propriétés

- Sédative, anxiolytique +++
- Anti-spasmodique ++
- Eupeptique, carminative, stomachique
- Anticoagulante ++
- Immunostimulante
- Action oestrogénique

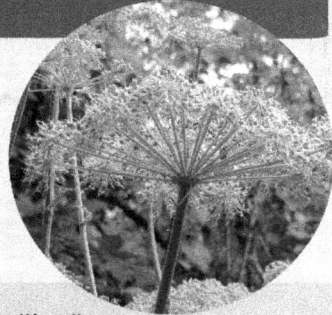

Utilisations

- Indécision, peur, anxiété, dépression (voie cutanée, olfaction)
- Epuisement, burn-out, convalescence (olfaction, voie cutanée)
- Digestion: entérocolites spasmodiques, gaz, ballonnements, spasmes digestifs (voie cutanée)
- Hémogliase
- Dépendances orales, alcoolisme, tabagisme, boulimie pour renforcer la volonté (voie cutanée, olfaction)
- Cosmétique: parfum, peau sèche (photosensibilisante)
- Insecticide

Dangers et contre-indications

Interdit aux femmes enceintes et allaitantes ainsi qu'aux enfants avant 6 ans.
C'est une HE néphrotoxique donc attention aux usages prolongés en cas de problèmes aux reins
Le limonène est un allergène
Cette huile essentielle est irritante (ne pas appliquer pure) et photosensibilisante: ne pas s'exposer au soleil, surtout en cas d'application cutanée

Un peu de chimie

Familles biochimiques principales: monoterpénes (alpha et beta-pinène, limonène), esters, furocoumarines

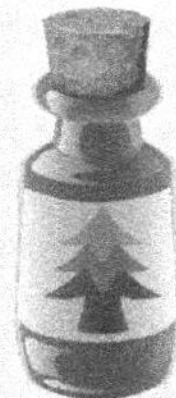

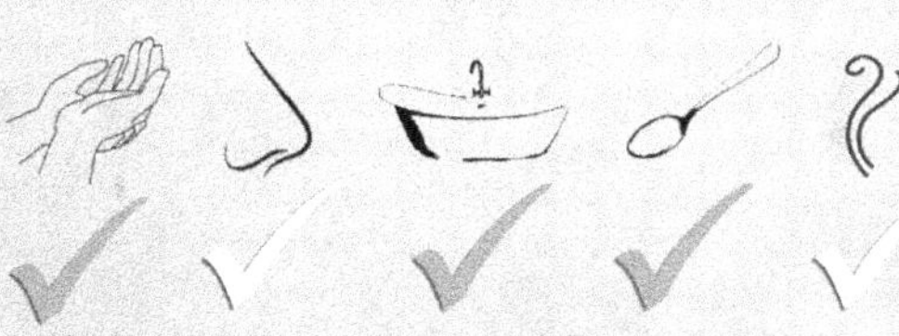

Voies d'administration

Dosages

Soins cutanés: toujours diluée, 20% maximum, 0,78% en cosmétique!
Par voie orale: prendre l'avis du médecin, jamais sur de longues durées
Préférer l'olfaction à la diffusion en raison du prix

Pour la petite histoire, c'est l'archange Raphaël, médecin des dieux qui révéla aux hommes le potentiel médicinal de cette plante aussi appelée racine du saint-esprit. Elle a longtemps été considérée comme possédant des pouvoirs magiques.

Toutes les fiches du défi 50 huiles essentielles en 50 semaines sont sur plante-essentielle.com

Fiche 58- Petit-grain bigarade >> ples.ovh/PGB

Défi 50

58 Huile essentielle de Petit-Grain bigarade (feuilles)

Citrus aurantium var amara

Propriétés

- Rééquilibrante nerveuse, relaxante, sédative, antidépressive +++
- Anti-spasmodique ++
- Anti-inflammatoire ++
- Cicatrisante, régénératrice cutanée ++
- Antibactérienne, anti-infectieuse +

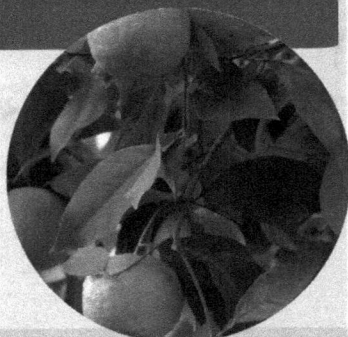

Utilisations

- Nervosité, tristesse, humeur changeante, troubles du sommeil, angoisses (voie cutanée, diffusion, voie orale)
- Spasmes et douleurs d'origine nerveuse: crampes, asthme nerveux, toux spasmodiques, spasmophilie, douleurs des règles, coliques intestinales (voie cutanée)
- Hypertension, palpitations (voie cutanée)
- Arthrite, rhumatismes, tendinites (voie cutanée)
- Acné, dartres, plaies, escarres, furoncles (voie cutanée)
- Beauté: transpiration excessive, cheveux secs et abîmés, tous types de peau (voie cutanée)

Dangers et contre-indications

Utilisable chez la femme enceinte (fin du 3ème mois) et chez les bébés et les enfants à des dilutions et dosages adaptés.

Un peu de chimie

Familles biochimique principales: esters (acétate de linalyle) et monoterpénols (linalol)

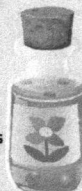

Voies d'administration

✓ ✓ ✓ ✓ ✓

Dosages

Massage bien-être: 10% max
Cosmétique: 0,5%
Voie orale: 1-2 gouttes 3 fois par jour maximum

Cette huile essentielle est une bonne alternative au Néroli très coûteux! Très polyvalente, elle trouvera une place de choix dans la trousse d'aroma des cosméteuses.

Toutes les fiches du défi 50 huiles essentielles en 50 semaines sont sur plante-essentielle.com

Fiche 59- Romarin à camphre >> ples.ovh/romarincamp

Défi 50

59 Huile essentielle de Romarin à camphre

Rosmarinus officinalis camphoriferum

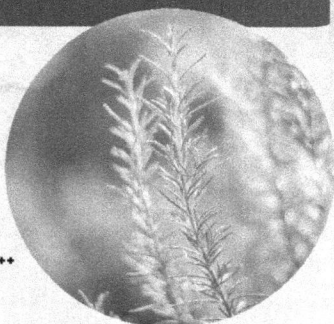

Propriétés

- Décontracturante musculaire +++
- Cardiotonique +++
- Anti-inflammatoire, analgésique ++
- Cholagogue et cholérétique ++
- Anticatarrhale, expectorante, mucolytique +++
- Emménagogue ++
- Lipolytique

Utilisations

- Douleurs, crampes musculaires, lumbago, goutte, tendinite, rhumatismes, arthrose (voie cutanée)
- Digestion lente, dyspepsie, hépatite, cirrhose (voie cutanée)
- Règles: retard, avances, douleurs (voie cutanée)
- Circulation sanguine: faiblesse circulatoire, hypotension, varices, cellulite (voie cutanée)
- Sinusite, bronchite (voie cutanée, olfaction)
- Fatigue, concentration (voie cutanée, olfaction)
- Peau: psoriasis, chéloïde, durillon

Dangers et contre-indications

Interdit aux femmes enceintes et allaitantes et aux enfants (avant 6-8 ans), neurotoxique, abortive. Attention en cas de cancer hormonal. Attention chez les personnes épileptiques et chez les personnes souffrant d'hypertension.

Un peu de chimie

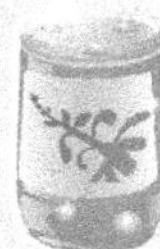

Familles biochimiques principales: cétones (camphre), oxydes (1,8-cinéole), monoterpènes

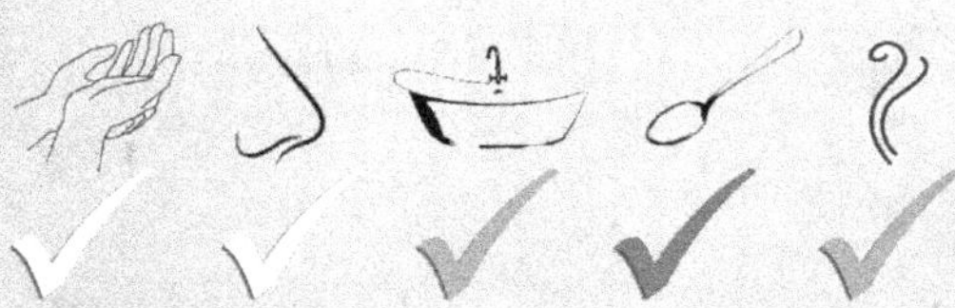

Voies d'administration

Dosages

- Massage thérapeutique: dilué à 30%
- Diffusion: en mélange avec d'autres HE, 15% max

Le Romarin officinal se décline en 3 chémotypes qui ne doivent pas être confondu: celui à 1,8 cinéole qui vient du nord de l'Afrique, celui à verbénone qui vient de Corse et notre Romarin à camphre qui vient de Provence. Leurs propriétés diffèrent.

Toutes les fiches du défi 50 huiles essentielles en 50 semaines sont sur plante-essentielle.com

Fiche 60- Eucalyptus citronné >> ples.ovh/eucalyptuscit

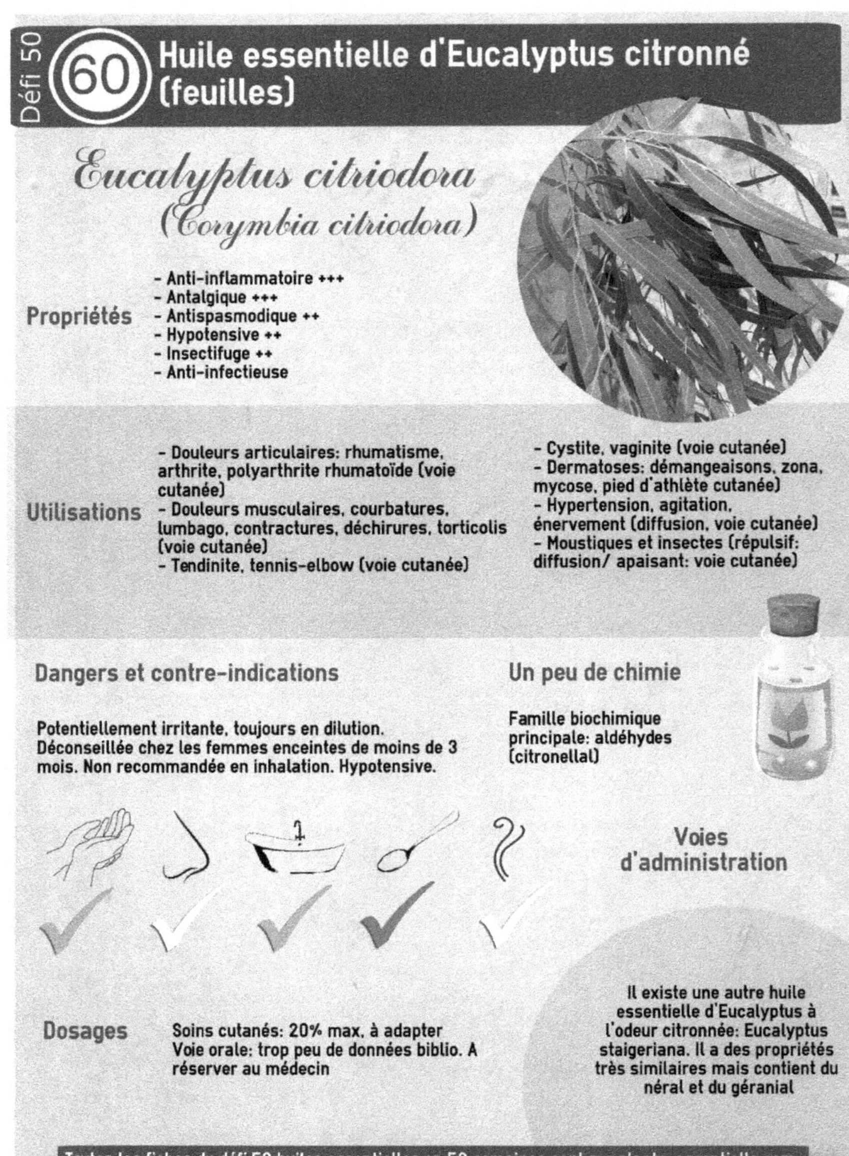

Défi 50
60
Huile essentielle d'Eucalyptus citronné (feuilles)
Eucalyptus citriodora
(Corymbia citriodora)
Propriétés
- Anti-inflammatoire +++
- Antalgique +++
- Antispasmodique ++
- Hypotensive ++
- Insectifuge ++
- Anti-infectieuse
Utilisations
- Douleurs articulaires: rhumatisme, arthrite, polyarthrite rhumatoïde (voie cutanée)
- Douleurs musculaires, courbatures, lumbago, contractures, déchirures, torticolis (voie cutanée)
- Tendinite, tennis-elbow (voie cutanée)
- Cystite, vaginite (voie cutanée)
- Dermatoses: démangeaisons, zona, mycose, pied d'athlète cutanée)
- Hypertension, agitation, énervement (diffusion, voie cutanée)
- Moustiques et insectes (répulsif: diffusion/ apaisant: voie cutanée)
Dangers et contre-indications
Potentiellement irritante, toujours en dilution. Déconseillée chez les femmes enceintes de moins de 3 mois. Non recommandée en inhalation. Hypotensive.
Un peu de chimie
Famille biochimique principale: aldéhydes (citronellal)
Voies d'administration
Dosages
Soins cutanés: 20% max, à adapter
Voie orale: trop peu de données biblio. A réserver au médecin
Il existe une autre huile essentielle d'Eucalyptus à l'odeur citronnée: Eucalyptus staigeriana. Il a des propriétés très similaires mais contient du néral et du géranial
Toutes les fiches du défi 50 huiles essentielles en 50 semaines sont sur plante-essentielle.com

Fiche 61- Santal blanc >> ples.ovh/santal

Défi 50

61 Huile essentielle de Santal blanc (bois)

Santalum album

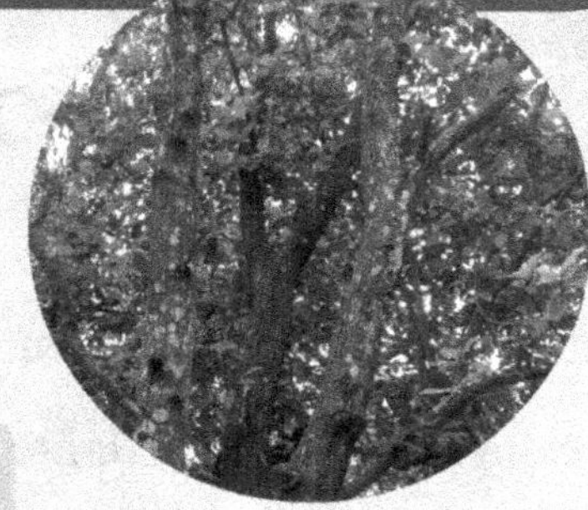

Propriétés

- Lymphotonique, phlébotonique +++
- Cardiotonique ++
- Cicatrisante, régénératrice cutanée ++
- Anti-infectieuse, anti-inflammatoire ++
- Anxiolytique, aphrodisiaque

Utilisations

- Troubles circulatoires: varices, hémorroïdes, couperose, congestion du petit bassin, faiblesse cardiaque (voie cutanée)
- Peau: eczéma, psoriasis, prurit, infections (voie cutanée)
- Cosmétique: rides, peau fatiguée (voie cutanée)
- Douleurs: lumbago, sciatique, névralgie, rhumatisme (voie cutanée)
- Infections des muqueuses (bonne tolérance cutanée): buccales, mycoses vaginales,
- Infections uro-génitales: cystite, prostatite
- Stress, nervosité, angoisses, insomnie, impuissance (voie cutanée/ olfaction/ diffusion)
- Parfumerie: fragrance, fixateur exceptionnel

Dangers et contre-indications

Endocrinostimulante: interdit aux femmes enceintes et allaitantes et aux enfants (avant 6 ans)
La voie orale est strictement réservée au médecin

Un peu de chimie

Familles biochimiques principales: sesquiterpénols (santalol), sesquiterpènes

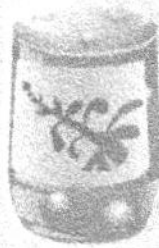

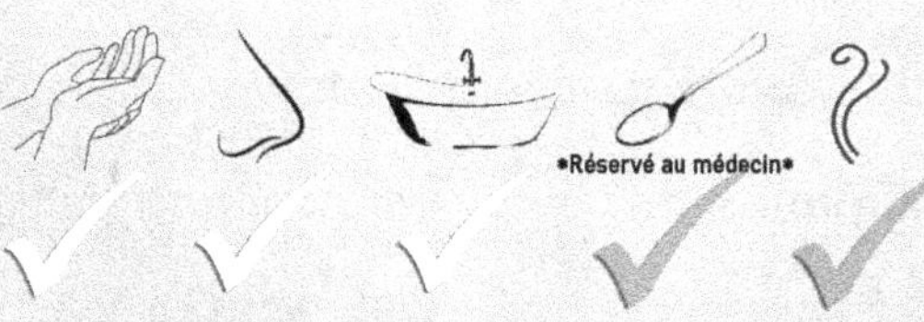

Voies d'administration

Dosages

Massage thérapeutique: à diluer, cette HE coûteuse reste efficace même fortement diluée
Soins cosmétiques: dilution à 0,5% par exemple
Voie orale: strictement réservée au médecin
Diffusion: préférer l'olfaction au flacon, moins consommatrice

L'huile essentielle de Santal blanc est parfois confondue avec les huiles essentielles issues du Santal jaune de Nouvelle Calédonie ou de l'Amyris balsamifera de Haïti avec lesquelles elle partage beaucoup de points communs.

Toutes les fiches du défi 50 huiles essentielles en 50 semaines sont sur plante-essentielle.com

GLOSSAIRE

Abortif : provoque l'avortement

Alopétie : calvitie

Aménorrhée : absence de règles, de menstruations

Analgésique : rend insensible à la douleur

Antalgique : calme la douleur

Anesthésique, anesthésiante : diminue ou supprime la sensation de douleur en agissant sur les nerfs

Antiallergique : susceptible de traiter les allergies et leurs effets

Antibactérien : combat l'infection bactérienne

Anticatarrhal : agit contre une inflammation des muqueuses caractérisée par une hypersécrétion de mucus (catarrhe)

Anticoagulant, fluidifiant sanguin : empêche ou réduit la coagulation du sang

Antidépressive : a une action contre les dépressions

Antifongique/ anti-mycosique : lutte contre les infections par les champignons (mycoses)

Antihématome (antiécchymotique) : guérit les ecchymoses (bleus)

Anti-hémorragique : combat l'hémorragie (écoulement du sang hors des vaisseaux)

Anti-névralgique : calme la douleur, les névralgies

Antiparasitaire : lutte contre les parasites

Anti-asthénique : agit contre l'asthénie, un état d'épuisement

Anti-infectieux : lutte contre l'infection (virale, bactérienne, parasitaire, fongique)

Anti-inflammatoire : lutte contre l'inflammation, réaction normale de l'organisme contre un agent pathogène caractérisée par une rougeur, de la douleur et de la chaleur

Antiprurigineuse : calme les démangeaisons

Antiseptique : traite et prévient l'infection

Antispasmodique : lutte contre les spasmes

Antitumoral : lutte contre les tumeurs

Antitussif : actif contre la toux

Antiviral : lutte contre les virus

Apéritive : ouvre l'appétit

Aphrodisiaque : excite l'appétit sexuel

Astringente, tonique cutanée : resserre les tissus et diminue les sécrétions

Cardiotonique : stimule le cœur, l'activité cardiaque

Carminatif : aide à l'expulsion des gaz intestinaux

Céphalée : mal de tête

Cholagogue : provoque l'excrétion de la bile

Cholérétique : stimule la sécrétion biliaire

Cicatrisant : favorisela cicatrisation, la régénération de l'épiderme

Cystite : infection urinaire

Décongestionnant lymphatique, lymphotonique **: favorise la circulation de la lymphe**

Décongestionnant veineux, phlébotonique, tonique veineux **: favorise la circulation sanguine**

Décontractante musculaire **(voir antispasmodique)**

Dépuratif : combat l'impureté du sang et du milieu intérieur (diurétique, sudorifique)

Dermatose : affection cutanée

Dermocaustique : agressif pour la peau et les muqueuses

Dysménorrhée : règles douloureuses

Dyspepsie : troubles de la digestion, sans lésion organique

Endocrinostimulante : stimule les glandes endocrines

Eupeptique : facilite la digestion

Emménagogue : fait venir les règles, les menstruations

Expectorant : favorise l'expectoration, l'expulsion des glaires

Fébrifuge : combat et fait tomber la fièvre

Fluidifiant sanguin (voire anticoagulant)

Galactogène : favorise la montée de lait chez la femme qui vient d'accoucher

Hémostatique (anti-hémorragique) **:** arrête les hémorragies

Hépatoprotectrice : protège le foie

Hépatotoxique : toxique pour le foie

Hépatocytaire : relatif aux cellules du foie

Hyperémiante : provoque un afflux sanguin (et une sensation de chaleur, de brûlure)

Hypocholestérolémiante : diminue le taux de cholestérol dans le sang

Hypertensive : provoque une augmentation de la tension

Hypotensive : provoque une diminution de la tension

Immunomodulante : régule les dysfonctionnements du système immunitaire

Immunostimulante : déclenche et amplifie la réaction immunitaire

Insectifuge : éloigne les insectes

Lipolytique : favorise la destruction des graisses

Litholytique : détruit les lithiases, les calculs rénaux ou biliaires

Mucolytique : diminue la viscosité du mucus des bronches et favorise l'expectoration

Néphrotoxique : toxique pour les reins

Neurotoxique : toxique pour le système nerveux

Névralgie : douleur vive se manifestant dans une zone d'innervation sensitive (nerfs)

Oestrogen-like : mime l'action des oestrogènes et induit les mêmes effets dans l'organisme

Parasiticide : détruit les parasites

Phlébotonique : action tonique sur les veines

Photosensibilisante : rend la peau sensible au soleil (coup de soleil, tache, dépigmentation)

Prurit : démangeaison

Radioprotectrice : protège des rayonnements subis lors d'une séance de radiothérapie (peau cartonnée)

Sédative : agit contre l'insomnie, la douleur, l'angoisse

Stomachique : facilite la digestion au niveau de l'estomac

Unguéal : relatif aux ongles

Utérotonique : favorise les contractions de l'utérus

Vasodilatatrice : provoque l'augmentation du calibre des vaisseaux sanguins

Vulnéraire : qui guérit les plaies et les blessures

Dosages, conversions, équivalences

TABLEAU DES DILUTIONS

Concentration souhaitée en %	Utilisation	Volume total HE + solvant (ex : huile végétale)							
		5ml	10ml	15 ml	20ml	30ml	40ml	100ml	125ml
		une cuillère à café	*un flacon d'huile essentielle*	*une cuillère à soupe*	*quatre cuillère à café*	*verre à liqueur*	*mini pot de confiture*	*un demi verre d'eau*	*un pot de yaourt*
0,5%	épiderme	0,5 gt	1 gt	1,5 gt	2 gt	3 gt	4 gt	10 gt	12,5 gt
1%	derme	1 gt	2 gt	3 gt	4 gt	6 gt	8 gt	20 gt	25 gt
3%	muqueuses	3 gt	6 gt	9 gt	12 gt	18 gt	24 gt	60 gt	75 gt
5%	bien-être	5 gt	10 gt	15 gt	20 gt	30 gt	40 gt	100 gt	125 gt
7%	sang	7 gt	14 gt	21 gt	28 gt	42 gt	56 gt	140 gt	175 gt
10%	muscles	10 gt	20 gt	30 gt	40 gt	60 gt	80 gt	200 gt	
15%	sport	15 gt	30 gt	45 gt	60 gt	90 gt	120 gt		
20%	dermocaustiques	20 gt	40 gt	60 gt	80 gt	120 gt	160 gt		
30%	parasites	30 gt	60 gt	90 gt	120 gt	180 gt			
50%	// pur	50 gt	100 gt	150 gt	200 gt				

1 gt = une goutte d'huile essentielle= 0,05ml

10 gt= 0,5ml

20 gt= 1ml

* 200 gt= 10 ml soit un flacon entier d'huile essentielle ! A ce stade, on ne mesure plus en gouttes mais en ml

en gris les cases où sont mentionnées des demi-gouttes d'huile essentielle... impossible à mesurer !

en rouge la formule que je garde en tête pour mes calculs : 5%, c'est 10 gouttes pour 10ml,

EQUIVALENCES

1 cuillère à café	5ml
1 cuiller à soupe	15 ml
1 verre à liqueur	3cl = 30ml
1 mini pot de confiture	4cl = 40ml
1 pot de yaourt 125g	12,5 cl = 125ml
1 verre d'eau	20cl = 200ml
1 tasse (thé)	25 cl= 250ml
1 pot de confiture	30 cl= 300ml

Ces équivalences servent à donner un ordre de grandeur. Ce n'est pas une science exacte !

Les huiles essentielles par ordre alphabétique (nom français)

Angélique archangélique (57)- *Angelica archangelica*

Basilic grand vert (25)- *Ocimum basilicum* var Grand vert

Bergamote zeste (41)- *Citrus aurantium ssp bergamia*

Bois d'inde (16) ou « **Bay** »- *Pimenta racemosa*

Bois de rose (18)- *Aniba rosaeodora, parviflora*

Camomille romaine (31) ou noble- *Chamaemelum nobile*

Cannelle de Ceylan (23)- *Cinnamomum verum, zeylanicum*

Carotte sauvage semences (29)- *Daucus carota*

Cèdre de l'Atlas bois (45)- Cedrus atlanticus

Ciste ladanifère (44)- *Cistus ladaniferus* ct pinenes

Citron zeste (2)- *Citrus limonum*

Citronnelle de Java (5)- *Cymbopogon winterianus*

Cyprès toujours vert, de Provence (32)- *Cupressus sempervirens*

Encens oliban (35)- *Boswellia carterii, serrata*

Epinette noire (48)- *Picea mariana*

Estragon (34)- *Artemisia dracunculus*

Eucalyptus citronné (60)- *Eucalyptus citriodora*

Eucalyptus radié (7)- *Eucalyptus radiata*

Fenouil doux (53)- *Foeniculum vulgare var dulce*

Fragonia (26)- *Agonis fragrans*

Gaulthérie couchée, Wintergreen (39)- *Gaultheria procumbens*

Genévrier des montagnes (43) *Juniperus communis var nana, montana*

Géranium Bourbon (3)- *Pelargonium graveolens*

Gingembre (47)- *Zingiber officinalis*

Girofle (49)- *Eugenia caryophyllata*

Hysope couchée (55)- *Hyssopus off var. decumbens*

Immortelle Corse, Hélichryse italienne (37)- *Helichrysum italicum ssp serotinum*

Katrafay (33)- *Cedrelopsis grevei* ct ishwarane

Laurier noble (14)- *Laurus nobilis*

Lavande fine, vraie ou officinale (6)- *Lavendula angustifolia, vera ou officinalis*

Lavandin abrial (52)- *Lavandula hybrida var. abrial ou Lavandula abrialis*

Ledon du Groënland (50)- *Ledum groenlandicum*

Lentisque pistachier (42)- *Lentiscus pistacia*

Livèche (56)- *Levisticum officinale*

Marjolaine des jardins, à coquilles (38)- *Origanum majorana*

Mélèze (17)- *Larix decidua*

Menthe poivrée (21)- *Mentha piperita*

Myrte verte (51)- *Myrtus communis ct cineoliferum*

Néroli bigarade (36)- *Citrus aurantium ssp aurantium*

Niaouli (22)- *Melaleuca quinquenervia* ct cineole

Orange douce zeste (15)- *Citrus sinensis*

Origan compact (54)- *Origanum compactum*

Palmarosa (30)- *Cymbopogon martinii var Motia*

Pamplemousse zeste (46)- *Citrus paradisii*

Patchouli (19)- *Pogostemon cablin*

Petit-Grain bigaradier (58)- *Citrus aurantium var amara*

Poivre noir (24)- *Piper nigrum*

Ravintsara (8)- *Cinnamomum camphora* ct 1,8cineole

Romarin à camphre (59)- *Rosmarinus off.* ct camphre

Romarin à verbénone (11)- *Rosmarinus off. verbenoniferum*

Rose de Damas ou Otto (1)- *Rosa damascena*

Santal blanc (61)- *Santalum album*

Sapin pectiné, blanc ou argenté (13)- *Abies alba*

Saro ou Mandravasarotra (20)- *Cinnamosma fragrans*

Sarriette des montagnes (10) *Satureja montana carvacrolifera*

Sauge sclarée (28)- *Salvia sclarea*

Tea tree ou arbre à thé (9)- *Melaleuca alternifolia terpineoliferum*

Thym vulgaire à linalol (4)- *Thymus vulgaris linaloliferum*

Verveine citronnée (40)- *Lippia citriodora*

Vetiver (27)- *Vetiveria zizanoides*

Ylang-Ylang (12)- *Cananga odorata totum*

Les huiles essentielles par ordre alphabétique (nom latin)

Abies alba (13)- **Sapin pectiné, blanc ou argenté**

Agonis fragrans (26)- **Fragonia**

Angelica archangelica (57)- **Angélique archangélique**

Aniba rosaeodora, parviflora (18)- **Bois de rose**

Artemisia dracunculus (34)- **Estragon**

Boswellia carterii, serrata (35)- **Encens oliban**

Cananga odorata totum (12)- **Ylang-Ylang**

Cedrelopsis grevei ct ishwarane (33)- **Katrafay**

Cedrus atlanticus (45)- **Cèdre de l'Atlas bois**

Chamaemelum nobile (31)- **Camomille romaine ou noble**

Cinnamomum camphora ct 1,8cineole (8)- **Ravintsara**

Cinnamomum verum, zeylanicum (23)- **Cannelle de Ceylan**

Cinnamosma fragrans (20)- **Saro ou Mandravasarotra**

Cistus ladaniferus ct pinenes (44)- **Ciste ladanifère**

Citrus aurantium ssp aurantium (36)- **Néroli bigarade**

Citrus aurantium var amara (58)- **Petit-Grain bigaradier**

Citrus aurantium ssp bergamia (41)- **Bergamote zeste**

Citrus limonum (2)- **Citron zeste**

Citrus paradisii (46)- **Pamplemousse**

Citrus sinensis (15)- **Orange douce zeste**

Cupressus sempervirens (32)- **Cyprès toujours vert**

Cymbopogon martinii var Motia (30)- **Palmarosa**

Cymbopogon winterianus (5)- **Citronnelle de Java**

Daucus carota (29)- **Carotte sauvage**

Eucalyptus citriodora (60)- **Eucalyptus citronné**

Eucalyptus radiata (7)- **Eucalyptus radié**

Eugenia caryophyllata (49)- **Girofle**

Foeniculum vulgare var dulce (53)- **Fenouil doux**

Gaultheria procumbens (39)- **Gaulthérie couchée, Wintergreen**

Helichrysum italicum ssp serotinum (37)- **Immortelle Corse**

Hyssopus off var. decumbens (55)- **Hysope couchée**

Juniperus communis var nana, montana (43)- **Genévrier des montagnes**

Larix decidua (17)- **Mélèze**

Laurus nobilis (14)- **Laurier noble**

Lavendula angustifolia, vera ou officinalis (6)- **Lavande fine, vraie ou officinale**

Lavandula hybrida var. abrial ou Lavandula abrialis (*52*)- **Lavandin abrial**

Ledum groenlandicum (50)- **Ledon du Groënland**

Lentiscus pistacia (42)- **Lentisque pistachier**

Levisticum officinale (56)- **Livèche**

Lippia citriodora (40)- **Verveine citronnée**

Melaleuca alternifolia terpineoliferum (9)- **Tea tree, arbre à thé**

Melaleuca quinquenervia ct cineole (22)- **Niaouli**

Mentha piperita (21)- **Menthe poivrée**

Myrtus communis ct cineoliferum (51)- **Myrte verte**

Ocimum basilicum var Grand vert (25)- **Basilic grand vert**

Origanum compactum (54)- **Origan compact**

Origanum majorana (38)- **Marjolaine des jardins**

Pelargonium graveolens (3)- **Géranium Bourbon**

Picea mariana (48)- **Epinette noire**

Pimenta racemosa (16)- **Bois d'inde ou « Bay »**

Piper nigrum (24)- **Poivre noir**

Pogostemon cablin (19)- **Patchouli**

Rosa damascena (1)- **Rose de Damas ou Otto**

Rosmarinus off. camphoriferum (59)- **Romarin à camphre**

Rosmarinus off. verbenoniferum (11)- **Romarin à verbénone**

Salvia sclarea (28)- **Sauge sclarée**

Santalum album (61)- **Santal blanc**

Satureja montana carvacrolifera (10)- **Sarriette des montagnes**

Thymus vulgaris linaloliferum (4)- **Thym vulgaire à linalol**

Vetiveria zizanoides (27)- **Vetiver**

Zingiber officinalis (47)- **Gingembre**

BIBLIOGRAPHIE

Baudoux D., 2008. *L'aromathérapie se soigner par les huiles essentielles, Ed. Amyris.*

Baudoux D., 2010. *Les cahiers pratiques d'aromathérapie selon l'école française. Grossesse, Ed. Inspir.*

Baudoux D., 2010. *Les cahiers pratiques d'aromathérapie selon l'école française. Pédiatrie, Ed. Inspir.*

Bosson L., 2011. *L'aromathérapie énergétique. Guérir avec l'âme des plantes, Ed Amyris.*

Cupillard V., 2015. *Cuisiner avec les huiles essentielles et les eaux florales, Ed La plage*

Faucon M., 2015. *Traité d'aromathérapie scientifique et médicale, Ed. Sang de la Terre.*

Franchomme P, Jollois R. et Pénoël D., 2001. *L'aromathérapie exactement*, ed Roger Jollois.

Hampikian S., 2009. *Créez vos cosmétiques bio, Ed Terre vivante.*

Morel J.-M., 2008. *Traité pratique de phytothérapie, ed Grancher.*

Moro Buronzo A., 2008. *Grand guide des huiles essentielles santé beauté bien-être, Ed Hachette pratique.*

Raffa, 2006. *Le Grand Ménage. http://raffa.grandmenage.info*

Sommerard M., 2006. *Le chemin des arômes. Le guide d'utilisation des huiles essentielles pour toute la famille, Ed Médicis.*

Werner M. et Von Braunschweig R., 2007. *L'Aromathérapie principes, indications, utilisations, Ed Vigot.*

Willem J.P. 2002. *Les huiles essentielles médecine d'avenir, 2ème édition, Ed. Du Dauphin.*

https://tel.archives-ouvertes.fr/tel-00675561/

Une liste de course pour débuter

1 . **Des contenants (en verre de préférence)**: beaucoup de sites en ligne proposent des roll-on (bille en métal de préférence), des petits pots et compte-goutte en verre. Vous pourrez également trouver une partie de ce matériel chez votre pharmacien, et également les seringues doseuses utilisées en homéopathie. La récupération est également un excellent moyen pour commencer.

2. **De l'huile végétale**: celle que vous avez actuellement dans votre cuisine peut dépanner. Mais comme on l'a vu dans le chapitre correspondant, une huile végétale est bien plus qu'un simple support. Pour débuter, l'huile d'amande douce pour les massages est un excellent choix.

3 . **Un dispersant**: vous allez rapidement avoir envie de mélanger les huiles essentielles à l'eau. Pour cela il peut être utile d'acheter un dispersant, sans quoi ce sera impossible à réaliser. Selon on expérience, c'est le solubol qui est le plus facile à trouver en commande en ligne.

4 . **Un diffuseur**: l'achat d'un diffuseur devrait très vite s'imposer si vous souhaitez bénéficier des bienfaits des huiles essentielles sur votre tonus, votre humeur ou simplement pour le plaisir de leur odeur.

► Voici le lien vers un article comparatif pour vous aider dans votre choix: ples.ovh/choix-diffuseur

5. **Les huiles essentielles**: il est inutile de débuter avec des dizaines d'huiles essentielles, 5 ou 6 bien choisies suffisent amplement à profiter de premiers résultats encourageants: Menthe poivrée, Citron zeste, Eucalyptus radié ou Ravintsara, Tea tree.

► Voici le lien vers l'annuaire des petits producteurs pour acheter des huiles essentielles de qualité, localement, en circuit court: ples.ovh/annuaire-he

6. Enfin, pensez à **l'application mobile Plante Essentielle** pour avoir 90 formules dans votre poche et un accès aux fiches par propriétés.

► Pour en savoir plus sur l'appli: ples.ovh/appli-mobile

REMERCIEMENT

Je vous remercie pour votre lecture et vous souhaite pleins de belles réussites avec les huiles essentielles et de merveilleuses découvertes. L'aromathérapie est un monde fascinant qui nous rapproche des plantes au travers de leurs essences.

A bientôt sur Plante Essentielle le blog, ou sur la plateforme de formation en ligne Aromalearning pour continuer l'aventure!

Cécile Mahé, conseillère en aromathérapie.

Table des matières

Chapitre 3
Dangers, interactions et contre-indications : la face cachée des super-pouvoirs

Chapitre 9
Mesurer sa force : frappe chirurgicale ou dynamite ?

Chapitre 10
Le plan de bataille : Quelle voie ? Quelle durée ? Quel support ?

Chapitre 11
Les questions que se posent tous les débutants

www.ingramcontent.com/pod-product-compliance
Lightning Source LLC
Chambersburg PA
CBHW050644270326
41927CB00012B/2864

9782956454717